PRAKTISCHER LEITFADEN

DER

GEWICHTSANALYSE.

VON

DR. PHIL. PAUL JANNASCH,

AUSSERORDENTL. PROFESSOR DER CHEMIE AN DER UNIVERSITÄT HEIDELBERG.

MIT ZAHLREICHEN ABBILDUNGEN IM TEXT.

LEIPZIG,

VERLAG VON VEIT & COMP.

1897.

Druck von Metzger & Wittig in Leipzig.

Vorwort.

Dieses Buch soll nicht bloß ein gedrängter, die Laboratoriumspraxis des Studierenden unterstützender Grundriß, sondern ein wirklicher erprobter Arbeitsvermittler und -ratgeber sein, hervorgegangen aus meiner langjährigen sowohl wissenschaftlichen, wie pädagogischen und praktischen Thätigkeit. Neben einer möglichst ausgedehnten Berücksichtigung der gebräuchlichsten und bewährtesten Methoden kam es mir auch im Besonderen auf eine vollständige Zusammenstellung und Anwendung meiner eigenen Methoden und analytischen Erfahrungen an zu ihrer weiteren Verbreitung und Ausbildung.

Eine speziell ausführliche Behandlung hat die Silikatanalyse erfahren als von hervorragender Bedeutung für den Mineralogen und Petrographen. Dagegen wurden alle in näherer Beziehung zur Gewichtsanalyse stehenden gasometrischen Verfahren, mit alleiniger Ausnahme der Bestimmung der Salpetersäure, nicht aufgenommen, da ich dieselben später zu einer selbständigen Abteilung vereinigen will.

Die verschiedenen Bestimmungen und Trennungen sind mit fortlaufenden römischen Zahlen und die wichtigsten von ihnen mit einem * versehen worden. Der griechische Buchstabe △ (*δείκνυμι*; demonstrare) ist für den Assistenten bestimmt und bedeutet „zu zeigen".

Ich bin mir wohl bewußt, wie Vieles noch zu verbessern und zu ergänzen wäre, aber es hat mir auch niemals der gute Wille gefehlt, zur Erreichung des Vollkommneren eine jederzeit berufsfreudige und rastlose Thätigkeit walten zu lassen. Ebenso gern werde ich sachliche Wünsche und Belehrungen von meinen Kollegen entgegennehmen, um sie im Interesse späterer Erweiterungen des Ganzen mit zu verwerten.

Heidelberg, im November 1896.

P. Jannasch.

Inhalt.

Erster Abschnitt.

Bestimmung von Wasser, Säuren [HCl, H_2SO_4 und CO_2] und Metallen [Ba, Mg, Fe, Ca, Cr, K und Mn] in einfachen Salzen.

Zweiter Abschnitt.

Bestimmung von Metallen in einfachen Legierungen. (Silbermünze, Messing und Argentan.)

Dritter Abschnitt.

Metall-Bestimmungen. — Trennungen der Schwefelammoniumgruppe (inklusive derjenigen des Kupfers).

Metalltrennungen in der Kupfergruppe.

Trennungen der Kupfergruppe von der Arsengruppe.

Bestimmungen und Trennungen in der Arsengruppe.

Die Trennung des Quecksilbers von der Kupfer- und Arsengruppe auf trockenem Wege (Glühen im Sauerstoffstrome).

Fünfter Abschnitt.

Analyse der Sulfide (Arsenide).

Analyse der Sulfide.

B. Durch anfängliches Glühen im Sauerstoffstrome und darauffolgendes Erhitzen in einem Salzsäurestrome.

C. Durch Schmelzen mit Soda und Salpeter.

D. Auf nassem Wege, durch Lösen derselben.

E. Auf nassem Wege im Kohlensäurestrome.

Sechster Abschnitt.

Bestimmungen und Trennungen im Bromstrome.

I. Bestimmung des Schwefels.

II. Trennungen im Bromstrome.

III. Metalltrennungen im Salzsäurestrome.

A. Auf trockenem Wege.

B. Auf flüssigem Wege.

Siebenter Abschnitt.

Die Silikatanalyse.

Die alkalischen Erden.

Achter Abschnitt.

Die Bestimmung und Trennung der Halogene.

Trennungen von Chlor, Brom und Jod.

Anhang:

Erster Abschnitt.

Bestimmung von Wasser, Säuren [HCl, H_2SO_4 und CO_2] und Metallen [Ba, Mg, Fe, Ca, Cr, K und Mn] in einfachen Salzen.

Chlorbarium = $BaCl_2 + 2H_2O$ [I].*

1. **Wasser-Bestimmung.** Man glüht einen kleineren Porzellantiegel mit Deckel über einer farblosen Bunsenflamme 10—15 Minuten lang aus, läßt ihn zuerst auf dem Stativ etwas und darauf noch 100—150° warm in einem mit Stangenkalistücken beschickten Exsiccator vollständig erkalten, wozu mindestens 1/2 Stunde erforderlich ist. In den nunmehr genau tarierten Tiegel giebt man 0.75—1 g der zuvor im Porzellanmörser gröblich zerstoßenen Substanz, wägt wiederum genau und erhitzt alsdann bis zur Gewichtskonstanz mit einer höchstens 3 cm hohen Gasflamme, indem man ihr den auf einem verschiebbaren Eisenringe im Thondreieck ruhenden Tiegel allmählich aus größerer Entfernung so lange nähert, bis die Flammenspitze den Tiegelboden eben berührt. Diese Operation dauert ungefähr 25—30 Minuten. Jetzt läßt man den Tiegel wieder im Exsiccator erkalten und wägt, worauf man diesen Trockenrückstand von neuem 10 Minuten wie früher erhitzt u. s. f. bis keine Gewichtsabnahme mehr erfolgt. Die Differenz aus der ersten und letzten Wägung ist gleich der in der Substanz vorhandenen Wassermenge.

Beispiel. 0.9102 g angewandte Substanz gaben = 0.1348 g Glühverlust = 14.81 % [0.9102 : 0.1348 = 100 : x]; berechnet = 0.1343 g H_2O [$BaCl_2 \cdot 2H_2O : 2H_2O$ = 0.9102 : x] = 14.75% [$BaCl_2 \cdot 2H_2O : 2H_2O$ = 100 : x oder 0·9102 : 0·1343 = 100 : x].

Anm. 1. Die Füllung transportabler Exsiccatoren (Handexsiccatoren) mit Kali- oder scharf trockenen Chlorcalciumstücken ist derjenigen mit konz. Schwefelsäure vorzuziehen, da bei unvorsichtigem Tragen der Gefäße leicht etwas Säure an den Tiegel spritzt, resp. Spuren von Anhydriddämpfen oder schwefliger Säure in den Luftraum gelangen können. Empfehlenswert ist die nachstehende Form derselben. Als Tiegelhalter legt man entweder ein sauberes Thon- oder Metalldreieck in dieselben hinein oder ein Drahtnetz, worauf ein Porzellanständer mit zwei bis drei verschieden großen Rundlöchern zu stehen kommt. Ein vortreffliches Einfettungsmittel für die

Deckel ist ein Gemisch von 2 Teilen Vaseline mit 3 Teilen gelbem Bienenwachs, welche man in einer Schale zusammenschmilzt (Wasserbad) und danach auf kaltem Wasser unter fortwährendem Rühren wieder erstarren läßt. Um den Eintritt feuchter und kohlensäurehaltiger Luft in die Apparate zu verhindern, versieht man sie mit einem seitlichen Tubus zur Aufnahme eines Natronkalkrohres (Figur 2). Derselbe dient gleichzeitig zu etwa

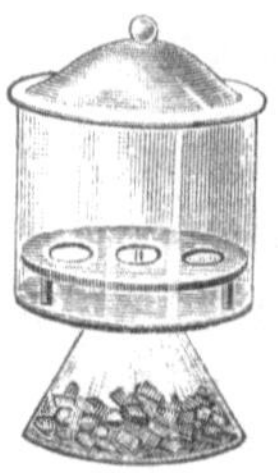

Figur 1.

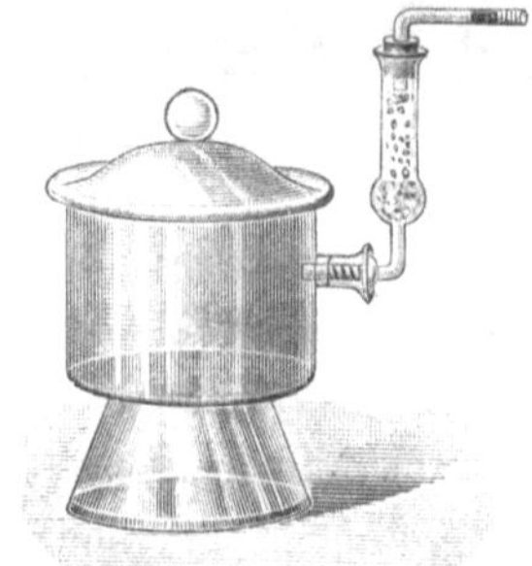

Figur 2.

erforderlichen Evakuierungen vor der Saugpumpe. Die Technik des Gebrauches ist kurz die folgende: Man faßt den noch heißen Tiegeldeckel mit einer Tiegelzange aus Nickel oder Aluminium, legt ihn in die fettfrei zu haltende Höhlung der umgekehrten Exsiccatorbedeckung, stellt nun den Tiegel über das Kali, bedeckt ihn wieder vollständig und schließt den Exsiccator.

Anm. 2. Die zu den Analysen nötigen Quantitäten wägt man sich (Zeitersparnis halber und um die feinen Wagen zu schonen) vor ihrer Genauwägung annähernd auf einer besonderen Handwage (einer sog. Apothekerwage mit Horn- oder Glasschalen etc.) ab, als Unterlage für die Substanz kartenblattgroßes glattes Schreibpapier, Uhrschälchen etc. benutzend.

Anm. 3. Glüht man die Bariumchloridkrystalle zu stark und zu lange, so entweicht gleichzeitig etwas Chlor und die Bestimmung liefert ein zu hohes Resultat.

2. Barium-Bestimmung. Man giebt in das Wägegläschen[1] (Figur 3) annähernd 0.75 g reine, völlig lufttrockene (S. 183) Bariumchlorid-

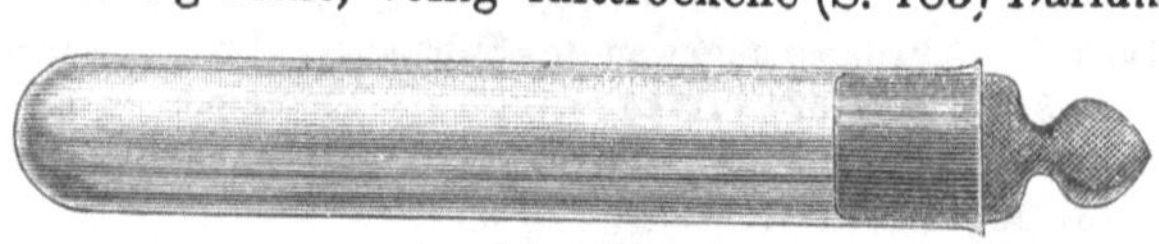

Figur 3.

krystalle und wägt jetzt das Ganze genau ab. Alsdann wird der Inhalt des Gläschens in ein wenigstens 200 ccm fassendes Becher-

[1] Diese Form der Abwägung ist ihrer Einfachheit und Sicherheit wegen der zwischen Uhrschälchen vorzuziehen, besonders wenn die abgewogene Substanz einige Zeit unverarbeitet liegen bleibt, wobei sich leicht An- und Festklebungen ereignen.

glas gebracht inkl. der etwa am Rande haften bleibenden Partikelchen (mit Federfahne oder Pinsel hinzuzustäuben) und das bis auf geringe Spuren entleerte wieder verschlossene Röhrchen zurückgewogen. Die Differenz aus den beiden Wägungen zeigt die zur Analyse genommene Substanzmenge an (Wägung aus der Differenz).[1] Zu dem im Becherglase befindlichen Salz gießt man nun aus einem graduierten Cylinder 100 ccm Wasser und 5 ccm verdünnte Salzsäure (1 : 3), bedeckt mit einer großen Uhrschale und erhitzt auf dem Drahtnetz zum Sieden, um aus dieser Flüssigkeit durch vorsichtigen Zusatz von verdünnter, ebenfalls kochender Schwefelsäure das Barium als Bariumsulfat zu fällen. Zum Aufkochen und Zusetzen der Schwefelsäure benutzt man zweckmäßig ein hohes weites, mit Ausgußlippe versehenes Proberohr. Auf diese Weise gefällt, scheidet sich das Bariumsulfat schön krystallinisch aus, lagert sich fast momentan ab und läuft niemals trübe durch das Filter. Außerdem gestattet die völlig geklärte Lösung eine sofortige und sichere Probe auf Ausgefälltsein. Für 1 g angewandtes Bariumchlorid genügen 3—5 ccm Schwefelsäure 1 : 4 (ca. 1—1.5 g H_2SO_4),[2] welche man zweckmäßig vor dem Kochen mit dem drei- bis fünffachen Volumen Wasser verdünnt, vollständig (Theorie = 0.44 g H_2SO_4). Nach dem völligen Erkalten der Flüssigkeit fettet man 3—5 cm des Becherglasrandes vorschriftsmäßig an △ und gießt zunächst vorsichtig die klare Flüssigkeit an einem Glasstabe herunter auf ein kunstgerecht eingesetztes Filter △, den Glasstab anfänglich tief in den Trichter hineinhaltend und entsprechend der Auffüllung des Filters wieder emporhebend, um so jedes Spritzen der Lösung zu verhüten. Auf das rückständige Sulfat bringt man nochmals eine niedrige Schicht heißes Wasser und befördert nunmehr den ganzen Niederschlag unter Umschwenken und Nachspülungen auf das Filter, während die letzten Reste davon mit Zuhilfenahme einer elastischen Federfahne vom Glase abgelöst und am Ende durch den Waschflaschenstrahl unter Schräghaltung des Gefäßes über dem Trichter vollständig herausgespritzt werden △.

Ein rationelles Filtrieren und Auswaschen ist in erster Linie abhängig von der normalen Beschaffenheit der Trichter. Ein guter

[1] Wozu auch die Gefäßform Figur 22 S. 120 (verschmälert und verkürzt) vorzüglich geeignet ist.

[2] Spec. Gew. = 1.215 = 29 %.

Trichter muß genau 60° zu seinem Perpendikel geneigt sein und einen recht langen, desgleichen nicht zu weiten, unten horizontal (nicht schräg) abgeschnittenen Stiel besitzen und zwar in seiner ganzen Ausdehnung gleich weit, also oben nicht breiter resp. ausgeschweift.[1] Durch einen solchen Trichter läuft das aufgegossene Wasser im Strahl, erfüllt unmittelbar die ganze Röhre und hält sich in letzterer ohne abzufließen. Einen besonderen Vorteil gewährt es, wenn noch ein Stück gleichweite Glasröhre an den Trichterstiel angeschmolzen wird, so daß dieser nunmehr eine Länge von 30—31 cm hat; auch wirken durch Kautschukschlauch am Trichterrohr befestigte, mit schleifenförmigen Umbiegungen versehene Filtrierröhren sehr förderlich.

Was die zu benutzende Filtergröße betrifft, so gilt im allgemeinen die Regel, dieselbe derart auszuwählen, daß das Filter höchstens zu ein Drittel bis zur Hälfte mit Niederschlag angefüllt ist, damit es nicht an genügendem Raum für die Auswaschflüssigkeiten und die Auswaschoperationen mangelt. Der Filterrand muß wenigstens 5 mm von dem Trichterrand entfernt sein, und vollkommen unstatthaft ist ein über den letzteren hinausstehendes Filter. Bei dem Auswaschen spritze man möglichst den Niederschlag auf dem Filterboden zusammen, lasse die Waschflüssigkeit jedesmal vollständig ablaufen, bis die Oberfläche nicht mehr spiegelt, und gehe dann mit dem Strahl in Spiralwindungen nach oben und am Schluß regelmäßig außerhalb des ganzen Papierrandes herum, denn gerade hier werden gern infolge von Kapillaritätswirkungen die in Lösung befindlichen Stoffe hartnäckig zurückgehalten. Der Trichterstiel reiche nicht zu tief in das Filtratgefäß hinab und liege nicht fest der Gefäßwand an, damit nicht die Rohrflüssigkeit nachgesaugt wird, sondern befinde sich nur in unmittelbarer Nähe der Glas- oder Porzellanfläche, was ebenfalls das Herausspringen von Tropfen sicher verhütet, da dieselben unten angelangt sowohl die Flüssigkeit wie die Gefäßwand berühren. Zur Erkennung, ob die Auswaschung beendet ist, dienen entweder bestimmte empfindliche Reaktionserscheinungen (Lackmus und Curcumapapier, Chlor mit Silberlösung, Kupfer mit Kaliumferrocyanür u. s. f.), welche man teils in kurzen und engen Eprouvetten, teils auf Fließpapier anstellt,

[1] Die durchschnittlichen Stiellängen sollen 9—12 cm und die bezügl. lichten Weiten 4—5 mm betragen.

oder Verdampfungen eines Probetropfens auf blankem Platinblech bis zur Rückstandslosigkeit, wozu sich am allerbesten der Hohlraum eines Platindeckels eignet. Legt man diesen hierzu auf ein Asbestdrahtnetz, stellt sodann ein kleines Flämmchen unter die Lippe desselben und bläst bei beginnender Bläschenbildung kontinuierlich darüber, so erfolgt die Verdunstung der Flüssigkeit ohne jedes Spritzen. Besagte Probe läßt an Empfindlichkeit nichts zu wünschen übrig und ist zuverlässiger als eine Reaktionserscheinung, die bei starker Verdünnung nicht sofort eintritt. Nur prüft man die zur Verwendung gelangenden Auswaschflüssigkeiten selbst genau in der gleichen Weise, da sie häufig auch minimale Rückstände hinterlassen. Enthält eine Waschlösung fixe Salze, so kann selbstverständlich nur eine Reaktion benutzt werden, oder man hält sich an die jeweilig gesammelten Erfahrungen, nach denen ein 10-, 15- bis 20 maliges Auswaschen genügt. Bei längerem Stehenlassen werden sowohl Trichter wie Filtratgefäß mit Uhrschalen bedeckt, die untere mit einem für das Trichterrohr bestimmten Ausschnitt versehen. Hinsichtlich der Anwendung der Saugpumpe während des Filtrierens lassen sich durchaus keine allgemein gültigen Angaben machen. Die Benutzung der Pumpe, die Stärke des Saugens u. s. f. richten sich nur nach der Natur des vorliegenden Niederschlages. Alles in allem soll man bei einem genauen und sauberen Arbeiten so selten wie möglich saugen: krystallinische resp. körnige Niederschläge, wie Bariumsulfat, Calciumoxalat, Mangancarbonat etc., genau nach Vorschrift gefällt und weiter behandelt, filtrieren an und für sich so rasch, daß man gern die gerade durch Saugen erzeugte Gefahr trüber Filtrate umgeht, ganz abgesehen von der Ersparung der Saugvorrichtung. Andererseits sind die schleimigen und flockigen Niederschläge ganz und gar nicht zum Absaugen geeignet, weil sich dadurch Kanäle, bei denen die Auswaschflüssigkeit wirkungslos vorbeiläuft, und endlich ganz undurchdringliche pastenartige Massen bilden. Auch laufen solche Fällungen hierbei am Schlusse regelmäßig trübe durch und absorbieren zudem Kohlensäure, wodurch sich dem Niederschlag Calciumcarbonat beimengt (vergl. Trennung von Eisen, Aluminium, Calcium und Magnesium bei der Silikatanalyse S. 206). Vorteile bietet aber das Saugen bei dem Abfiltrieren alkoholischer Flüssigkeiten (z. B. Kaliumplatinchlorid, Bleisulfat, Barium- und Strontiumnitrat), desgl. für die phosphorsaure Ammon-Magnesia (nur ganz schwach saugen) etc.

Es muß nach dem Gesagten der Erfahrung und dem sachverständigen Urteile des Analytikers überlassen bleiben, wo und wie mit wirklichem Nutzen (aber nicht auf Kosten der Genauigkeit!) die Anwendung der Wasserstrahlpumpe geboten erscheint.

Zum Filtrieren unter Druck[1] benutzt man Kolben oder Erlenmeyer-Gläser aus starkem Glase, wie sie die Figuren 4, 5 u. 6

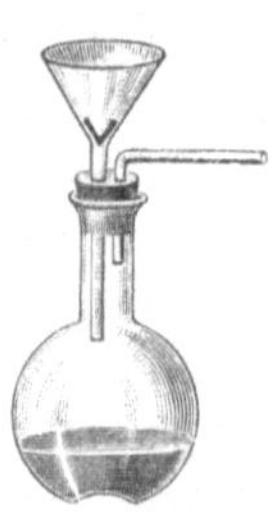

Figur 4.

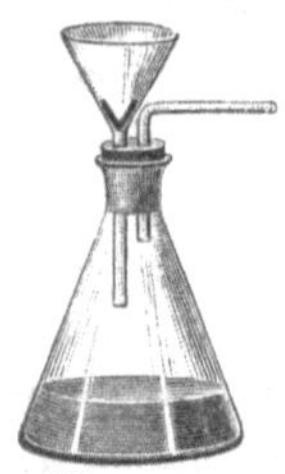

Figur 5.

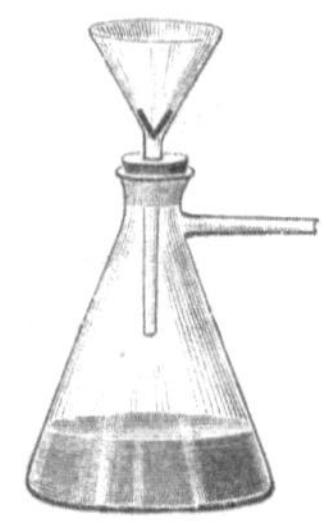

Figur 6.

zeigen. Die mit besonderen angeschmolzenen Röhren versehenen Erlenmeyer-Kolben heißen Saugflaschen (Figur 6). In dem Trichter befindet sich ein aus Platinblech geformter, an der Spitze durchlöcherter Platinconus. Solche aus einem Stück getriebene, resp. gelötete und vielfach durchstochene verdienen den Vorzug. Auch sind die etwas größeren besser als die gewöhnlich üblichen kleinen und größere Löcher wirksamer als die engen, was sich auch besonders bei dem Aufsammeln und Waschen von Umkrystallisationen ohne Anwendung von Filtrierpapier (s. S. 24) bemerkbar macht.

Das nach obiger Vorschrift (S. 4) durch kochendes Wasser vollständig ausgewaschene Bariumsulfat kann mit dem nassen Filter zusammen in einen gewogenen Porzellan- oder Platintiegel verascht werden. Man wählt hierzu die zuerst von Bunsen empfohlene Art:[2] Hierzu wird das Filter vermittelst eines dünnen Spatels (am besten aus Platin) allseitig von der Glaswand losgelöst, dann herausgehoben, event. am Glase haften Gebliebenes mit dem Filter selbst oder einem Stück der Doppelrückwand desselben quantitativ abgewischt, jetzt wie eine Düte geschlossen und entsprechend zusammengepreßt in den Tiegel gebettet, worauf man letzteren im beweglichen Stativring langsam einer 5—6 cm hohen Flamme

[1] Bunsen: Ann. d. Chem. u. Pharm. **148**, 269.

[2] Ann. Chem. Pharm. **148**, 286.

nähert und seinen Inhalt recht allmählich verkohlt unter Verhütung einer Entflammung des Papiers. Hat man alles richtig ausgeführt, so verbrennt am Ende die rückständige Kohle rasch und leicht wie Zunder. Geht das Verglühen derselben schwieriger von statten, so unterstützt man die Oxidation ganz wesentlich, wenn man den mit der Tiegelzange gefaßten Deckel in verschiedenen schrägen Richtungen über den gerade stehenden Tiegel hält △, was schneller zum Ziele führt als das ebenfalls die Veraschung beschleunigende Schieflegen desselben. Das Bedecken des Tiegels bei der Operation der Filter-Verbrennung ist praktischer zu vermeiden (namentlich bei Porzellantiegeln infolge der Betheerung ihrer Deckel). Bei vorsichtigem Manipulieren sind durchaus keine Verluste zu befürchten, denn solange Dämpfe aufsteigen, ist die umschließende Kohlenhülle als Schutz vorhanden und bei der schließlichen Verbrennung der restierenden minimalen Menge Kohlenstoff selbst ist nichts mehr zu befürchten, während von den Porzellantiegeldeckeln bei einem längeren Ausglühen derselben zur Beseitigung der kohligen Sublimate gar nicht selten kleine Stückchen abspringen, was die Resultate empfindlich beeinträchtigen kann.

Nach der vollkommenen Verbrennung des Filters glüht man noch 10—15 Minuten, erforderlichenfalls die größeren Klumpen hierbei mit einem langen dicken Platindraht, der sich meist durch einfaches elastisches Anklopfen an die Innenwand von anhaftender Substanz quantitativ befreien läßt, zerstoßend, stellt den Tiegel gut bedeckt in den Exsiccator und wägt. Nochmaliges Glühen und Wägen ist erwünscht, weil sich dem Bariumsulfat bei unvorsichtigem Veraschen Spuren von Sulfid beimengen können (Reduktion durch die Kohle, welche weiterhin bis zur Bildung von Ätzbaryt geht). Alsdann giebt man auf den Niederschlag zwei Tropfen verdünnte Schwefelsäure (Schwefelwasserstoff-Geruch!), erhitzt zuerst mit kreisender Flamme vorsichtig und glüht endlich behufs Gewichtskontrole wie früher.

Beispiel. 0.7502 $BaCl_2 \cdot 2H_2O$ gaben = 0.7170 g $BaSO_4$ = 0.4216 g Ba = 56.20 %; Theorie = 0.4212 g Ba = 56.15 %.

Berechnung. $BaSO_4$: Ba = 0.7170 g : x = 0.4216 g;
0.7502 angew. S. : 0.4216 Ba = 100 : x = 56.20 %;
0.7502 : Ba = 100 : x = 4212 g Ba;
$BaCl_2 \cdot 2H_2O$: Ba = 100 : x = 56.15 % oder
0.7502 : 0.4212 = 100 : x = 56.15 %.

Über das Trocknen und Veraschen der Niederschläge möge an dieser Stelle das Folgende gesagt sein: Sehr viele Verbindungen können mit dem Filter zusammen verbrannt werden, gleichgültig, ob noch naß oder in trockenem Zustande (Bariumsulfat, Calciumoxalat, Magnesia, Kieselsäure, die sog. Sesquioxyde der Schwefelammoniumgruppe, Manganhyperoxydhydrat u. s. f.). Bei größeren Mengen von schleimigen Niederschlägen (Aluminiumhydroxyd etc.) wird man immer gut thun, dieselben so lange vorzutrocknen, bis sie ihr ursprünglich großes Volumen durch starke Sinterung verloren haben. Ferner merke man sich, daß die durchschnittliche Dampfschrankhitze von 80—95° die geeignetste Temperatur zum Trocknen der Fällungen ist, weil darüber hinaus (100—110°) das Fließpapier porös wird (chemische Einwirkungen der Niederschläge). Das Trocknen geschieht meist in dem Trichter, den man vorher mit Filtrierpapier bedeckt (Umfaltung des reichlich über den Rand hinausreichenden Papieres der Art, daß jede geschlagene Falte über ihre vorhergehende zu liegen kommt △: ein fester und sicherer Verschluß und sauberer als das sehr verbreitete Aufkleben des durchnäßten Papiers). Will man das Trocknen beschleunigen, so entnimmt man dem Trichter behutsam das Filter und legt es hierzu in eine flache Porzellanschale. Erwärmt man letztere vorher auf 125—150° und setzt sie sodann in einen größeren, unmittelbar darauf luftleer zu saugenden starkglasigen Glockenexsiccator, so erfolgt die Trockenprozedur ungemein rasch. Auch erweist sich das Saugen eines Luftstromes durch einen zum Trocknen konstant auf 95° erwärmten Kupferschrank (Verbindung mit der Wasserstrahlpumpe) als recht wirksam.

Hat man zum Zweck des Veraschens Filter und Niederschlag von einander zu trennen (vgl. das Spezielle bei den betreffenden Beispielen), so muß auf ein recht vollständiges Austrocknen geachtet werden, damit einerseits die Verbindung sich möglichst vom Papier ablösen läßt und andererseits nicht auf Porzellan, Glas oder Glanzpapier anklebt. Hierher gehören alle Schwermetalloxyde, wie Kupferoxyd, Blei- und Wismuthyperoxydhydrat, Zinkoxyd, Kobalt- und Nickeloxyde, ferner Kupfersulfid, -rhodanür etc. Außer der am meisten vorkommenden direkten Verbrennung der Filter im Tiegel selbst ist noch die Veraschung derselben am Platindraht zu erwähnen. Zu diesem Zweck faltet man das entleerte ausgebreitete Filter kästchenartig zusammen, biegt dann einen langen Streifen und dreht eine feste Rolle daraus, und zwar so, daß diejenige Partie, über welcher der Niederschlag gelegen, in das Innere derselben gelangt, worauf man sie mit einem hinreichend langen Platindraht (32—35 cm) spiralförmig umschlingt und zum Schluß die Spirale selbst (über Kreuz). Das Ende des Drahtes klemmt man vermittelst eines Korkes in die Öffnung eines Bunsentellers, wie ihn Figur 7 darstellt, biegt das Ganze im rechten Winkel ab und entzündet das Papier. Erst nach dem freiwilligen Abbrennen benutzt man die Flamme selbst und läßt schließlich den Aschenrest in den Tiegel fallen, den Draht hinterher mit Federbürste und Messerspitze quantitativ säubernd.[1] Das Veraschen in der Platinspirale ist weit seltener anwendbar als dasjenige im Tiegel. Die diesbezüglichen Anwendungen vgl. bei den Beispielen.

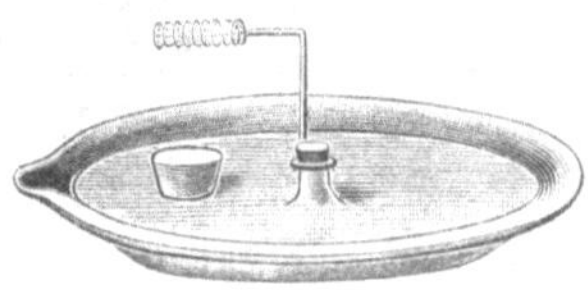

Figur 7.

Eine besondere Veraschungsmethode der Filter für die Wägung der Schwermetalloxyde im Platintiegel findet sich S. 158 beschrieben.

Das Erhitzen und Glühen der Niederschläge erfolgt, was Temperatur, Zeitdauer etc. anlangt, unter so wechselnden Verhältnissen, daß man sich nach einer Allgemeinangabe nicht wohl richten kann, daher das Nähere hierzu stets bei den speziellen Bestimmungen und Trennungen mitgeteilt wird. Der Anfänger hüte sich ja davor, jede Substanz schließlich vor dem Gebläse glühen zu wollen, nicht bloß im Interesse des Analysenresultates, sondern auch seines Platintiegels.

Chlor-Bestimmung. 0.6—0.7 g im Wägegläschen abgewogenes Bariumchlorid werden in 100 ccm Wasser und 5 ccm verdünnter Salpetersäure[2] unter Erwärmen gelöst und kochend heiß mit einer 10 proz. Silbernitratlösung vollständig gefällt. Durch lebhaftes

[1] Die sämtlichen hier beschriebenen Manipulationen sind dem Praktikanten zu zeigen.

[2] Unter der hier gewählten Versuchsbedingung, Erhitzung der Flüssigkeit bis zum beginnenden Kochen und danach unmittelbare Ausfällung des Chlors, ist ein jeder Chlorverlust durch Verflüchtigung ausgeschlossen. Sind aber größere Mengen von Salpetersäure enthaltende Lösungen gegeben, so muß zunächst alles Chlor in der Kälte durch Silbernitrat gefällt werden, worauf erst eine längere Erhitzung (Wasserbad) bis zum Absetzen des Niederschlags erfolgt.

Rühren, Schlagen und Umschwenken der Flüssigkeit ballt sich der entstehende Niederschlag von Silberchlorid unter Klärung der Flüssigkeit (besonders am Ausgang der Fällung) rasch zusammen, sodaß jeder hinzugefügte Tropfen Silberlösung deutlich zeigt, ob alles Chlor ausgefällt ist oder nicht. Die erhaltene Chlorsilberfällung bleibt im Dunkeln (Arbeitsschrank) stehen, bis sich die Flüssigkeit vollkommen geklärt hat, worauf man abfiltriert und mit heißem Wasser (anfänglich unter Zusatz einiger Tropfen verdünnter Salpetersäure)[1] so lange auswäscht, als eine auf blankem Platin eingedampfte Filterprobe absolut keinen Rückstand hinterläßt. Reaktionsprobe: Keine opalisierende Trübung mit verdünnter Salzsäure. Das reine Chlorsilber wird zunächst bei 90—95° getrocknet, darauf das Filter nach Vorschrift aus dem Trichter genommen (S. 6), aufgefaltet, dessen Inhalt möglichst vollständig (loses Abreiben mit dem Papier selbst) in ein kleines flaches Meißener Schälchen[2] gegeben und bedeckt bei Seite gestellt. Inzwischen verascht man langsam das leere Filter im offenen Porzellantiegel, löst das restierende metallische Silber in 3—4 Tropfen (1-ccm-Pipette oder Glasstab) starker Salpetersäure (erwärmen), fällt daraus wieder als Silberchlorid mit ebensoviel rauchender Salzsäure △, trocknet vollständig auf dem Wasserbade,[3] schüttet die aufbewahrte Hauptmenge des Niederschlags hinzu[4] und schmilzt endlich das Ganze mit einer Fünfcentimeterflamme (Tiegel bedeckt) entweder vollständig oder nur zum kleinen Teile zusammen, jedes längere Erhitzen vermeidend (Verflüchtigung von Chlor bezw. Silberchlorid!). —

Das Wägen des Chlorsilbers kann auch sehr vorteilhaft in einem Asbeströhrchen geschehen. Dasselbe hat die folgende Form und Einrichtung (Figur 8): Der untere Teil *a* desselben wird mit Glaswolle (0.5—1 cm) ausgefüllt, ohne daß diese nach *r* ge-

---

[1] Um ein trübes Durchlaufen der Fällung zu verhüten.

[2] Man nehme hierzu nur neue, nicht rissige 35—65 ccm fassende Schälchen. Auf glattem Porzellan haften trockene Substanzen viel weniger an als auf Glas.

[3] Will man dies rascher mit direkter fächelnder Flamme ausführen, so muß man am Schluß äußerst vorsichtig verfahren, um Fortspritzungen von Substanz zu vermeiden.

[4] Bei starker Dunkelung des Präparates oder Vorhandensein von Papierfasern erhitzt man erst einige Zeit mit kleiner kreisender Flamme zur Verbrennung derselben, durchfeuchtet die ganze Masse mit warmem Königswasser (5—6 Tropfen), trocknet und schmilzt.

langt und darauf eine gleich hohe Schicht gereinigter Asbestfäserchen gebettet △, wozu man ein weiches langfaseriges Vorkommnis desselben zerzupft, kleinschneidet (halbcentimeterlang), mit Salzsäure kocht, wieder vollkommen auswäscht und im Platintiegel kräftig glüht. Man steckt nun das Rohr in den Kork einer Saugflasche und zieht so lange einen raschen Strom kaltes und heißes Wasser hindurch, bis absolut keine Glaswolleteilchen mehr mitgerissen werden, worauf man im Kupferschrank trocknet (zum Schluß bei 150°), etwas erkalten läßt (50—60°), mit dem eingreifenden (*c*) und übergreifenden Stöpsel (*d*) verschließt, in ein hohes Becherglas stellt, im Glockenexsiccator erkalten läßt und wägt. Behufs Abfiltrierung des Chlorsilbers wird das Rohr von Neuem auf die Saugflasche gesetzt und mit einem kleinen Trichter versehen, durch welchen man Flüssigkeit und Niederschlag unter vorsichtig geleitetem Saugen hineinschüttet. Die quantitative Entleerung des Becherglases, sowie das Waschen des Chlorsilbers erfolgt in derselben Weise wie weiter oben des Näheren angegeben ist. Jetzt kann das Chlorsilber bei einer Temperatur von 150 bis 200° vollständig getrocknet werden.

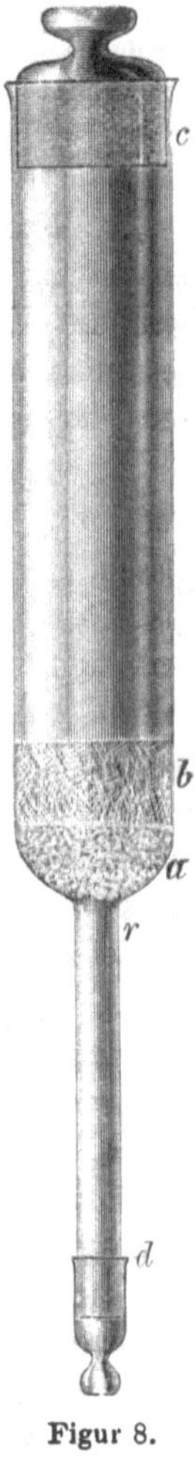

Figur 8.

Das Abfiltrieren und Wägen von Silberchlorid im Goochschen Platintiegel mit durchlöchertem Boden und Asbestbedeckung siehe in den Chemical News **37**, 181 und Zeitschrift für analyt. Chem. **19**, 333. Bei einfachen Reinausfüllungen eines Niederschlags ist das Goochsche Filtrierverfahren empfehlenswert; hat man aber das charakteristische Gesamtaussehen einer Verbindung, besonders einer kleinen Menge zu beurteilen, oder diese behufs Prüfung, Reinigung u. s. f. in Säuren zu lösen, aufzuschmelzen etc., so ist dasselbe ausgeschlossen, daher man es nur seltener benutzen kann.

Anm. 1. Ist das zur Analyse genommene Wasser chlorhaltig, so erhält man ein zu hohes Resultat.

Anm. 2. Das Veraschen von Chlorsilber in der Platinspirale ist nur dem geübten Analytiker anzuraten, da sich das von der Filterkohle reduzierte Silber zu leicht mit dem Platin legiert, außerdem kann sich hierbei Chlorsilber direkt verflüchtigen.

Anm. 3. Zur Bestimmung des Chlors oder des Bariums im krystallisierten Bariumchlorid kann auch die von der Wasserbestimmung herrührende Trockensubstanz benutzt werden.

Magnesiumsulfat: $MgSO_4 + 7H_2O$ [II].*

1. **Wasser-Bestimmung.** Wie bei Bariumchlorid durch Glühverlust im Porzellantiegel bis zur Gewichtskonstanz. Man kann hier die Flamme ruhig größer nehmen als dort, da das Magnesiumsulfat bei gewöhnlicher Glühhitze keine Schwefelsäure verliert, es darf aber nicht vor dem Gebläse geglüht werden.

2. **Schwefelsäure-Bestimmung.** 0.75—1 g werden im Becherglase mit 100 ccm Wasser +5 ccm verdünnter Salzsäure übergossen, gekocht und mit siedender Bariumchloridlösung vorsichtig ausgefällt. Man vermeide einen unnötigen Überschuß des Reagens, weil sich sonst dem Niederschlage nicht auswaschbares Bariumchlorid beimengt.[1] Die weitere Behandlung der Fällung erfolgt wie bei S. 3, 2 jedoch das Sammeln des Niederschlages unter vorausgehender 2—3 maliger Dekantation mit kochendem, schwach salzsäurehaltigen Wasser. — Prüfung des gewogenen Bariumsulfates auf Bariumchloridgehalt durch Zutröpfeln von konzentrierter Schwefelsäure (Entwickelung von Salzsäurebläschen; Riechprobe).

3. **Magnesia-Bestimmung.** Im Gegensatze zu den früheren Bestimmungen sind hier sämtliche Operationen in der Kälte auszuführen.

0.75—1 g Magnesium-Sulfat werden in 20—25 ccm Wasser gelöst, mit 15—20 ccm Salmiaklösung (1 : 5) und 5 ccm starkem Ammoniak, wobei keine Trübung auftreten darf, versetzt und mit Natrium-Phosphatlösung ausgefällt. Nach wiederholtem Umschütteln läßt man den Niederschlag sich absetzen und prüft die geklärte Flüssigkeit auf Ausgefälltsein. Ein geringer Überschuß von Natrium-Phosphat beeinflußt die Ausfällung in keiner Weise. Nach 12stündigem Stehen sammelt man das Magnesium-Ammon-Phosphat auf einem kleinen Filter unter vorsichtiger Benutzung der Saugpumpe, wäscht sorgfältig mit kaltem verdünnten Ammoniak 1:3 aus (Platin-Probe) und trocknet bei 90°. Den scharf trockenen Niederschlag giebt man alsdann möglichst vollständig in ein Flach-

[1] Zeitschr. f. anorg. Chem. 8, 413.

schälchen und verascht das leere Filter direkt im Platintiegel, fügt nun die Hauptmenge hinzu, glüht erst schwach, später kräftiger und am Ende vor der Gebläseflamme bis das entstandene Magnesium-Pyrophosphat rein weiß erscheint, was bei vorschriftsmäßiger Arbeit leicht gelingt, aber weniger gut bei Anwendung eines Porzellantiegels. In der vorliegenden Bestimmung kann man auch vorteilhaft das vom Niederschlag befreite Filter in der Platin-Spirale veraschen.

Will man niedergeschlagene phosphorsaure Ammon-Magnesia bald abfiltrieren, so hat man nur nötig, die Fällung $^1/_2$—1 Stunde mit dem Glasstab zu rühren, was unter Zuhülfenahme eines von der Wasserleitung getriebenen Rührwerkes (Turbine)[1] geschieht. Auf alle Fälle ist es nötig, das Magnesium-Ammon-Phosphat vor dem Abfiltrieren einige Minuten lebhaft umzurühren, um nachträgliche Ausscheidung im Filtrate wirksam zu verhindern.

Berechnung. Es sei s die angewandte Menge Substanz, n der gewogene Niederschlag und b die daraus berechnete Magnesia, so ist

$$Mg_2P_2O_7 : Mg_2O_2 = n : x; \quad x = b;$$
$$s : b = 100 \quad : x \text{ (Theorie } MgSO_4 \cdot 7H_2O : MgO = 100 : x).$$

Anm. 1. Der theoretische Verlauf der Fällung und des Glühprozesses:

I. $MgCl_2 + Na_2HPO_4 + NH_3 + 6H_2O = Mg \cdot NH_4 \cdot PO_4 \cdot 6H_2O + 2NaCl$

oder

II. a) $MgCl_2 + Na_2HPO_4 + NH_4Cl = Mg \cdot NH_4 \cdot PO_4 + 2NaCl + HCl;$

b) $HCl + NH_3 = NH_4Cl;$

III. $\left.\begin{matrix} Mg \cdot NH_3 \cdot H \cdot PO_4 \\ Mg \cdot NH_3 \cdot H \cdot PO_3 \cdot O \end{matrix}\right\} = Mg_2P_2O_7 + 2NH_3 + H_2O.$

In dem Momente, wo sich das krystallinische Ammon-Magnesium-Phosphat in das amorphe Pyrophosphat unter Abspaltung von Wasser verwandelt, geht ein Erglühen durch die ganze Masse, was deutlich zu beobachten ist.

Anm. 2. Bei gewissenhafter Beobachtung aller gegebenen Vorschriften sind nirgends Verluste (eher Mitreißungen) zu befürchten, so daß die Bestimmung der Magnesia als Pyrophosphat zu unsern genauesten Methoden gehört. Man überlasse alles Filtrat von dem Ammon-Magnesiumphosphat in einem großen Becherglase längere Zeit sich selbst, hebere dann das Hauptvolumen ab (S. 39) und filtriere eine sich bei dem Umschwenken der Flüssigkeit etwa noch zeigende krystallinische Trübung durch ein besonderes Filterchen, das man später entweder für sich oder auch mit der Hauptmasse zusammen verascht. Messungen des Filtrates und Hinzuaddierungen von Niederschlag entsprechend den Löslichkeitsverhältnissen der phosphorsauren Ammon-Magnesia in verdünnten Ammoniak sind zu verwerfen, denn sie

[1] Ber. d. D. chem. Ges. **21**, 1200.

führen zu Willkür und Täuschung; für den Gewichtsanalytiker soll nur das gelten, was er in facto gesehen und gewogen hat.

Anm. 3. Handelt es sich um eine äußerst genaue Bestimmung der Schwefelsäure, so nimmt man zweckmässig die Fällung derselben mit einer berechneten Menge Bariumchlorid vor im Sinne des folgenden Verhältnisses:

$$MgSO_4 \cdot 7H_2O : BaCl_2 \cdot 2H_2O = 0.7500 \text{ g} \begin{pmatrix}\text{die zur Analyse abge-}\\ \text{wogene Substanzmenge}\end{pmatrix} : x$$
$$= 0.53 \text{ g Bariumchloridkrystalle}$$

sind abzuwägen zur vollständigen Ausscheidung der Schwefelsäure im Bittersalze, was am Schluß der Fällung durch Zusatz eines Tropfens Chlorbariumlösung zu der geklärten Flüssigkeit sicher festzustellen ist.

Eisenvitriol, $FeSO_4 + 7H_2O$ [III].*

1. **Wasser-Bestimmung.** Man gebraucht den folgenden Apparat: Derselbe besteht aus den Lufttrockencylindern *m* (mit konzentrierter Schwefelsäure bis zu einem Dritteil gefüllt) und *n* (mit ge-

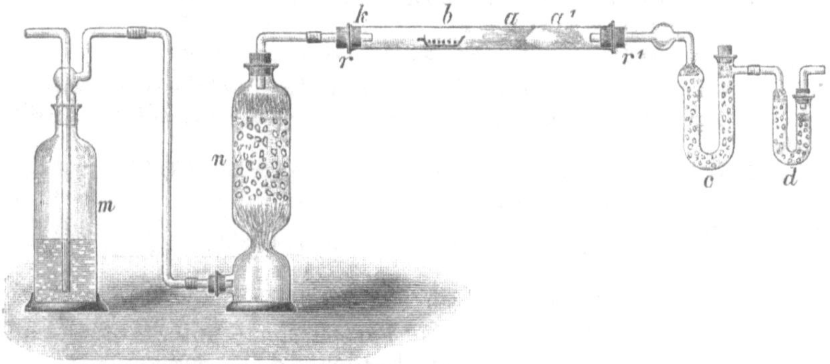

Figur 9.

körntem Natronkalk zwischen Glaswollebauschen beschickt), dem Kaliglasrohr $r\, r^1$ (ca. 25 cm lang und 12—14 mm weit) und den Chlorcalciumröhren *c* und *d*, letzteres als Schutzrohr fungierend, um das Hineingelangen von Luftfeuchtigkeit nach *c* zu verhüten. Das Rohr $r\, r^1$ wird wie folgt zur Wasser-Bestimmung hergerichtet. Zunächst schiebt man vermittelst eines am Ende knopfförmig breitgedrückten Glasstabes einen losen ca. 3 cm langen Glaswollebausch bis an die Stelle *a*, schüttet alsdann eine $1^1/_2$ cm hohe Schicht von Bleioxyd und Bleisuperoxyd (gleiche Teile) darauf, stößt das Rohr mehrmals in senkrechter Richtung lose auf, schließt das Oxydgemenge mit einem zweiten gleichlangen

Pfropfen a^1 ab und schüttelt nun das Ganze tüchtig zusammen, um dadurch die Glaswolle teilweise mit Oxydstaub zu imprägnieren, worauf die Röhre bei *k* eingeklammert und mit dem Trockenapparat verbunden wird. Nunmehr trocknet man das ganze, am vordern Ende durch ein offenes Glasröhrchen verkorkte Rohr im Luftstrome[1] vermittelst einer hin- und hergeführten Flamme aus, läßt sodann, wenn keine Spur Feuchtigkeit mehr auftritt, im Strome erkalten und verschließt es mit einem Glasstöpselschlauch. Inzwischen hat man das für die Aufnahme des Wassers bestimmte Chlorcalciumrohr[2] und den erst unmittelbar vorher gröblich zerriebenen, lufttrockenen Eisenvitriol im Einschliffröhrchen abgewogen (0,75—1 g), so daß jetzt der vollständige Apparat, wie ihn die Fig. 9 zeigt, aufgestellt werden kann. Der Eisenvitriol wird sorgfältig im Porzellanschiffchen *b* (Glanzpapierunterlage) verteilt (Platin-Stäbchen) und das Wägeröhrchen später zurückgewogen. Durch ein geeignetes Erwärmen der Substanz und des Rohres im trockenen Luftstrome (s. Anm. 1), was praktisch zu erlernen ist, treibt man alles Wasser aus in das Rohr *c*. Die Schicht $a\,a^1$ hält sowohl alle etwa freigewordene Schwefelsäure (durch das PbO) als auch schweflige Säure (durch das PbO_2) zurück. Das Gemenge kann durch eine etwas entfernt darunter niedrig brennende Breitflamme (s. S. 112) ein für allemal auf der erforderlichen Hitze gehalten werden. Nach beendeter Operation löscht man die Brenner, nimmt das Chlorcalciumrohr *c* ab, läßt es $^1/_2$ Stunde wenigstens im Wagenzimmer die normale Temperatur annehmen und wägt. Die Gewichtszunahme entspricht dem im Eisenvitriol befindlichen Wassergehalte.

Anm. 1. Den regelmäßigsten Luftstrom liefert ein Gasometer; nächst diesem der Aspirator (eine große Wasserflasche mit Ablaufhahn) und darnach erst die Wasserstrahlpumpe.

Anm. 2. Ein noch feuchter Eisenvitriol muß nach dem Zerkleinern behutsam zwischen Lagen von Fließpapier abgepreßt werden und sodann 1—2 Stunden offen an der Luft liegen bleiben.

---

[1] Die Geschwindigkeit eines solchen von *m* (Gasometer) oder *d* aus in Gang gesetzten trockenen Luftstromes (s. Anm. 1) darf nicht über 250 bis 300 Blasen per Minute betragen.

[2] Die Füllung der Chlorcalciumröhren mit Watte und gekörntem Calciumchlorid, das richtige Versiegeln der Körke mit bestem Lack, das Verschließen mit Schlauchstöpseln, das Wägen durch Aufhängen am Platindraht (ohne Stöpsel) ist zu zeigen.

2. Eisenoxydul- und Schwefelsäurebestimmung von derselben Substanzmenge. 0.8—1 g Eisenvitriol werden in 100 ccm Wasser gelöst (Becherglas), darauf mit 4 ccm konz. Salzsäure und 2 ccm konz. Salpetersäure versetzt und zur vollständigen Überführung des Eisenoxyduls in Ferrisulfat 15—20 Minuten auf dem Asbestpapierdrahtnetz bedeckt gekocht. Man nimmt jetzt vom Feuer und fällt die kochendheiße Flüssigkeit ohne Verzug unter stetem Umrühren (langer Glasstab) mit einem mäßigen Überschuß von Ammoniak (die Flüssigkeit muß aber deutlich darnach riechen). Nach dem Absitzen des dunkelbraunroten Niederschlags von Eisentrihydroxyd wird abfiltriert (zuerst nur die Flüssigkeit abgießend), der im Glase und am Stabe verbleibende Rest mit einer elastischen, nicht gestutzten Gänsefederfahne völlig entfernt (4—5 maliges Nachspülen) und schließlich das Filter nebst Inhalt so lange mit heißem Wasser ausgewaschen, bis ein paar auf den Platindeckel verdampfte Tropfen Filtrat keinen Rückstand mehr hinterlassen. Man achte auf ein ordentliches Zusammendrängen der Fällung im unteren Teile des Filters und vergesse nicht mit dem lose aufgeblasenen Strahl die Masse immer wieder zu durchmengen und den Filterrand jedesmal ringsum zu überspritzen. Den ausgesüßten Niederschlag trocknet man bei 90—100° nur bis zu einer starken Volumenverminderung, worauf man direkt zusammen mit dem Filter im Porzellan- oder Platintiegel veraschen darf. Am Ende wird kräftig geglüht, aber Gebläsehitze ist nicht erforderlich. Vermutet man noch das Vorhandensein einer Spur Eisenoxydul, was selten vorkommt, so durchtränkt man das Oxyd mit 2—3 Tropfen konz. Salpetersäure, trocknet wiederum (Wasserbad bezw. kleines Fächelflämmchen) und prüft auf Gewichtszunahme.

Das Filtrat von der Eisenfällung wird mit Salzsäure deutlich angesäuert, die Flüssigkeit im Becherglase auf dem Asbestteller bis fast zu 100 ccm eingedampft und nun die Schwefelsäure wie bei 2 S. 12 gefällt und bestimmt.

Anm. 1. Man wäscht den flockigen Niederschlag von Eisentrihydroxyd am allerrationellsten ohne jedes Saugen aus, um die Bildung von Kanälen und die Zusammenpressung der ganzen Masse zu einer glatten Paste zu umgehen, Vorgänge, welche einem wirksamen Aussüßen äußerst hinderlich sind.

Anm. 2. Das gewaschene Eisenhydroxyd darf kein Ammoniumchlorid enthalten, weil sich sonst beim Veraschen und Glühen etwas Eisen als Chlorid verflüchtigt.

Anm. 3. Das gewogene Eisenoxyd kann geringe Mengen von Kieselsäure einschließen. Um diese zu bestimmen, übergießt man dasselbe im Tiegel mit konzentrierter Salzsäure und erhitzt bedeckt so lange auf dem Wasserbade, bis sich alles gelöst hat, verdünnt nunmehr, filtriert die vorhandenen unlöslichen Kieselsäureflöckchen ab, wäscht sie aus, glüht und wägt, um deren Gewicht von dem Gesamtgewicht an Eisenoxyd abzuziehen.

Anm. 4. Fällt man das Eisen nur mit soviel Ammoniak als zu dessen völliger Abscheidung eben nötig ist resp. mit einem zu geringfügigen Ueberschuß an Ammoniak, so mengen sich dem Eisentrihydroxyd gewisse Anteile von unlöslichem basischem Eisensulfat bei, so daß der später ermittelte Schwefelsäuregehalt zu niedrig ausfällt.

Anm. 5. Obige direkte Bestimmungs-Methode des Wassers im Eisenvitriol ist ganz allgemein da anwendbar, wo bei dem Erhitzen von Salzen Gewichtszunahmen durch Oxydationsvorgänge erfolgen, oder Verluste entstehen durch Entweichung bezw. Zersetzung von Schwefelsäure u. s. f.

Eine indirekte Bestimmung des Wassers im Eisenvitriol kann folgendermaßen ausgeführt werden: Man bläst ein 20 cm langes und 6—8 mm weites dickwandiges Glasrohr an dem einen Ende langkugelig aus, schüttet nach dem Trocknen und Erkalten desselben $^1/_2$—1 g gröblich zerdrücktes Sulfat hinein, säubert das Einfüllrohr und biegt es nun vor der Lampe retortenartig um. Weiterhin zieht man es dann in der Rohrmitte capillar aus, macht einen Feilstrich und bricht die Capillare ab, um das Ganze genau auf der Wage zu tarieren. Aus dem eingeklammerten Retörtchen treibt man jetzt alles Wasser durch vorsichtiges direktes rotierendes Erhitzen mit einer mittelhohen Flamme aus, bis der Spitze keine ersichtlichen Wasserdämpfe mehr entströmen, worauf man im Glockenexsiccator über Kali erkalten läßt und wägt. Die Differenz der Wägungen ergiebt den Wassergehalt des Salzes. Es gehört einige Übung dazu, die richtige Zeitdauer und Stärke der Erhitzung zu treffen, da bei zu kurzem Erwärmen Wasser zurückbleibt, bei zu langem und starkem Glühen aber etwas Eisenoxyduloxyd entsteht unter Verlust von schwefliger Säure.

Wasserbestimmung in Gesteinen [IV].*

Hierzu bedient man sich der folgenden einfachen Vorrichtung (Figur 10). Dieselbe stellt ein aus Kaliglas bestehendes, ungefähr in der Mitte flachkugelförmig ausgeblasenes Rohr dar von 23 bis 24 cm Länge und 10 mm im Lichten. Der rechte Röhrenteil ist etwas länger als der linke. Vor allem hat man zu berücksichtigen, daß die Kugel *a* starkwandig genug ist, um das Erhitzen mit voller Flamme, am Schluß event. vor dem Gebläse auszuhalten, ohne dabei im Luftstrome aufzublasen. Zwi-

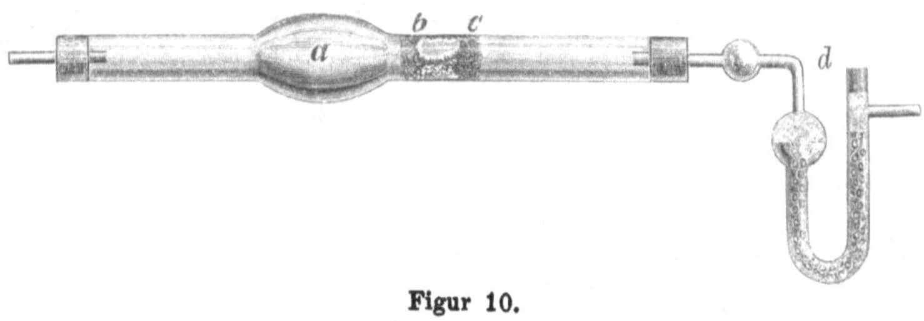

Figur 10.

schen *b* und *c* befindet sich von Glaswolle abgeschlossen eine kleine Schicht Bleioxyd-Bleisuperoxyd (S. 14). Die Füllung des Rohres erfolgt vermittels eines aus glattem Schreibpapier geschnittenen und schiffchenartig zusammengebogenen Streifens, welchen man, mit der im Wägeröhrchen gewogenen, sodann darauf verteilten nicht zu feinpulverigen Substanz angefüllt, bis in die Kugelmitte hineinführen kann. Durch schiebende und rotierende Bewegungen mit einem Federfähnchen, Umdrehen des Rohres u. s. f. bringt man das Gesteinsmaterial quantitativ vollständig in die Kugel △ und treibt nun das Wasser mit der direkt untergestellten Flamme in das gewogene Chlorcalciumrohr *d* (vgl. die erforderlichen Einzelheiten auf S. 15 u. 23). Mitunter ist es nötig, noch 5—10 Minuten über der Gebläseflamme (transportabler Fletscherblasebalg) zu glühen. Zu diesem Zwecke empfiehlt es sich, die Flamme senkrecht einwirken zu lassen und der Kugel gleich anfangs bei der Aufstellung des Apparates die richtige Entfernung über der Tischplatte anzuweisen. Der Akt der Wasseraustreibung nimmt höchstens 20—30 Minuten in Anspruch. Durch Wägung des Kugelrohrs vor und nach der Operation kann gleichzeitig der Glühverlust des Gesteines festgestellt werden, falls dasselbe nicht viel Eisenoxydulsilikat, resp. Beimengungen von Pyrit, Karbonaten etc. enthält, was diese indirekte Bestimmung des Wassers völlig unsicher gestalten würde.

Anm. Zum Zweck recht genauer und sicherer Bestimmungen leitet man am besten vom Gasometer aus einen absolut trockenen Luftstrom über die erhitzte Substanz. Auch lassen sich kleinere Mengen von Kohlensäure (0.1—0.5 %) gleichzeitig mitbestimmen, wenn man zwischen das gewogene Chlorcalciumrohr und das Schutzrohr ein gewogenes Natronkalkrohr von gleicher Form einschaltet. Selbstverständlich hat man darauf zu sehen, daß der Luftstrom die Bleioxydschicht (Gang klopfen) und die Absorptionsröhren ohne jedwedes Hindernis (nicht ordentlich abgesiebtes Chlorcalcium u. s. f.) passiert, damit sich die Glühkugel nicht aufbläst.

Calciumkarbonat, $CaCO_3$ (isländ. Doppelspat) [V].*

1. Indirekte Bestimmung.

a) Auf trockenem Wege.

3.5—4 g Borax werden portionenweise in einem nicht zu kleinen Platintiegel (20—25 g schwer) über der Flamme entwässert und zusammengeschmolzen (zum Schluß Gebläse), worauf man den Tiegel bedeckt im Exsiccator erkalten läßt. Alsdann schüttet man die im Röhrchen genau abgewogene fein gepulverte Substanz (0.6—0.75 g) in den Tiegel, verteilt sie ordentlich auf der ganzen Schmelzschicht (Platindraht und elastisches Aufklopfen des Tiegels), wägt jetzt genau (mit Deckel) und glüht zuerst mit kleinerer und am Ende mit der vollen Gasflamme. Wenn keine Kohlensäure-Bläschen mehr aufsteigen und alles ruhig fließt, wird erkalten gelassen und gewogen, darnach wiederum 10—15 Minuten geglüht und nochmals das Gewicht, was jetzt konstant sein soll, bestimmt. Die gefundene Gewichtsdifferenz ist gleich der in dem Doppelspat vorhandenen Kohlensäure.

Anm. 1. Die Kohlensäure darf nicht unter Zuhilfenahme der Gebläsehitze ausgetrieben werden, weil sich hierbei etwas Borsäure verflüchtigt, was bei der Herstellung der Boraxglasschicht selbst ja nicht in Betracht kommt.

Anm. 2. Bei Anwendung von Kaliumpyrochromat als Schmelzmittel kann die Bestimmung der Kohlensäure auf indirektem Wege auch in einem Porzellantiegel ausgeführt werden. Man nehme hier auf 0.75 g Substanz wenigstens 4—5 g Chromat und erhitze nicht höher und länger als notwendig, weil leicht etwas Sauerstoff mit entweicht und infolgedessen das Resultat zu hoch ausfällt.

Anm. 3. Durch kräftiges Erhitzen mit überschüssiger ausgeglühter Kieselsäure oder mit Quarzpulver lassen sich Kohlensäure-Bestimmungen in calcinierter Soda und Potasche ausführen. Die letzteren dürfen jedoch keine anderen bei dieser Reaktion austreibbaren Bestandteile wie Chlor, Schwefelsäure, Salpetersäure etc. enthalten.

b) Auf nassem Wege.

Die zahlreichen hierfür in Vorschlag gebrachten und angewandten Apparate vergl. in der Anleitung zur quant. Analyse von Fresenius VI. Aufl. S. 444. Ich benutze am liebsten die von Bunsen und Geissler konstruierten Apparate.

α) **Kohlensäure-Apparat von Bunsen** (Figur 11).

Derselbe besteht aus 3 getrennten Teilen, dem Kochkölbchen *k*, dem Salzsäurekugelrohr *s* und dem Chlorcalciumrohr *c* (S. 14), welche beiden letzteren mittels kurzer Kautschukschlauchstücke mit *k* luftdicht verbunden sind. Das Rohr *c* ist vor dem Gebrauch verschlossen. Zur Ausführung der Bestimmung schüttet man das im Wägeröhrchen abgewogene gepulverte Karbonat (0,75—1 g) allmählich durch ein aufgesetztes Trichterchen in *k* (Nachhülfe durch leichtes Beklopfen desselben) und spült den anhaftenden Rest mit Federfahne und dünnstrahliger Spritzflasche quantitativ nach, dafür Sorge tragend, daß nichts im Kolbenrohr hängen bleibt. Hierauf füllt man *s* zu $^2/_3$—$^3/_4$ mit verdünnter Salzsäure (1 : 2 Wasser) durch Einsaugen, reinigt das Mundstück und die Saugspitze mit Fließpapierstäbchen, verbindet *s* und *c* mit *k*, läßt den Apparat in einem grossen Becherglase oder eingeklammert $^1/_2$ Stunde im Wägezimmer stehen (*d* verschlossen) und bestimmt nun erst das genaue Gewicht des Ganzen (*d* nicht geschlossen), wozu die Aufhängevorrichtung *p* aus Platindraht dient. Durch vorsichtiges Neigen bringt man hierauf die Salzsäure nach und nach zum Überfließen, klammert den Apparat ein, wartet die vollständige Lösung der Substanz ab, erwärmt die Flüssigkeit mit einer zollhohen Flamme 2—3 Minuten eben bis zu einem leichten Aufkochen und saugt schließlich, zuvor noch etwas erkalten lassend (bis auf 40—50°), 10 Minuten lang einen trocknen, mäßig raschen Luftstrom hindurch, indem man *d* mit einem Aspirator und *s* mit einem Natronkalkrohr in Verbindung setzt. Nötigenfalls kann auch mit dem Munde gesaugt werden, oder man benutzt einen gerade bereit stehenden Gasometer mit Trockenapparat. Nach dem Erkalten bleibt der Apparat verschlossen wiederum $^1/_2$ Stunde im Wagenzimmer stehen, bevor man den erlittenen Gewichtsverlust

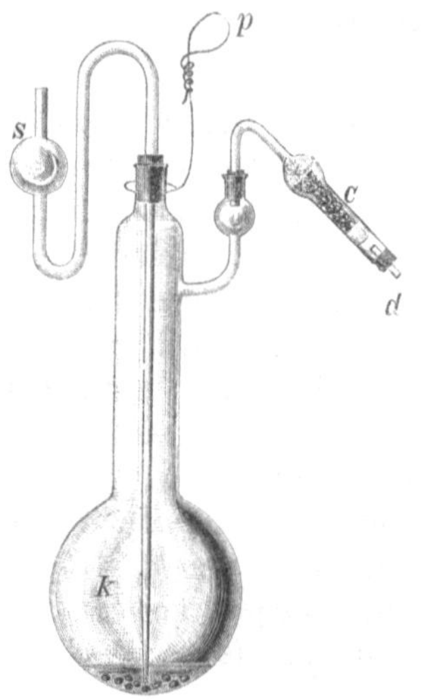

Figur 11.

feststellt. Zur Kontrolle kann noch einmal erhitzt und im Luftstrome behandelt werden.

β) **Apparat von Geissler** (Figur 12).

Nach Erläuterung des Bunsenschen Apparates wird der Gebrauch des nebenstehenden, nur aus Glasteilen bestehenden Geisslerschen Apparates leicht verständlich sein. Das im Wägerohr abgewogene Karbonatpulver kommt durch den Tubus *t* in den Ballon *k* und wird darin mit einigen Kubikcentimetern Wasser überschichtet, *c* ist zum Trocknen der entweichenden Kohlensäure mit konzentrierter Schwefelsäure gefüllt und in *s* befindet sich die verdünnte Salzsäure. Nach Tarierung des selten über 60 g schweren Apparates öffnet man *g* und läßt die Säure in kurzen Pausen zufließen. Die Erwärmung der Kalklösung in *a* bis zum momentanen Aufkochen erfolgt behutsam auf einem Asbestdrahtnetz und das schließliche Durchsaugen der Luft von *d* aus durch *r* (mit Natronkalkrohr versehen) bei geöffnetem Hahne *g*. Nach Beendigung dieser Operation wird *r* und *d* geschlossen und $^1/_2$ Stunde bis zur Wägung gewartet.

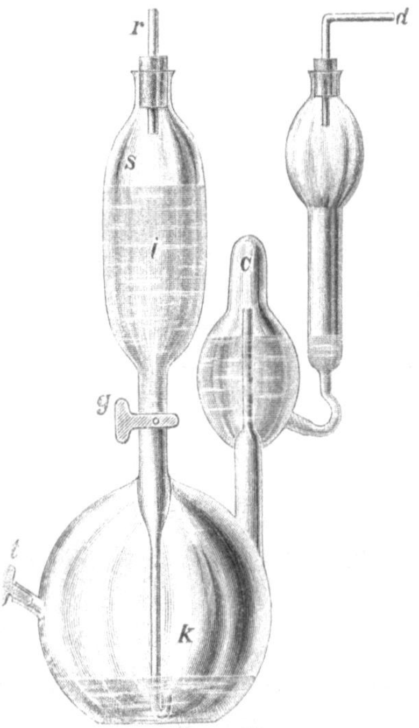

Figur 12.

Anm. Bei der Analyse der Alkalikarbonate wird anstatt der Salzsäure verdünnte Schwefelsäure genommen und bei unlösliche Chloride bildenden Metallkarbonaten, wie kohlensaures Blei etc., verdünnte Salpetersäure. Ist ein Karbonat sulfidhaltig, so wirft man einige Kryställchen Kaliumbichromat in das Zersetzungsgefäß *k*; Salzsäure ist aber dann nicht anwendbar (Entwickelung von Chlor!). Liegen größere Sulfidbeimengungen vor, so löst man auch in der Zersetzungsschwefelsäure oder Salpetersäure Kaliumpyrochromat auf. Bei Anwesenheit von schwefliger Säure benutzt man Salpetersäure, bezw. Schwefelsäure mit Chromat.

2. Direkte Bestimmung der Kohlensäure.

Dieselbe erfolgt in dem nachstehenden Apparat (Fig. 13). Der Kolben *a* faßt 150—200 ccm; er enthält das zum Einfließen der Salzsäure bestimmte Rohr *r* nebst Quetschhahn *q*, auslaufend in eine mit der Spitze nach oben gerichtete kapillare Doppel-

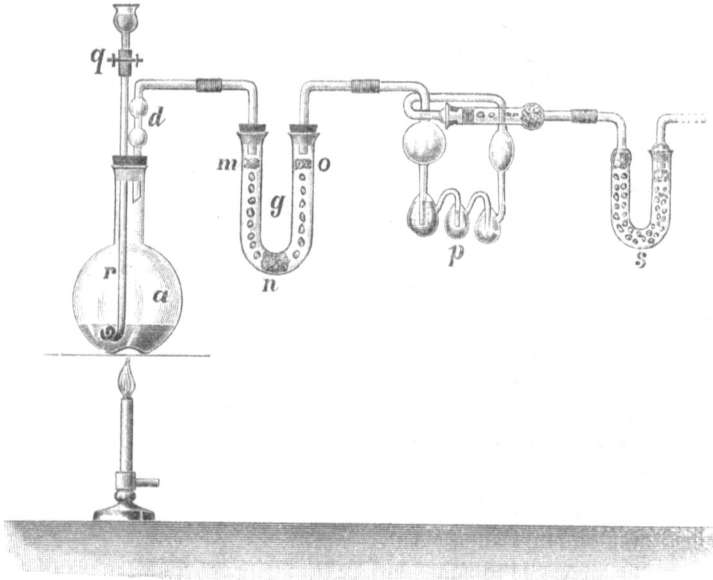

Figur 13.

schleife und das möglichst weite, mit 2 Kondensationskugeln versehene Knierohr *d*. Das *U*-Rohr *g* ist nächst *a* mit Kupfervitriolbimsstein und rechtsseitig mit trocknem, gekörntem Chlorcalcium angefüllt unter Wattebauschabschlüssen bei *m*, *n* und *o*. Der Kupfersulfatbimsstein wird erhalten, indem man linsengroße Stückchen Bimsstein mit einer konzentrierten Kupfervitriollösung (Porzellanschale) kocht, dann die Flüssigkeit vollständig abgießt, das Präparat auf dem Wasserbade trocknet und im Luftschranke so lange bei 175—200° trocknet, bis es farblos erscheint, worauf man noch heiß in ein gut schließendes Stöpselglas schüttet und vor Feuchtigkeit geschützt aufbewahrt. Das wasserfreie Kupfersulfat dient dazu, die im Luftstrome sich verflüchtigenden geringen Mengen von Salzsäure unter Entstehung von Kupferchlorid zu binden, während das Chlorcalcium die Wasserdämpfe zurückhält. Das letztere Salz muß aber frei sein von basischem Chlorcalcium, weil dieses Kohlensäure aufnimmt, daher man durch das Rohr *g* vor seinem Gebrauche zuerst $^1/_2$—1 St. trockne Kohlensäure und zur schließlichen Wiederverdrängung derselben 15 Minuten trockne Luft zu leiten hat. Der die entwickelte Kohlensäure absorbierende Kali-Apparat *p*[1] enthält Kalilauge 1 : 1—2 Wasser und das Schutzrohr *s* gekörnten Natronkalk, um den Übertritt von Wasser und Kohlensäure nach *p* zu verhüten. Die Art der Arbeit ist analog derjenigen von V. b) *α* und *β*. Etwa 1 g Doppelspatpulver wird aus dem Wägerohr in den Kolben *a* geschüttet und gleichzeitig mit 15—20 ccm Wasser gemischt, bis über die Kapillarschleife hinaus, worauf man nach dem Tarieren des Kaligefäßes den ganzen Apparat aufstellt. Jetzt läßt man die Salzsäure (1 : 2 Wasser) zufließen, bis alles Karbonat gelöst ist, kocht eben auf, wartet einige Momente und saugt 15 bis 20 Minuten einen nicht zu langsamen Luftstrom hindurch, wozu der Trichter *c* mit einem passend festzuhaltenden Natronkalkrohr (Filtrierstativring, Klammer etc.) vertauscht wird. Darnach stellt man den Kali-Apparat verstöpselt ins Wagenzimmer und bestimmt nach Verlauf einer halben bis dreiviertel Stunden dessen Gewichtszunahme (ohne Verschluß) = der in der abgewogenen Substanz vorhandenen Kohlensäure.

Anm. 1. Die Kapillarschleife von *b* ist im Interesse ihrer Tieflage möglichst klein herzustellen, darf aber hierbei nicht zu eng ausfallen, damit die Säure im Strahl ausfließen und später der Luftstrom bequem passieren kann.

Anm. 2. Zur Konservierung des Kupfersulfatrohres *g* kann man über *m* ein Glasgefäßchen zum Auffangen und zur späteren Beseitigung des überdestillierten Wassers anbringen.

Bestimmung des Kalkes.

0.75—1 g Doppelspat werden in einem geringen Überschuß von verdünnter Essigsäure gelöst (200 ccm-Becherglas), bis auf 100 ccm verdünnt, gekocht und in lebhafter Siedehitze mit einer in einem weiten, nur drittel vollen Reagensrohr ebenfalls richtig zum Sieden gebrachten Ammonoxalatlösung gefällt und zwar mit einem reichlichen Überschusse derselben. Erst nach 12stündigem Stehenlassen des Niederschlags kann abfiltriert und mit kochendem Wasser ausgewaschen werden, worauf man naß samt Filter

[1] Näheres über dessen Füllung, Gebrauch etc. vgl. Gattermanns Praxis des organ. Chemikers. II. Aufl. S. 92.

im Platintiegel verascht und vor dem Gebläse bis zum konstanten Gewicht glüht. Größere Klumpen sind im Tiegel zu zerstoßen und in Bodennähe desselben zu bringen △. Auf diese Weise lassen sich selbst größere Mengen als 1 g Calciumoxalat durch starkes Glühen in reinen Ätzkalk überführen, was in einem Porzellantiegel nur schwierig gelingt.

Anm. 1. Es liegt bei der Kalkbestimmung der seltene Umstand vor, daß ein Fällungssalz ohne jeden Nachteil in einem größeren Überschuß zugefügt werden darf, ja sogar mit Nutzen, indem seine Gegenwart die raschere und vollständige Ausscheidung des Kalkes begünstigt.

Anm. 2. Ein wie oben beschrieben ausgefälltes Calciumoxalat läuft seiner derbkrystallinischen Beschaffenheit wegen niemals durch das Filter, was sich unter anderen Fällungsbedingungen, wie Zusatz einer kalten Ammonoxalatlösung etc., leicht ereignet. Ein stundenlanges Stehenlassen des Niederschlages auf dem Wasserbade ist jetzt nicht mehr erforderlich.

Anm. 3. Der gewogene Doppelspat kann auch in Salzsäure oder Salpetersäure gelöst werden. In diesem Falle hat man die erhaltene Lösung vor der Ausfällung mit Ammonoxalat erst schwach ammoniakalisch zu machen (schwacher Geruch darnach, Lackmuspapierprobe). Es ist gleichgültig, ob der Kalk aus schwach essigsaurer oder ammoniakalischer Lösung gefällt wird, denn in beiden Fällen ist die Abscheidung eine vollständige.

Anm. 4. Das Hauptaugenmerk ist bei der Kalkfällung auf die Benutzung eines chemisch reinen, alkalifreien Ammonoxalats zu richten. Man thut gut, sich selbst einen Vorrat desselben aus einem guten käuflichen Präparate von Oxalsäure herzustellen und zwar durch deren Umkrystallisation aus kochender 3—5 prozentiger Salpeter- oder Salzsäure, welche das beigemengte Kali (oder Natron) in Lösung hält. Nach dem Erkalten der Flüssigkeit zerdrückt man mittels eines knopfförmig erweiterten Glasstabes die erhaltene Krystallisation, bis gar keine Krystallhäufchen mehr zu beobachten sind, sammelt sie auf einem geräumigen, nur mit einem großlöcherigen, aus einem Stück geschlagenen Platinkonus verschlossenen Trichter, welcher in eine Saugflasche eingekorkt ist und wäscht sie 3—4 mal durch Übergießen mit kaltem Wasser, worauf die Säure auf Filtrierpapier ausgebreitet völlig getrocknet wird, die Unterlage und Bedeckung 2—3 mal wechselnd. Von dieser reinen Oxalsäure wägt man sich zur Fällung immer eine annähernd nötige Menge ab, z. B. für 1 g Calciumkarbonat = wenigstens 1·5 g (Theorie = 1·26 g), indem man ihre wässerige Lösung zuvor mit Ammoniak neutralisiert. Eine Probe davon darf in einer Platinschale unter dem Abzug verdampft absolut keinen sichtbaren Rückstand hinterlassen.

Bestimmung der freien und halbgebundenen Kohlensäure im Wasser [VI].

Man schüttet zu diesem Zweck in einen 250—300 ccm fassenden Kochkolben 2—3 g reinen im Platintiegel frisch ausgeglühten Ätzkalk, verschließt ihn mit einem weichen Kautschukstöpsel, ermittelt nun sein Leergewicht auf einer feinen, für größere Gewichtsverhältnisse bestimmten analytischen Wage, läßt dann 200—300 ccm kohlensaures Wasser hinzufließen, schließt abermals und wägt von neuem, um die zur Analyse verwandte Wassermenge zu erfahren. Nach wiederholtem Umschwenken der Flüssigkeit wird das entstandene Calcium-Karbonat wenigstens eine Stunde auf dem Wasserbade erhitzt unter zeitweisem Lüften des Stöpsels (Überführung in krystallinischen kohlensauren Kalk), hierauf die geklärte Flüssigkeit rasch durch ein kleines Faltenfilter gegossen, letzteres zu der im Kolben gelassenen Hauptmenge von Karbonat ohne irgend auszuwaschen zurückgebracht und nunmehr die an Kalk gebundene Kohlensäure wie in 2 auf Seite 22 bestimmt.

Anm. 1. In Gefäßen (Flaschen, Krügen) gesammeltes Wasser kühlt man vor dem Einfüllen zweckmäßig auf 4° ab und hebert es schließlich in die mit Ätzkalk beschickte Kochflasche hinein, um nach Möglichkeit etwaigen Kohlensäure-Verlusten beim Einfüllen zu begegnen; Röhren und Hähnen entströmendes Wasser jedoch kann man einfach zufließen lassen. Aus Quellen zu Tage tretendes Wasser (Schachte, Bassins etc.) füllt man vorteilhaft in der Weise ein, daß man den betreffenden Kolben mit einem doppelt gebohrten Kork abschließt, durch dessen Öffnungen zwei 11—12 cm lange Röhren *a* und *b* gehen, deren eine *a* nur wenig oberhalb, die andere *b* eine Kleinigkeit unterhalb des Korkes endigt. *a* befindet sich während der Füllung unter dem Wasserspiegel (Kolben in einemfort schwenken), wogegen die Kolbenluft aus der in die Luft ragenden Röhre *b* entweicht.

Anm. 2. Kommt in einem Kohlensäuerling gleichzeitig Alkalibikarbinat vor, so giebt man außer dem Kalk eine zur Umsetzung des ersteren in löslichen doppeltkohlensauren Kalk hinreichende Menge Chlorcalcium in die Füllflasche.

Kaliumpyrochromat, $K_2Cr_2O_7$ [VII].*

Zur Bestimmung des Chroms[1] löst man 0.75—1 g Kaliumpyrochromat in einer 500—600 ccm fassenden Berliner Porzellan-Henkelschale in etwa 50 ccm Wasser auf, fügt 10 ccm konzentrierte Salzsäure und 25—30 ccm Alkohol hinzu und erwärmt so lange, bis die Flüssigkeit eine rein grüne Farbe angenommen hat und der größte Teil des überschüssigen Alkohols verdampft ist. Darauf verdünnt man das ganze auf etwa 300 ccm, kocht, fügt der siedenden Flüssigkeit 2 g reines Hydroxylaminchlorid hinzu und fällt nun sofort die vom Feuer genommene Lösung unter stetem Umrühren mit einem mäßigen Überschuß von Am-

[1] Ber. d. D. chem. Ges. **26**, 1786.

moniak. Der violettrot gefärbte Niederschlag wird direkt auf 2 bereit gehaltenen Filtern gesammelt, mit kochendem Wasser **ohne** Benutzung der Saugpumpe ausgewaschen, genügend getrocknet, mit den Filtern zusammen im Platin- oder Porzellantiegel verascht, geglüht und gewogen. Das absolut farblose Filtrat wird zunächst in einer größeren Schale bis auf etwa 100 ccm Volumen konzentriert, alsdann in eine tiefe kleinere Rundschale (250 ccm Inhalt) gegossen und darin scharf zu einer körnigen Masse eingetrocknet, zum Schluß unter fortwährendem Rühren, worauf man den Rührstab entfernt,[1] $^1/_2$—1 Stunde auf dem offenen Nickelbade bei ca. 150° erhitzt und nun erst alles Ammonsalz mit der direkten Flamme verjagt. Es empfiehlt sich hierzu eine Rundflamme (Fletscher-Siebbrenner), bedeckt mit einem Messingdrahtnetz und einer Lage Asbestpapier, zu nehmen △. Sobald keine Dämpfe mehr entweichen, läßt man erkalten, löst in höchstens 5—10 ccm Wasser, filtriert von vorhandenen Unreinigkeiten (Kieselsäure, Kohle etc.) durch ein kleines Filter ab (Bechergläschen),[2] fügt einige Tropfen Salzsäure hinzu und verdampft schließlich alles Filtrat portionsweise in einem mittelgroßen gewogenen Porzellantiegel (50—60 ccm Inhalt), denselben hierbei nie über zwei Drittel seines Volumens mit der Flüssigkeit anfüllend. Dem Eindampfen auf dem Wasserbade folgt das Trocknen im Luftbade bei etwas höherer Temperatur (Nickelbecher oder Kupferschrank) und am Ende ein **schwaches** Glühen (bedeckt!) mit der Gasflamme (3—4 cm hoch), worauf das resultierende Kaliumchlorid gewogen wird. Dasselbe darf bei der Glühoperation nicht zum Schmelzen kommen, weil sonst Verluste zu befürchten sind. — Die prozentische Berechnung ist auf Cr_2O_3 und auf K_2O zu beziehen.

Anmerkung. Läuft das Chromfiltrat schwach rötlich gefärbt durch, so ist das nur ein Zeichen von einer stattgefundenen unvorschriftsmäßigen Ausfällung desselben. Läßt man aber wirklich **unter ununterbrochenem raschen Umrühren** behutsam das Ammoniak (1 : 1) zufließen und beobachtet dabei genau den Moment, wo eine kleine Menge Niederschlag sich

[1] Technik: Vorausgehende Reinigung mit einem Spatel (bezw. dicken Platindraht) und darauf Abspritzung beider Stäbe mit einer minimalen Menge Wasser (ganz feiner Spritzflaschenstrahl!). Auch genügt mitunter ein bloßes mechanisches Abputzen mit einer Federbürste. Bei Abspritzungen muß hinterher noch etwas getrocknet werden.

[2] Bei sparsamem Gebrauch von Wasser und geschicktem Arbeiten kann man das Filtrat direkt im gewogenen Tiegel auffangen.

nicht mehr löst, so hat man den erlaubten geringen Überschuß vom Ammoniak vollkommen in seiner Gewalt und ein farbloses Filtrat. Nur ein größerer Überschuß von Ammoniak wirkt etwas lösend auf das violette Chromhydroxyd ein. In einem solchen Falle ist nachträglich so lange auf dem Wasserbade zu erwärmen, bis die über der Fällung stehende Flüssigkeit farblos erscheint.

Mangansulfat, $MnSO_4.5H_2O$ [VIII].[1]

1. Die Wasserstoffsuperoxyd-Methode (Bestimmung des Wassers, des MnO und der SO_3 in ein und derselben abgewogenen Menge).

Man wägt in einem Porzellantiegel (mit Deckel) 0.75—1 g lufttrocknes, unmittelbar vorher zerstoßenes Salz ab und trocknet es allmählich im geschlossenen Luftbade (Kupferschrank)[2] bei 100—225°, wobei alles Wasser vollkommen entweicht und Gewichtskonstanz eintritt. Dieser Trockenrückstand wird unter Zusatz von 5 ccm verdünnter Salzsäure in wenig Wasser durch gelindes Erwärmen gelöst, die Lösung quantitativ in eine geräumige Porzellanschale gegossen, auf ca. 100 ccm verdünnt und jetzt das Mangan mit einem Gemisch von 40—50 ccm 3proz. Wasserstoffsuperoxyd und 10—20 ccm konzentriertem Ammoniak als schwarzbraunes Manganhyperoxydhydrat (MnH_2O_3) gefällt. Man achte auf einen entsprechenden Überschuß von Wasserstoffsuperoxyd, was sich stets sicher durch das fortdauernde, äußerst feinblasige Perlen der Flüssigkeit nach dem Umrühren derselben (sog. Blitzen) kundgiebt, worauf man die Fällung 10—15 Minuten auf dem Wasserbade bedeckt erhitzt, abfiltriert, mit kochendem Wasser bei anfänglichem Zusatz von etwas verdünntem Ammoniak sorgfältig auswäscht (Platindeckel-Probe) und den reinen Niederschlag zusammen mit Filter noch feucht im Platintiegel verascht. Bei Benutzung eines Porzellantiegels trocknet man zunächst einige Zeit im offenen Luftbade (s. S. 30). Das Ausglühen des erhaltenen hellbraunen Manganoxyduloxyds (M_3O_4), am Ende vor der

[1] Wird aus wässeriger Lösung bei Temperaturen zwischen 7 und 20° C. erhalten. Es ist isomorph mit dem Kupfervitriol (triklin). Das mit 7 Mol. H_2O krystallisierende Mangansulfat bildet sich unterhalb 6° und hat die Gestalt des Eisenvitriols. Zwischen 20—30° (Sommerwärme) krystallisiert das Mangansulfat mit 4 Molekülen Wasser.

[2] Vorzüglich für diesen Zweck ist das auf S. 172 näher beschriebene Nickelluftbad geeignet, da man bei demselben schon unter Anwendung eines einzigen Flachbrenners mit Leichtigkeit höhere Temperaturen erreicht.

Gebläseflamme, ist noch ein- oder zweimal zu wiederholen bis zur Gewichtskonstanz. Ein solches Präparat löst sich bereits kalt sogleich in einem Gemisch von Salzsäure (1 : 1) und Wasserstoffsuperoxyd. Es darf keine unlöslichen Flocken von Kieselsäure hinterlassen.

Die Bestimmung der Schwefelsäure in dem Manganfiltrat erfolgt genau wie bei 2 S. 16.

2. Die Natriumkarbonat-Methode.

Zur Fällung des Mangans als Karbonat versetzt man die neutrale oder nur schwach saure Lösung von 0.75—1 g Mangansulfat in 100 ccm Wasser (Porzellanschale oder Becherglas) bei Siedehitze mit einem geringen Überschuß von Sodalösung (1:10 Wasser), kocht den erhaltenen Niederschlag noch einige Minuten, läßt hinreichend absitzen und filtriert, das Auswaschen desselben auf dem Filter so lange fortsetzend, bis das ablaufende Filtrat auf Platin keine Spur von Verdampfungsrückstand mehr zeigt. Die weitere Behandlung des Niederschlags erfolgt wie oben bei 1.

Da mitunter feine Teilchen des Mangankarbonats beim Auswaschen mit durch die Filterporen gehen, bedient man sich zum Sammeln des Niederschlags vorteilhaft eines Doppelfilters. Auch können bei dem Eindampfen des Filtrats geringe gelöst gebliebene Manganmengen (Manganbikarbonat) zum Vorschein kommen, welche alsdann am besten für sich abzufiltrieren sind u. s. f. Weiterhin beachte man die Schwerauswaschbarkeit des dem Niederschlag beigemengten Natriumkarbonats: Es darf also das geglühte Manganoxyduloxyd, angefeuchtet, empfindliches Lackmuspapier nicht blau färben. In einem solchen Falle bringt man dasselbe mit Wasser auf ein kleines Doppelfilter, wäscht es heiß aus und verascht es nochmals in demselben Tiegel.

Aus den eben angeführten Gründen ist die stets glatt verlaufende Fällung des Mangans mit Wasserstoffsuperoxyd der mit Natriumkarbonat bedingungslos vorzuziehen, sowie auch rationeller für die im Filtrat leichter auszuführende Schwefelsäure-Bestimmung, insofern sich der Karbonatfällung auch kleine Mengen von nur schwierig zu entfernendem basischem Mangan-Sulfat beimischen können.

Zweiter Abschnitt.

Bestimmung von Metallen in einfachen Legierungen.

(Silbermünze, Messing und Argentan.)

Trennung von Silber und Kupfer [IX].*

Man nimmt hierzu eine auf einem Uhrglase genau abgewogene blanke Zwanzigpfennigmünze (nicht vollkommen reine Stücke müssen zuvor durch Abreiben mit Sand und Ammoniak etc. gesäubert werden). Dieselbe kommt in ein ca. 200 ccm fassendes Becherglas und wird darin in 15—20 ccm verdünnter Salpetersäure unter Erwärmen aufgelöst, den Lösungsprozeß durch einen zeitweisen Zusatz einiger Tropfen konzentrierter Säure beschleunigend. Bleiben hierbei Teilchen der Legierung ungelöst (Schlacke oder kohlige Substanzen), so muß davon durch ein kleines Filterchen abfiltriert und durch Veraschen desselben in einem Porzellantiegel deren Menge bestimmt werden. Die klare, auf etwa 100 ccm gebrachte Silberkupfer-Lösung wird nun auf dem Asbestdrahtnetz zum Kochen erhitzt, sodann die Flamme gelöscht und das Silber durch Zusatz eines geringen Überschusses von verdünnter Salzsäure gefällt. Durch Rühren und Schlagbewegungen mit dem Glasstabe tritt eine rasche Klärung der Flüssigkeit ein, so daß man sich unter erneuter Zugabe eines Salzsäuretropfens sicher von der Vollständigkeit der Silberfällung überzeugen kann. Den erhaltenen Niederschlag behandelt man in derselben Weise weiter wie S. 10. Das alles Kupfer enthaltende Filtrat wird in einer mittleren Berliner Schale eingetrocknet (Wasserbad), der Rückstand mit einigen ccm Wasser und einer größeren Menge konzentrierter Salpetersäure (10—15 ccm) aufgenommen und abermals verdunstet. Wiederholt man dieses Verfahren 3—4mal, so läßt sich das ursprünglich als Chlorid vorhandene Kupfer unter Salzsäure- resp. Chlorabspaltung in Nitrat und letzteres durch bloßes Glühen ohne Verlust in Kupferoxyd überführen. Zu diesem Zweck löst man den Salzrest in ganz wenig Wasser und Salpetersäure, spült ihn in einem gewogenen mittelgroßen Porzellantiegel und trocknet so scharf wie möglich auf dem

Wasserbade ein. Hierauf folgt die Erhitzung des Trockenrückstandes auf dem offnen Luftbade. Man benutzt hierzu einen Nickelbecher von 7—9 cm Tiefe, 5—6 cm unterem und 7—9 cm oberem Durchmesser, in dessen oberem Teile 25—30 mm vom Rande entfernt ein Dreieck aus Nickel- oder Platindraht befestigt ist, das Ganze getragen von einem hochbeinigen eisernen Dreifuß.[1] An Stelle der stabilen, durch Löcher gezogenen Drahthalter können auch zum Stehen zurechtgebogene Thon- oder Nickeldreiecke frei in den Becher hineingestellt werden. Das offene Luftbad kann allmählich durch Benutzung einer Rundflamme (Siebbrenner) bei gleichzeitiger Bedeckung mit Asbestpapier stark erhitzt werden, wodurch der größte Teil der Salpetersäure aus dem Kupfernitrat ausgetrieben wird. Den Rest von Salpetersäure verjagt man schließlich durch vorsichtiges Glühen mit einer langsam dem Tiegel zu nähernden zollhohen oder auch mit rotierend um den Tiegelboden zu bewegender Flamme, und nun erst glüht man 15—20 Minuten kräftig mit voller Flamme. Zersetzt man das Kupfernitrat zu unvorsichtig und rasch, so reißen die lebhaft entweichenden Stickoxyde kleine Mengen von Kupferoxyd mit und ist alsdann der Deckelboden schwarz damit beschlagen als ein Zeichen, daß Verluste entstanden sein können.

Anm. 1. Die bei der Auflösung der Münze zu verwendende Salpetersäure, desgleichen das erforderliche Verdünnungswasser muß vollkommen chlorfrei sein, um die Entstehung opalisierend getrübter Flüssigkeiten (Silberchlorid) zu vermeiden.

Anm. 2. Hinterläßt eine Probe (25—30 ccm) der reinen konz. Salpetersäure bei dem Verdampfen in einer Glas- oder Porzellanschale (Wasserbad) einen wägbaren Rückstand, was bei den zur Verfügung stehenden käuflichen Präparaten recht häufig der Fall ist, so muß man sich einen kleinen Vorrat davon selbst destillieren, wozu man den durch die folgende Zeichnung (Figur 14) leicht verständlichen Apparat benutzt.

a ist eine ca. 500—600 ccm fassende Retorte, welche nur bis zu $^1/_3$ ihres Volumens mit der zu destillierenden Säure angefüllt wird, den Retortenhals nach Entfernung des langröhrigen Trichters, wenn nötig, mit einer Kleinigkeit destillierten Wassers ausspritzend. *b* ist das Kühlrohr eines längeren Liebigschen Glaskühlers, in dessen weiterem Ansatzrohr das Retortenhalsende bei *d* rundum dicht abschließend angelegt wird. Die Retorte selbst steht auf einem Asbestdrahtnetz, wird bei *e* lose von einer eisernen Klammer gehalten und zweckmäßig mit einem gut

[1] Ber. d. D. chem. Ges. **26**, 1497.

ventilierten Rundbrenner[1] zum Kochen erhitzt. Für den Anfang der Destillation legt man ein mit etwas Wasser versehenes Kölbchen und bald darauf die für die Aufbewahrung der reinen Säure bestimmte größere Stöpselflasche vor. Befindet sich nur noch eine kleine Menge Säure in der Retorte, so spült man dieselbe mit destilliertem Wasser aus und füllt sie von neuem u. s. f. —

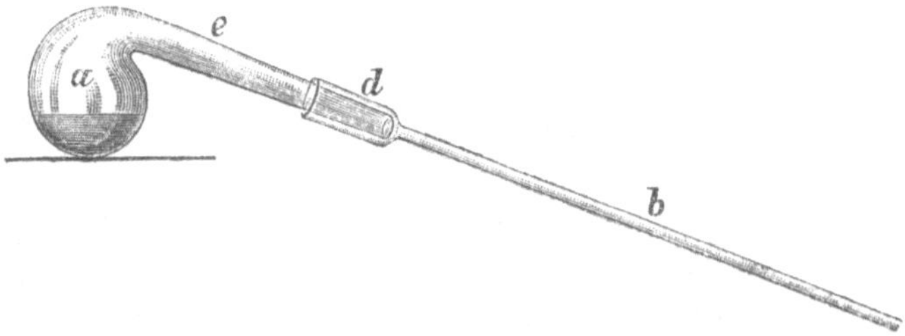

Figur 14.

In gleicher Weise kann man sich auch die konzentrierte Salzsäure destillieren. Man benutzt hier zweckmäßig als Vorlage einen größeren Kochkolben, der 100 ccm destilliertes Wasser enthält, um die zunächst entweichenden Salzsäuredämpfe zu absorbieren, wobei auch Abkühlung erforderlich ist (größere flache, mit kaltem Wasser halb angefüllte Porzellanschale). Im späteren Verlaufe der Destillation findet keine Ausstoßung von Dämpfen

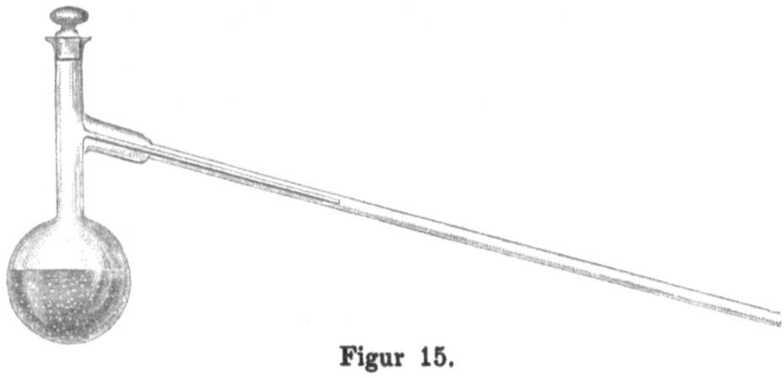

Figur 15.

mehr statt. Um eine so erhaltene reine Salzsäure auf den ursprünglichen Konzentrationspunkt zu bringen, bezw. noch gehaltreicher zu bekommen, hat man nur nötig, nachträglich aus einem Kippschen Apparate trocknes Salzsäure-Gas unter guter Abkühlung in dieselbe zu leiten (vgl. S. 172). Die destillierte Salpetersäure

[1] Siehe Preisverzeichnis der Firma Desaga in Heidelberg. 9. Aufl. Nr. 808—909.

kann durch Abdampfung auf dem Wasserbade entsprechend konzentriert werden.

Mit großem Vorteil lassen sich auch derartige Destillationen in den sogenannten Destillationskölbchen ausführen, deren Eingußrohr mit einem eingeschliffenen Glasstöpsel verschlossen ist und deren Destillierröhre, wie die vorstehende Abbildung (Figur 15) zeigt, möglichst tief in das Kühlrohr hineinreicht.

Messing [X].*

1. Die Schwefelwasserstoffmethode.

Trennt man Kupfer von Zink in der gewöhnlichen Art (beliebig salzsaure Lösung etc.) durch Schwefelwasserstoff-Gas, so werden je nach den innegehaltenen Versuchsbedingungen mehr oder weniger erhebliche Mengen des Zinks zugleich mit dem Kupfersulfid gefällt, welches letztere auch durch eine nachträgliche Behandlung mit warmer verdünnter schwefelwasserstoffhaltiger Salzsäure nicht völlig davon befreit werden kann. Außerdem fällt das Kupfer in einer Form aus, in welcher es sehr leicht und am Schluß der Auswaschung fast regelmäßig trübe durchläuft, was sich einigermaßen sicher nur durch Waschen desselben mit gesättigtem kalten Schwefelwasserstoff-Wasser umgehen läßt. Diese Übelstände vermeidet das folgende, für bestimmte Verhältnisse ausprobierte Verfahren: 0.8—1 g blankes Messing (Drahtnetz etc.) werden in ein wenigstens 600 ccm Inhalt besitzendes Becherglas gebracht, darin durch ein Gemisch von Salzsäure und Salpetersäure (10—15 ccm) gelöst, auf dem Wasserbade wieder eingetrocknet, alsdann mit 300—350 ccm Wasser und 10 ccm konzentrierter Schwefelsäure aufgenommen und nun bei einer der Kochhitze nahen Temperatur mit Schwefelwasserstoff-Gas gefällt (Asbestteller und zollhohe Flamme). Das Becherglas wird hierbei mit einer in der Mitte durchbohrten großen Uhrschale bedeckt, durch die Öffnung eine gerade, an beiden Enden rund geschmolzene Zuleitungs-Glasröhre gestellt und nunmehr mit dem einen kontinuierlichen Gasstrom liefernden Schwefelwasserstoffapparat[1] durch einen längeren Kautschukschlauch verbunden.

[1] Im hiesigen Laboratorium sind hohe und breite Cylinder zur Aufnahme der Säure (HCl 1 : 1) mit Einhängecylindern für das Schwefeleisen (haselnußgroße Stücke) gebräuchlich. Man wäscht das entwickelte Gas vor seinem Gebrauch in mit destilliertem Wasser zu einem Drittel angefüllten kleinen Waschcylindern. Desgleichen kann man sich auch der Kippschen Drei-

Man leitet solange das Schwefelwasserstoffgas ein, bis sich das gebildete Kupfersulfid tiefschwarz gefärbt auf dem Boden des Glases schnell ablagert und die darüber befindliche Flüssigkeit völlig klärt, wozu ca. $1^1/_2$ Stunde erforderlich ist. Hierauf wird filtriert, mit warmem, schwefelwasserstoffhaltigen Wasser ausgewaschen und das Kupfersulfid im Trichter (oder sauber in eine Porzellanschale gelegt) bei 90° scharf getrocknet. Jetzt trennt man den Niederschlag (Beiseitestellung im Flachschälchen) vom Filter und verascht letzteres in einem Roseschen Tiegel, fügt alsdann die Hauptmenge hinzu, erhitzt erst einige Zeit das Ganze über der gewöhnlichen Flamme und am Ende im getrockneten Sauerstoffstrome (vgl. S. 112), zunächst nur unter Anwendung der

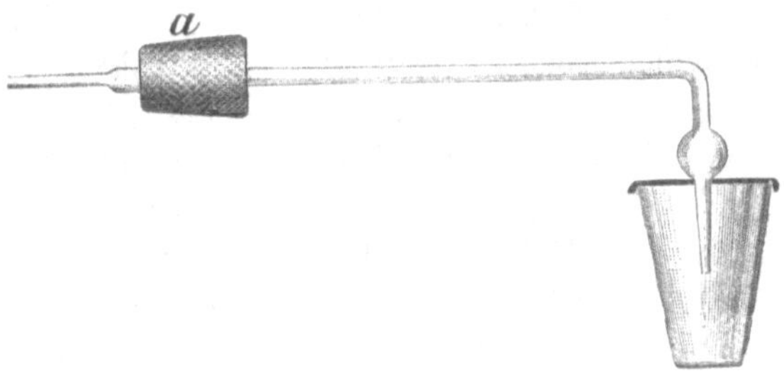

Figur 16.

einfachen Flamme, am Schluß jedoch vor dem Gebläse. Zum Einleiten des Gases benutzt man vorteilhaft das folgende, aus Kaliglas hergestellte Rohr, dessen Spitze bis in die Mitte des Tiegels reicht. Die mit einem transportablen Fletscherblasebalg verbunde Gebläselampe steht senkrecht unter dem Tiegel und zwar direkt auf der Tischplatte, indem man den Stativfuß des Tiegelgestelles nach der entgegengesetzten Seite abwendet. Die Entfernung der Lampe vom Tiegelboden ist gleich bei der Aufstellung des Apparates so zu wählen, daß ihn der wirksame Oberteil der Flamme voll trifft und nicht etwa seitlich vorbeibläst. Das Zuleitungsrohr wird auf Kork *a* eingeklammert. Der Tiegel steht entweder in einem aus dicken Platindraht geflochtenen Dreieck,[1]

kugelapparate bedienen. — Man hüte sich im allgemeinen bei der Verwendung des Schwefelwasserstoffs für quantitative Zwecke vor zu raschen Strömen, um dem Mitreißen von fremden Metallen erfolgreicher entgegenzuarbeiten (die Wirkung größerer Massen gegenüber einer Kleinmasse ist eine sehr verschiedene).

[1] Es liegt sehr im Interesse der Sauberkeit des Arbeitens, wenn man diese Dreiecke verschieden groß auf starken Nickelstativringen befestigt △.

oder in einem Thondreieck (bei letzterem wenigstens bis zur Hälfte hindurchreichend). Man glüht in einem mäßig schnellen Sauerstoffstrome bis zum konstanten Gewicht und achtet dabei auf ein gleichmäßig schwarzes Aussehen des entstandenen Kupferoxyds. Rötliche Partien deuten auf noch vorhandenes Kupfer, bezw. Kupferoxydul, mehr gelblich aussehende auf basisches Sulfat. Ein gelegentliches Zerkleinern der kompakteren Stücke vermittelst eines Glasstäbchens erweist sich als sehr förderlich, ist aber auf einem untergelegten ganzen Bogen weißen Glanzpapieres mit aller Vorsicht auszuführen der großen Härte der Substanz wegen.

Die vom Kupfer getrennte Gesamt-Zinklösung wird auf der Asbestplatte über der direkten Flamme bis zu ungefähr 150 ccm eingedampft, dann durch direkten Zusatz reiner Sodakrystalle (Becherglas dabei bedeckt haltend) neutralisiert, wozu man 60—70 g derselben gebraucht, und am Schluß mit einem geringen Überschuß von Natriumkarbonatlösung als Zinkkarbonat ausgefällt. Nach zehnminutenlangem Kochen dieses Niederschlags, Absitzenlassen etc. filtriert man durch ein entsprechend geräumiges Filter ab, wäscht anhaltend mit kochendem Wasser aus, bis eine auf Platin verdampfte Filtratprobe absolut keinen Rückstand mehr hinterläßt und trocknet vollkommen bei 90—95°. Niederschlag und Filter werden sodann möglichst vollständig von einander getrennt, das Filter langsam in einem mittleren Porzellantiegel verascht (ohne hierbei den Deckel aufzusetzen), die Hauptmenge Zinkcarbonat nach genügender Wiederabkühlung hinzugefügt und das Ganze bis zur Gewichtskonstanz geglüht (Gebläseflamme nicht gestattet). Größere Klumpen müssen gelegentlich mit dem Platinstab oder einer Glasstabspitze zerkleinert und möglichst auf dem Tiegelboden vereinigt werden.

Anm. 1. Das Zinkcarbonatfiltrat darf sich bei Zusatz von Ammoniumsulfid nicht im geringsten trüben.

Anm. 2. Das gewogene weiße Zinkoxyd soll bei dem Zusatz von verdünnter Essigsäure keine Gasbläschen entwickeln (CO_2!).

Anm. 3. Ein grünlich oder gelblich gefärbtes Präparat deutet auf eine geringe Verunreinigung an Eisenoxyd hin. In diesem Falle hat es

---

Desgleichen sind aus dickeren Nickeldrähten herzustellende Dreiecke denen aus Eisendraht entschieden vorzuziehen. Dieselben werden für die Benutzung von Platintiegeln in den Mittenlagen mit Platinblech oder -draht umwickelt △. Zum Festhalten der Tiegel muß man sich stets der beweglichen Stativringe bedienen und nicht Dreifüße nehmen, da die letzteren für die geeigneten Flammenhöhen meistens zu niedrig sind.

sich als praktisch erwiesen, dasselbe in kalter verdünnter Essigsäure (1 : 6) zu lösen, wobei alles Eisen zurückbleibt, welches nun durch Filtration und Wägung für sich zu bestimmen ist.

Anm. 4. Ein in Salzsäure unlöslicher Teil des Zinkoxydes kann aus Kieselsäure bestehen, muß ebenfalls gesondert gewogen und dann in Abrechnung gebracht werden.

2. Die Rhodan-Methode.

Zu dieser Trennungsart vom Kupfer und Zink löst man 0.75 g Messing in einem kleineren Becherglase genau wie bei 1 S. 32 angegeben wurde, bringt zur Staubtrockne, nimmt die Salze mit einigen Tropfen verdünnter Salzsäure und 50 ccm Wasser wieder auf, versetzt mit schwefliger Säure bis die Flüssigkeit deutlich darnach riecht und fällt das Kupfer mit einem geringen Überschuß von Kaliumrhodanid (Theorie für 1 g = 2 g K.CNS; Praxis ca. 2.5—3 g):

A. $CuCl_2 + 2K.CNS = \underbrace{Cu(CNS)_2}_{\text{mit brauner Farbe leicht lösliches Rhodanid}} + 2KCl$;

B. $2Cu(CNS)_2 + SO_2 + 2H_2O = Cu_2(CNS)_2 + H_2SO_4 + 2HCNS$.

Die hierzu erforderliche SO_2 kann man sich in konz. Lösung wie folgt darstellen: Man giebt in eine 250—300 ccm Kochflasche (Figur 17) 150 ccm einer gesättigten Lösung von Natriumbisulfit,[1] läßt von dem Tröpfeltrichter *d* aus konzent. Schwefelsäure langsam zufließen, wäscht das lebhaft entweichende Gas in dem Waschcylinder *b* und absorbiert es alsdann unter gleichzeitiger Abkühlung in *c*. Späterhin kann die Gasentwickelung durch mäßiges Erhitzen von *a* unterstützt werden.

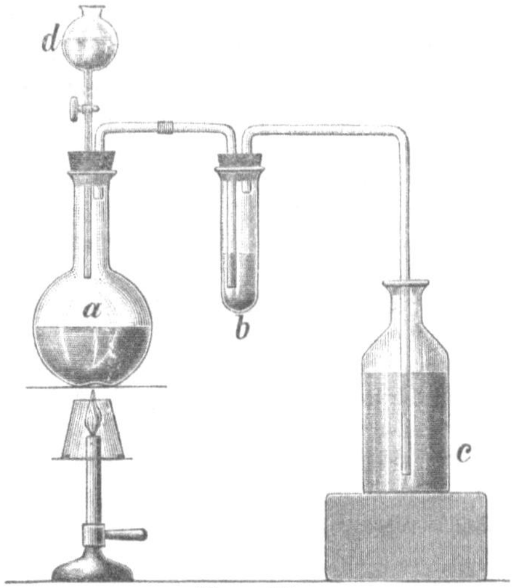

Figur 17.

Der sich unter den obigen Verhältnissen so-

[1] Eine Flüssigkeit, welche durch die chemischen Fabriken ballonweise in den Handel gelangt.

fort bildende körnige, schwach rosarot gefärbte Niederschlag von Kupferrhodanür setzt sich rasch ab, er ist aber, um nicht trübe durch das Filter zu laufen, wenigstens 2—3 Stunden auf dem Wasserbade zu erhitzen, bis die darüber stehende Flüssigkeit vollkommen klar erscheint. Dieselbe muß auch ganz farblos sein. Nach dem Erkalten kann nun abfiltriert und die Verbindung mit kaltem Wasser ausgewaschen werden. Man lasse das Filtrat einige Zeit ruhig stehen; zeigt sich darnach noch etwas Niederschlag auf dem Boden des Glases, so gieße man die Hauptmenge der Flüssigkeit klar ab und gebe nur den Rest noch einmal durch dasselbe Filter, es nochmals kalt auswaschend. Das so erhaltene Kupferrhodanür wird bei 95° gut getrocknet und genau in derselben Weise in Kupferoxyd übergeführt, wie das in 1 S. 33 gewonnene Kupfersulfid, was infolge der Feinkörnigkeit des Rhodanürs noch entsprechend glatter und schneller von statten geht als bei jener Verbindung.

Die verbleibende Zinklösung wird unter Zusatz von überschüssiger konz. Salzsäure und Salpetersäure in einer Porzellanschale eingetrocknet (Wasserbad unter dem Abzug), der Rückstand mit wenig Wasser und verdünnter Salzsäure von neuem aufgenommen, von etwaigen, geringen unlöslichen Stoffen (Schwefel und Zersetzungsprodukten organischer Natur) abfiltriert und das Filtrat in der Kochhitze mit überschüssigem Natriumkarbonat gefällt u. s. f. (vergl. bei 1 S. 33).

Anm. 1. Durch die Zersetzung des überschüssigen Rhodankaliums entsteht neben Blausäure (Vorsicht!) auch eine kleine Menge Ammonsalz, daher die Zinkcarbonatfällung so lange erhitzt werden muß, bis ersteres durch den hier ein wenig größer zu nehmenden Überschuß an Natriumkarbonat vollständig als Ammonkarbonat verjagt ist (Probe mit feuchtem roten Lackmuspapier). Man vergesse also nicht das Filtrat des Zinkniederschlags mit Ammoniumsulfid auf Ausgefälltsein zu prüfen.

Anm. 2. Enthält ein Messing geringe Mengen von Zinn, so muß die zur Analyse abgewogene Menge zunächst nur mit reiner chlorfreier Salpetersäure gelöst und darnach zur Staubtrockne (zum Schluß 1 Stunde im Luftbade bei 105°) gebracht werden. Durch erneuten Zusatz von konz. Salpetersäure, Wasser, Erwärmen und Abfiltrieren trennt man von der gebildeten unlöslichen Zinnsäure und behandelt nunmehr erst das Filtrat nach 1 oder 2. Eine so isolierte Zinnsäure schließt indessen Kupfer, unter Umständen sogar Zink ein (siehe die Trennung davon S. 99).

Argentan [XI].*

Diese Analyse kann gleichfalls nach der Schwefelwasserstoff- oder nach der Rhodanmethode ausgeführt werden und ist der Trennungsgang anfänglich genau derselbe wie bei dem Messing. Auch hier vermeide man bei dem letzteren Verfahren jeden unnötigen Überschuß an Kaliumrhodanid. Hat man das Kupfer mit Schwefelwasserstoff abgeschieden, so fällt man zuvörderst in dem entsprechend konzentrierten, kochend heißem Filtrat alles Zink und Nickel durch überschüssiges Natriumkarbonat, filtriert, wäscht 5—6mal mit siedendem Wasser, löst den Niederschlag direkt auf dem Filter in warmer verdünnter Salzsäure (kleine Spritzflasche hierzu nehmen) und dampft diese Lösung der Chloride in einer Porzellanschale bis fast zur Trockne, so daß die Masse noch feucht erscheint. Inzwischen löst man in einer Berliner Schale 10—15 g chemisch reines Natron (aus metallischem Natrium dargestellt) in 50 ccm Wasser und läßt in diese starke Lauge die höchstens 10 ccm betragende Nickelzinklösung unter stetem Umrühren hineintröpfeln, worauf man das Ganze einmal momentan aufkocht, sofort stark mit kochendem Wasser verdünnt (bis auf 250—300 ccm) und das ausgeschiedene Nickelhydroxyd abfiltriert. Dieser Niederschlag muß sehr sorgfältig ausgewaschen werden (Platin-Probe), ehe man ihn bei 95° trocknet, vom Filter möglichst vollständig ablöst, dieses für sich im Roseschen Tiegel verbrennt, dann alle Substanz glüht und vorerst als Nickeloxyd (NiO) wägt. Es ist aber immer ratsam, das Nickel durch Glühen im Wasserstoffstrome zu Metall zu reduzieren und als solches zu wägen, nur verwende man hierzu ein absolut reines Gas, weil sonst durch Bildung von Arsen-, Schwefel- und Kohlenstoffnickel zu hohe Resultate erzielt werden. Zur Darstellung eines solchen nehme man vor allem arsenfreies Zink und reine verdünnte, mit etwas Platinchlorid versetzte Schwefelsäure (1 : 4 Wasser) und lasse das sich entwickelnde Gas durch ein Waschflaschensystem von Kalilauge (H_2S),[1] Ag-Lösung (As und Sb), warm zu haltende Kaliumpermanganatlösung (organische Substanz), Schwefelsäure und Natronkalk gehen, welches am Ende eine auf einem Horizontalbrenner schwach glühende Kupferspirale (Figur 18) abschließt.[2] Der das Nickeloxyd enthaltende Porzellantiegel

[1] Sehr wirksam zur Entfernung von beigemengtem H_2S-Gas ist eine alkalische Bleilösung, durch Zusatz von Kalilauge zu einer Bleinitratlösung bis zum Wiederauflösen des entstandenen weißen Niederschlages erhalten. Mitfallendes unlösliches Bleicarbonat läßt man absitzen und trennt davon durch Abgießen oder -hebern.

[2] Siehe Z. f. anorg. Chem. **9**, 198.

braucht gar nicht stark erhitzt zu werden, eine 5—6 cm hohe Flamme ist für die Reduktion vollständig ausreichend. Nach halb-

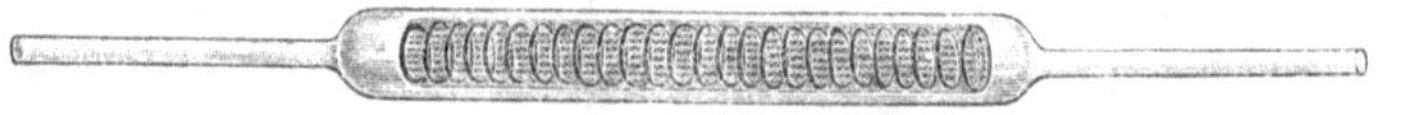

Figur 18.

stündigem Glühen läßt man im Wasserstoffstrome erkalten, wägt und wiederholt die Operation zur Kontrolle der Gewichtskonstanz.

Anm. 1. Irgendwie konzentrierte alkalische Lösungen können nicht durch Fließpapier filtriert werden, weil sie dasselbe stark angreifen (Aufquellung) und dadurch eine mehr oder weniger vollständige Verstopfung der Filterporen verursachen, was das Durchlaufen der Flüssigkeit erheblich verlangsamt oder direkt verhindert.

Anm. 2. Sieht die Nickelfällung gelblich bezw. bräunlich aus, so enthält das vorliegende Argentan eine kleine Menge Eisen und hat man alsdann dieses besonders davon zu trennen (vgl. diese Trennung S. 55).

Anm. 3. Das im Wasserstoffstrom reduzierte Nickel muß sich vollkommen in warmer konz. Salzsäure (1 : 1) lösen. Restierende Kieselsäureflocken werden abfiltriert und besonders gewogen. Sie schließen aber häufig noch Nickelspuren ein und sind alsdann, was man an ihrer dunkleren Farbe erkennt, nach dem Glühen noch einmal mit Salzsäure zu behandeln, wobei nun vollständige Lösung des Nickels erfolgt.

Anm. 4. Fällt man eine saure Nickelzinklösung in der üblichen Art mit überschüssiger Natronlauge, so reißt der Nickel-Niederschlag durch Auswaschen nicht entfernbares Zinkoxyd mit.

Nickel und Zink lassen sich auch in kalialkalischer Cyankaliumlösung (Wöhlers Methode) und in zitronensaurer durch Schwefelwasserstoffgas (Beilstein)[1] trennen. Das erstere Verfahren beruht auf der Thatsache, daß Nickel in der Form des Kaliumcyanid-Doppelsalzes durch Kaliumsulfid nicht gefällt wird, wohl aber das Zink als weißes Sulfid. Einfach-Schwefelkalium stellt man sich in der Weise dar, daß man 5—10 g durch Alkohol gereinigtes Kali in 50 ccm Wasser löst, davon 25 ccm mit Schwefelwasserstoff in der Kälte vollständig sättigt und nunmehr die zweite Hälfte der bei Seite gestellten Kalilauge hinzugiebt:

$$\text{I. } KOH + H_2S = KSH + H_2O;$$
$$\text{II. } KSH + KOH = K_2S + H_2O.$$

Ist die Flüssigkeit durch Spuren von Eisensulfid getrübt, so läßt man sie in einem hohen schmalen Zylinder längere Zeit (24 Stunden) ruhig stehen und hebert nun die geklärte Flüssigkeit von dem Bodensatz ab unter Benutzung eines hierzu an der

[1] Ber. d. D. chem. Ges. **11**, 1715.

Einflußspitze hakenförmig umgebogenen Hebers. Eine Filtration der Lösung gelingt am besten durch ein sog. Asbeströhrchen unter Saugen (vgl. S. 11). Behufs Trennung von Zink und Nickel versetzt man die verdünnte saure Lösung derselben mit einem reichlichen Überschuß von Kalilauge, fügt dann tropfenweise reines Cyankalium[1] hinzu, bis sich der vorhandene Niederschlag wieder vollständig gelöst hat und fällt nunmehr das Zink mit überschüssigem Kaliumsulfid.[2] Nach längerem Digerieren der Fällung auf dem Wasserbade wird abfiltriert, der Niederschlag mit warmem kaliumsulfidhaltigem Wasser gewaschen, auf dem Filter mit heißer Salzsäure von neuem gelöst, der Schwefelwasserstoff der Lösung fortgekocht und endlich das Zink mit Natriumkarbonat gefüllt. Nach Übersättigung der Nickellösung mit starker Salzsäure, Eintrocknung, was der entweichenden Blausäure wegen nur unter einem guten, verschlossen zu haltenden Abzuge geschehen darf (Lockflamme anzünden!), Wiederaufnahme der Salzmasse mit Wasser u. s. f. erfolgt die Fällung des Nickels genau wie oben mit Natronlauge.

Anm. 1. Die Methoden von Wöhler und Beilstein haben mehr wissenschaftliches wie praktisches Interesse, weil das Schwefelzink viel zu langsam filtriert, meist die Filterporen vollständig verstopft und am Schluß regelmäßig trübe durchläuft. Aus diesem Grunde ist auch die Fällung von Zinklösungen überhaupt durch Schwefelammonium nicht verwertbar (selbst ein längeres Kochen des Niederschlags giebt ihm keine besseren Filtriereigenschaften).

Anm. 2. Da Kali-, Natron- und Alkalisulfidlauge bei längerem Stehen die Glasgefäße stark angreifen und alsdann Thonerde und Kieselsäure enthalten, so empfiehlt es sich, bei genauen Analysen die zur Fällung erforderlichen Mengen dieser Reagentien unmittelbar vor ihrem Gebrauch abzuwägen (Kali und Natron), bezw. frisch zu bereiten (Alkalisulfide).

Anm. 3. Wenn sich bei der Wöhlerschen Methode durch den Zusatz der Blausäure der zinkhaltige Nickel-Niederschlag nicht klar löst, so ist etwas Eisenhydroxyd vorhanden, das man abfiltriert, wäscht, auf dem Filter in Salzsäure löst und für sich mit Ammoniak fällt (S. 16 u. 55).

[1] Bei Wöhler benutzten wir im Göttinger Laboratorium stets selbst dargestellte verdünnte Blausäure.

[2] In Ermangelung reinen Kalis wird Natriumsulfid genommen.

Dritter Abschnitt.

Metall-Bestimmungen. — Trennungen der Schwefelammoniumgruppe (inklusive derjenigen des Kupfers).

1. Trennungen von Monoxyden: [Mn von Zn und Ni durch H_2O_2]

2. Trennungen der Sesquioxyde von den Monoxyden und von einander:

[Mn, Fe und Al von Cr; im Anschluß Mn von Cu; Fe von Zink und Nickel; im Anschluß Fe von Cu; Fe von Kobalt; die Acetat-, Succinat- und Bariumkarbonat-Methode; Mn von Co, Ni und Zn in cyankalischer Lösung durch H_2O_2].

Die Wasserstoffsuperoxyd-Methoden im Zusammenhang mit den älteren Trennungen.

Die quantitativen Fällungen mit Wasserstoffsuperoxyd gewähren dem Analytiker große Vorteile, weil bei dessen Gebrauch einerseits nur Wasser (Wasser mit wenigen Prozentteilen von oxydiertem Wasser) in die Analysen hineingelangt und andererseits die damit erzeugten Niederschläge die trefflichsten Eigenschaften bezüglich ihrer Unlöslichkeit, Filtrierbarkeit und Schwere besitzen,[1] so daß man das Wasserstoffsuperoxyd mit Recht als das Ideal eines Fällungsmittels bezeichnen darf. Leider entsprechen die Handelspräparate nicht allen an sie zu stellenden wissenschaftlichen Anforderungen, daher man noch gezwungen ist, sich selbst reines Wasserstoffsuperoxyd durch Destillation der konzentrierten käuflichen Lösungen im Vacuum[2] herzustellen. Die folgende Figur stellt einen praktischen Apparat hierzu dar.

Der starkwandige eingeschnürte Kochkolben faßt 2—$2^1/_2$ Liter. Er enthält das unten kapillare Luftzufuhrrohr *r*, regulierbar durch die auf einem Kautschukschlauch sitzende Klemmschraube *s*, und das vermittelst eines Kautschukstöpsels *a* mit dem Liebigschen Kühler verbundene Destillierrohr. *b* ist ebenfalls ein weit ausge-

---

[1] Wozu für den Fall ihrer Wiederauflösung die überraschend leichte und schnelle Löslichkeit in kalten wasserstoffsuperoxydhaltigen Säuren kommt, von welchem ausgezeichneten Verhalten selbst einige der geglühten Oxyde keine Ausnahme machen.

[2] Ber. **27**, 2231 und Wolffenstein das. 3307.

bohrter Kautschukkork in luftdichter Verbindung mit einem Vorstoß und den je 500 ccm fassenden Saugflaschen *c* (mit Wasser zu kühlen) und *d*. Mit *e* steht die Wasserstrahlpumpe in Verbindung. Um Überspritzen der mitunter lebhaft aufwallenden Flüssigkeit zu verhüten, gebe man höchstens 300—350 ccm Wasserstoffsuperoxyd in den Destillierkolben. Bei den ersten Destillationen bringe man hinter *e* ein Quecksilber-Manometer[1] an und lasse während der Destillation minimale Luftmengen zur Ausprobierung der betreffenden Saugverhältnisse durch *r* treten

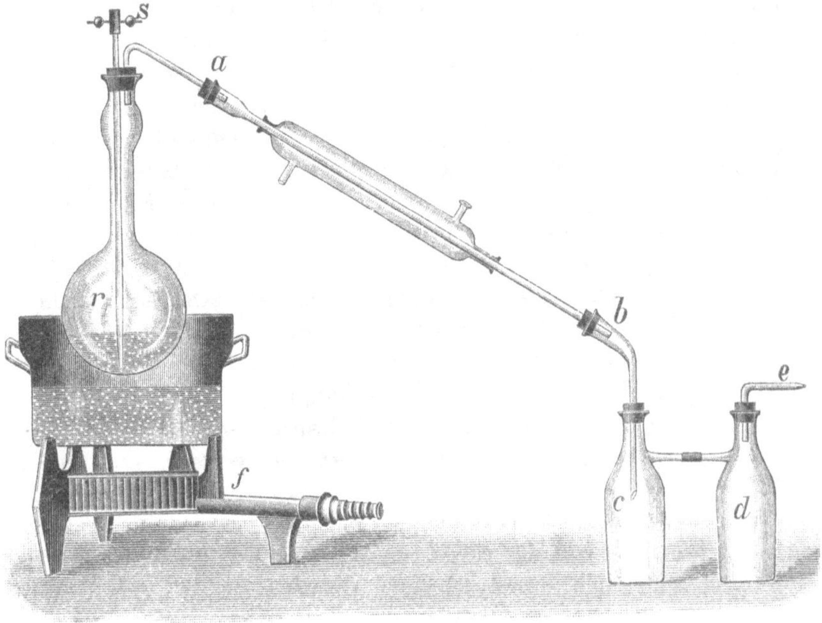

Figur 19.

(Stärke der Saugpumpe und Herstellung eines Vacuums von ca. 50 mm Quecksilber-Druck), nach einiger Übung kann man sich aber beides ersparen. Zum Schutz einer etwaigen Explosion umschlingt man den Destillierkolben mit einem Handtuche oder setzt eine von zwei senkrechten Leistenspalten getragene starke Glasscheibe resp. einen Drahtgitterständer davor. Das Wasser des Wasserbades befindet sich im leichten Kochen. Unangenehmes Stoßen der Flüssigkeit beobachtet man manchmal im

[1] Vgl. Gattermann, Praxis d. org. Chem. II. Aufl. S. 24.

Beginn der Destillation, es macht jedoch bald einem ruhigen Sieden Platz. Die erste Hälfte des Destillates, welche nur äußerst wenig Wasserstoffsuperoxyd (0.1—0.3 %) enthält, wird beiseite gestellt und zu gelegentlichen Versuchen für sich auf dem Wasserbade bei möglichst gelinder Temperatur eingeengt (500 ccm geben 50 ccm einproz. Wasserstoffsuperoxyd), die zweite Hälfte aber vollständig abdestilliert. Sie liefert ein für die nachstehenden einfachen Fällungen hinreichend starkes Präparat (durchschnittlich 2.5—4 proz.). Nach der Wiederreinigung des Kolbens mit Natronlauge (Thonerde und Kieselsäure) und Papierschleim (aus Filtrierpapier und roher konz. Salzsäure) destilliert man eine zweite Portion ab u. s. f., bis man sich im Besitze eines größeren Vorrates befindet. Eine mit Ammoniak vermischte Probe desselben muß mit wenigen Tropfen Bleiacetat einen dicken braunen Niederschlag von Bleihyperoxydhydrat liefern und dabei reichlich Sauerstoffgas entwickeln (Glimmholzprobe). Beim Eintrocknen darf es keinen Rückstand hinterlassen. Der Gehalt an Wasserstoffsuperoxyd wird am schnellsten im Lungeschen Ureometer[1] oder durch Titration mit Kaliumpermanganat[2] ermittelt. Bedarf man für besondere Trennungen konzentrierterer Präparate (5 bis 6 proz.), so modifiziert man das Abdestillieren wie folgt, und für noch höhere Konzentrationsgrade verknüpft man damit die Ätherextrationsmethode. Man verarbeitet jedesmal wenigstens 1000 ccm käufliche Lösung und zwar auf 3 Portionen verteilt. Die ersten 600 ccm Destillat davon enthalten 0.1—0.3 Gewichtsprozente Wasserstoffsuperoxyd. Das nun folgende Destillat von 200 ccm ist 2—2.5 proz. und erst das dritte von 100 ccm (in Summa) 5—8 proz. Der bei schließlich unterbrochenem Absieden aus den drei Destillationen à 330—340 ccm Rohprodukt zusammengegossene Rest von 100 ccm wird nun 12—15 mal in einem großen Scheidetrichter mit Äther ausgeschüttelt,[3] wodurch es gelingt, demselben das Wasserstoffsuperoxyd fast vollständig zu entziehen. Nach dem Filtrieren (Glaswolle), Abdestillieren des Äthers und durch Aufnahme des Rückstandes in wenig Wasser gewinnt man 30—40 ccm zwanzig- und höherproz. Wasserstoffsuperoxyd. Im allgemeinen erzielt man

[1] Siehe Winklers Lehrb. d. techn. Gas-Anal. II. Aufl. S. 40.

[2] Winklers prakt. Übungen in der Maß-Anal. Neue Bearbeitung. S. 88.

[3] Bei allen Arbeiten mit konzentrierten Wasserstoffsuperoxyd-Präparaten ist im Hinblick auf mögliche Explosionsgefahren eine gewisse Vorsicht jederzeit geboten und niemals hierbei das Aufsetzen der Schutzbrille zu unterlassen.

durch zweckmäßiges Vermischen der verschiedenen letzten Destillate und der Extraktausbeute 300—350 ccm 5—6 gewichtsproz. Wasserstoffsuperoxyd. Nimmt man die Ausschüttlung mit Äther nicht vor, sondern destilliert bis zur völligen Zersetzung des letzten Restes, so bekommt man im günstigsten Falle nur 200—250 ccm 5—6proz. Reagens.

Für die folgenden Mangan-, Kobalt- und Nickelbestimmungen benutzt man zweckmäßig die Ammondoppelsalze derselben, da sich die einfachen Sulfate infolge ihrer Leichtlöslichkeit und Verwitterbarkeit schwieriger vollkommen rein herstellen und längere Zeit unverändert aufbewahren lassen.

Darstellung von Mangan-Ammonsulfat. Man löst in einem Becherglase ein abgewogenes Gemenge von 25 g Mangansulfat und 12 g Ammonsulfat[1] mit 50 ccm kochendem Wasser auf, filtriert in eine Krystallisierschale, wäscht mit einer Kleinigkeit Wasser aus und läßt erkalten. Das sich sofort oder nach dem Einengen ausscheidende Mangan-Ammonsalz sammelt man wie bei Seite 24. Erst wenn es völlig lufttrocken ist, hebe man es in einem gut schließenden Stöpselglase auf. Man hüte sich, solche Präparate in die Nähe von Flammen, erwärmten Trockenschränken etc. zu stellen, wodurch sie Krystallwasser verlieren. Das analoge Nickelsalz kann aus einer verdünnteren Lösung krystallisiert werden, da es schwer löslich ist. Das Kobaltsalz steht bezüglich seiner Löslichkeit etwa in der Mitte zwischen den genannten.

A. Trennungen in ammoniakalischer Lösung durch Wasserstoffsuperoxyd.

Trennung von Mangan und Zink[2] [XII].*

Diese Trennung führt man folgendermaßen aus. 0.8—1 g des Zink-Mangansalz-Gemisches (à 0.4—0.5 g) wird in 10 ccm Wasser und 15 ccm Eisessig gelöst (Bechergläschen) und diese Flüssigkeit langsam unter tüchtigem Umrühren in eine kaltes Gemisch von 50 ccm Wasser, 50 ccm konz. Ammoniak und 40—50 ccm

---

[1] $MnSO_4 . 7H_2O : (NH_4)_2SO_4 = 25 : X.$

[2] Litteratur: Journ. f. prakt. Chem. **43**, 402; Ber. **24**, 3945; Zeitschr. f. anorg. Chem. **10**, 405 und **12**, 137.

dreiproz. Wasserstoffsuperoxyd, in einer geräumigen Porzellanhenkelschale befindlich, recht allmählich unter stetem Umrühren gegossen bezw. eingetröpfelt (s. S. 52), hierauf die Fällung 10 bis 15 Minuten bedeckt (großes Uhrglas) auf dem Wasserbade erhitzt und nun abfiltriert. Den Niederschlag wäscht man zunächst anhaltend mit warmem verdünnten Ammoniak (1 : 3) und zum Schluß nur mit heißem Wasser aus, bis auf blankem Platin verdampfte Filtrierproben absolut keinen Rückstand mehr hinterlassen. Das Manganhyperoxydhydrat kann direkt samt Filter in einem Platin- oder Porzellantiegel verascht werden. Man glüht es kräftig bis zur Gewichtskonstanz. Das so erhaltene Manganoxydoxydul muß eine hellbraune Farbe besitzen und sich leicht zerdrücken lassen.

Das alles Zink enthaltende Filtrat wird in einer großen Porzellanschale völlig eingedampft, der Salzrest 4—5mal mit Wasser und etwas verdünnter Essigsäure aufgenommen und von neuem verdampft.[1] Den schließlichen Rückstand löst man unter Zusatz einiger Tropfen Salzsäure in Wasser, filtriert event. von Verunreinigungen an Kieselsäure etc. ab und fällt nun kochendheiß mit überschüssigem Binatriumkarbonat (S. 34). Die geringen Mengen von sich bildenden Ammonkarbonat müssen durch leichtes Kochen oder offenes Stehen auf dem Wasserbade erst vollkommen vertrieben werden, bevor man das gefällte Zinkkarbonat abfiltriert und wie bekannt weiter behandelt (S. 34). Durch besondere Erhitzung des Eindampfrückstandes (vor seiner endgiltigen Lösung) auf einem offenen Luftbade (Nickelbecher) lassen sich die noch vorhandenen Ammonsalze bis auf ein Minimum entfernen, oder man jagt sie gleich ganz fort, indem man am Ende die Schale kurze Zeit auf dem Asbestdrahtnetz erhitzt (S. 26).

Anm. 1. Das gewogene Manganoxydoxydul ist auf einen zufälligen Gehalt an Kieselsäure zu prüfen, wozu man dasselbe nur mit verdünnter Salzsäure (1 : 2 Wasser) und etwas Wasserstoffsuperoxyd übergießt, in welchem Gemisch es sich bereits in der Kälte löst (mit Glasstäbchen durch Rühren und Zerdrücken nachhelfen). Man beachte, daß sich hierbei Chlor entwickelt, welches das Platin angreift. In diesem Falle schütte man den Inhalt des Tiegels in ein Porzellanschälchen, oder man löse das Mangan in einem Gemisch von verdünnter Salpetersäure und Wasserstoffsuperoxyd.

Einige Minuten mit verdünnter Essigsäure (1 : 6) verrührt, darf in dem Filtrat davon durch überschüssiges Ammon und einige Tropfen Ammonsulfid nicht die geringste Trübung von weißem Zinksulfid entstehen.

[1] Zur möglichst vollständigen Verjagung des mit den Wasserdämpfen flüchtigen Ammon-Acetats.

Anm. 2. Das Auswaschen des Manganhyperoxydhydrats kann anfänglich auch durch siedendheißes konzentriertes Ammoniak geschehen (je 5—10 ccm desselben hierzu im Reagenscylinder rasch aufkochen und rings um das Filter herum vom Rande desselben aus gießen), oder, was am allerwirksamsten, man süßt zunächst mit heißem 25—30 prozentigen Ammoniak-Amonacetat aus, darnach mit Ammoniak u. s. f. (siehe S. 52).

Anm. 3. Man achte vor allem auf ein vollkommenes Ausgefälltsein des Mangans (bleibendes Perlen der Flüssigkeit (S. 27) etc.). Das Erhitzen auf dem H_2O-bade darf keinesfalls ohne direkt aufliegende Bedeckung oder zu lange ausgedehnt werden, damit dem Zink nicht zu viel Lösungsmittel durch das entweichende Ammoniak entzogen wird. Nicht stark dunkel gefärbte, mehr ins Hellbräunliche spielende Fällungen schließen Zink ein, das sich durch ein späteres Auswaschen nicht mehr entfernen läßt; es war alsdann entweder das angewandte Wasserstoffhyperoxyd zu schwach, bezw. das betreffende Ammoniak; in beiden Fällen sind die vorgeschriebenen Volumenmengen dieser Reagentien entsprechend zu erhöhen.

Anm. 4. Die Trennung des Mangans von Zink in kali- oder natronalkalischer Cyanürlösung siehe S. 62.

Anm. 5. Die nächstbeste Art der Trennung von Mangan und Zink ist die Abscheidung des ersteren durch Bromwasser (weniger gut 1—2 ccm Brom) als Hyperoxydhydrat aus schwach essigsaurer Lösung. War in der zu fällenden Flüssigkeit noch etwas freie Salzsäure zugegen, so bindet man sie vorerst durch Zusatz einer entsprechenden Menge von Natriumacetat. Die Wirkung des Broms erfolgt im Sinne der nachfolgenden Gleichung:

$$Mn(C_2H_3O_2)_2 + Br_2 + 3H_2O = MnH_2O_3 + 2C_2H_4O_2 + 2HBr,$$

wonach auch das Freiwerden von Bromwasserstoffsäure die Gegenwart einer gewissen Menge von Natriumacetat bei der Fällung bedingt. Der erhaltene Niederschlag wird abfiltriert und mit kochendem Wasser gewaschen. Sind größere Mengen von Mangansalz vorhanden, so muß das Filtrat noch einmal mit Bromwasser behandelt werden, da leicht kleine Mengen Mangan gelöst bleiben. Um diesem Übelstande einigermaßen abzuhelfen, bewerkstellige man die Fällung in möglichst verdünnter Lösung (250 ccm durchschnittlich) und erhitze vor dem Abfiltrieren in offenem Becherglase wenigstens 1 Stunde auf dem Wasserbade bis nur noch Spuren von überschüssigem Brom sich kundgeben. Der gesammelte Manganniederschlag, welcher nicht nur etwas Zink, sondern auch Alkali mitreißt, namentlich wenn er zu plötzlich auf einmal fällt, muß wieder gelöst und nochmals gefällt werden, wozu man am besten ein Gemisch von verdünnter Salzsäure und Wasserstoffsuperoxyd nimmt. Auch haftet häufig ein nicht unerheblicher Teil mechanisch unentfernbar dem Glase bezw. Porzellan an. Die schließliche Sonderlösung dieser letzteren Anteile vereinigt man mit der obigen Hauptlösung.

Die Trennung des Mangans vom Zink in essigsaurer Lösung durch Schwefelwasserstoffgas, wobei nur weißes Zinksulfid fallen soll, hat weiter keinen praktischen Wert der ungemein schlechten Filtriereigenschaften dieses Niederschlages wegen.

Trennung von Mangan und Nickel [XIII].

Zur Durchführung dieser Trennung kann man vorteilhaft die Ammonsulfate der Metalle bezw. die reinen Sulfate benutzen und davon je 0.35—0.4 g abwägen. Die Ausfällung und Wägung des Mangans erfolgt genau unter den gleichen Versuchsbedingungen wie in dem vorigen Beispiel XII: Nickel-Mangansalz gelöst in 10 Wasser + 15 ccm Eisessig und alsdann gefällt durch langsames Eingießen, oder noch besser Eintröpfeln in ein Gemenge von 50 konz. Ammoniak, 50 Wasser und 30—50 ccm Wasserstoffsuperoxyd, Auswaschung des gesammelten Niederschlags mit Ammonacetat-Ammoniak u. s. f.

Das alles Nickel enthaltende Filtrat wird bis zur Verjagung des freien Ammoniaks und der Hauptmenge des Ammonacetats eingedampft (zur Erreichung des letzteren Zweckes mehrmals), von neuem mit 150—200 ccm Wasser aufgenommen und jetzt in der Kochhitze mit überschüssiger reinster Natronlauge (aus frisch gelöstem Ätznatron) gefällt. Ein gleichzeitiger Zusatz von 10—15 ccm Wasserstoffsuperoxyd ist der Fällung und späteren Auswaschung des Nickelhydroxyds nur förderlich,[1] auf der anderen Seite die noch vorhandene geringe Menge von Ammonsalzen der Vollständigkeit der Ausscheidung nicht im geringsten schädlich, allein das Nickel fällt nicht eher heraus, bevor sich nicht sämtliches Ammonsalz in die entsprechende Natronverbindung und freies Ammoniak umgesetzt hat. Man erhitze den Niederschlag noch einige Zeit, ehe man filtriert und wäscht ihn darnach höchst sorgfältig und sehr anhaltend mit kochendem Wasser aus, da das Nickelhydroxyd gern Alkali zurückhält (Platindeckel-Probe). Nun trocknet man ihn recht vollkommen bei 90—95°, trennt ihn sodann möglichst sauber vom Filter, verascht dieses zunächst im Roseschen Tiegel,[2] fügt die Hauptmenge hinzu, glüht mit voller Flamme 10—15 Minuten, wägt zunächst als NiO und reduziert es schließlich behufs Kontrolwägung durch mäßiges Glühen in einem reinen Wasserstoffstrom zu metallischem Nickel (s. das Nähere S. 37).

---

[1] Über einen besonderen Zusatz von Hydroxylamin vgl. Ber. **26**, 2336.

[2] In dem hiesigen Laboratorium werden hierzu einfache Berliner und Meißener Porzellantiegel benutzt, deren Deckel die Firma Desaga jederzeit mit sauberen Durchbohrungen versieht.

Anm. 1. Verascht man den Nickel-Niederschlag mit dem Filter zusammen, so wird ein Teil desselben zu metallischem Nickel reduziert, welches sich bei dem darauffolgenden Glühen nur unvollkommen wieder oxydiert. Die Wiederoxydation darf auch nicht mit einigen Tropfen Salpetersäure geschehen, weil dabei gleichzeitig Nickelsesquioxyd entsteht. Unter Umständen kann sich bei dem Glühen von Nickeloxyd auch etwas Nickelsesquioxyd bilden, besonders wenn man stark und lange glüht, oder wenn dem Niederschlage noch Spuren von Alkali anhafteten.

Anm. 2. Das erhaltene Nickel bezw. Nickeloxyd darf angefeuchtet keine alkalische Reaktion zeigen und muß sich in warmer Salzsäure (1 : 1) leicht und vollständig lösen. Ein Rückstand hierbei deutet auf Verunreinigungen an Kieselsäure oder Thonerde.

Trennung des Chroms von Mangan, Eisen und Aluminium.

1. Trennung von Mangan und Chrom [XIV].*

a) Die Fällung des Mangans unter den gewöhnlichen Verhältnissen.

Als Ausgangsmaterial benutzt man Manganammonsulfat und Chrom-Ammonalaun. Die abgewogene Substanz (je 0.35—4 g) wird mit 50 ccm Wasser und 5 ccm konz. Salpetersäure gelöst, diese Flüssigkeit in ein Gemisch von 40 ccm 3proz. Wasserstoffsuperoxyd + 40 ccm reinem Natron (1 : 5) unter Umrühren eingetragen und darnach fast bis zum Sieden erhitzt. Das Mangan fällt hierbei als braunschwarzes Hyperoxydhydrat aus, während sich das Chrom unter Gelbfärbung der Flüssigkeit zu Chromsäure oxydiert. Nach dem Auswaschen, zuerst mit einem Gemisch von 20 ccm Ammoniak, wenig Wasserstoffsuperoxyd (5 ccm) und 100 ccm Wasser, zum Schluß blos mit kochendem Wasser, wird der Niederschlag auf dem Filter durch heiße, 1 : 5 verdünnte Salpetersäure (ca. 10 ccm) unter Wasserstoffsuperoxyd-Zusatz gelöst und abermals, wie oben angegeben, gefällt. Da sich das so ausgeschiedene Manganhyperoxydhydrat durch einfaches Auswaschen nur äußerst schwer von den letzten Natronspuren befreien läßt, so ist es vorzuziehen, den Niederschlag von neuem zu lösen und schließlich in ammoniakalischer Wasserstoffsuperoxydlösung zu fällen. Nun erst wird das Mangan entsprechend getrocknet, mit dem Filter in einem Porzellan- oder Platintiegel verascht und bis zur Gewichtskonstanz kräftig geglüht. Die beiden zuerst erhaltenen natronalkalischen Filtrate (das dritte ammoniakalische enthält keine Spur mehr von Chrom), worin sich das gesamte Chrom als Natriumchromat befindet, werden angesäuert, bis auf etwa 75 ccm eingedampft und alsdann durch 10 ccm konz. Salzsäure und 30 ccm Alkohol auf dem Wasserbade zu Chromchlorid reduziert. Die alkoholfreie Flüssigkeit wird wieder mit Wasser bis auf ca. 200 ccm verdünnt, mit 0.5 g Hydroxylaminchlorid versetzt und gekocht, worauf man vorsichtig Ammoniak unter stetem Umrühren hinzugiebt, bis sich auf weiteren Zusatz kein Niederschlag mehr bildet (vgl. S. 25—27). Ein unnützer Überschuß von Ammoniak ist natürlich zu vermeiden. Der violette Niederschlag wird 10 Minuten auf dem Wasserbade erwärmt und dann ohne Unterbrechung abfiltriert. Er ist sehr gut auswaschbar. Das Filtrat muß absolut farblos sein. Man hüte sich, zu dieser sehr rasch ausführbaren Bestimmung des Chroms ein unreines Ammoniak (pyridinhaltiges u. s. f.) zu verwenden, weil es die Vollständigkeit der Fällung benachteiligt. Das reine Chromhydroxyd wird, hinreichend getrocknet, im Platintiegel (weniger gut Porzellantiegel) geglüht und gewogen.

Beispiel. 0·3626 g $Mn(NH_4)_2(SO_4)_2.6H_2O$ + 0·3375 g $Cr(NH_4)(SO_4)_2.12H_2O$ = 0·7001 g angew. Substanz gaben = 0·0712 Mn_3O_4 = 0·0662 MnO (ber. = 0·0657 g) = 9·44% (Theorie = 9·38%) und 0·0536 g Cr_2O_3 (ber. = 0·0539 g) = 7·65% (Theorie = 7·69%).

b) Die Fällung des Mangans unter Druck.

Da bei der Trennung des Mangans von Chrom durch Wasserstoffsuperoxyd die Abscheidung in ammoniakalischer Lösung gänzlich versagt, andererseits bei der in natronalkalischer Flüssigkeit durchführbaren Analyse eine dreimalige Fällung des Mangans erforderlich ist, empfiehlt es sich hier, das Wasserstoffsuperoxyd unter Druck wirken zu lassen, wodurch schon bei einer einmaligen Behandlung damit genaue Resultate erzielt werden.

Zu diesem Zweck bringt man die abgewogenen und mit 15 ccm Wasser gelösten Substanzen in eine starkwandige, ca. 250 ccm fassende Kochflasche, in welcher sich ein Gemisch von 50 ccm 6proz. Wasserstoffsuperoxyd und 30 ccm konz. Ammoniak befindet, und verschließt alsdann den Kolben mit einem Kautschukstopfen, durch dessen Durchbohrung ein am oberen Ende kapillar ausgezogenes und zugeschmolzenes Glasrohr geht. Es dient dazu, nach der Operation den Kolben wie eine Bombe durch Stichflamme öffnen zu können. Dasselbe ist durch eine unten angebrachte

Ausweitung vor jedem Herausdrücken sicher geschützt. Der Stöpsel wird mit Bindfaden fest verschnürt △ und das Glasgefäß der Vorsicht halber mit einem Drahtnetz umgeben. Die beschriebene, äußerst einfache Einrichtung hat sich vielfach in jeder Hinsicht praktisch bewährt, so daß nur ausnahmsweise eine Zertrümmerung der Flasche vorkommt (Schutzbrille tragen!). Der vorschriftsmäßig armierte Kolben wird nun, nachdem man das Wasserstoffsuperoxyd vorerst eine Stunde lang bei Zimmertemperatur hat einwirken lassen, wobei sich bereits der größte Teil des Chromchlorids zu Chromsäure oxydiert, lose eingeklammert in einem allmählich zum Sieden gebrachten Wasserbade 1—2 Stunden erhitzt. Nach dem Wiedererkalten öffnet man die Kapillare durch behutsames Glühen derselben mit einer Gasflamme und filtriert alsdann ab. Das Sammeln und Auswaschen des Niederschlags ist das gleiche, wie oben angegeben wurde.

Bei dieser Fällung unter Druck gelingt die Trennung des Mangans von Chrom durch eine einmalige Behandlung mit Wasserstoffsuperoxyd. Bedingung ist aber, daß man mit einem Wasserstoffsuperoxyd arbeitet, welches mindestens sechs Gewichtsprozente davon enthält. Gleichzeitig achte man auch auf ein recht sorgfältiges Auswaschen des Niederschlags, was man sich durch vorausgehendes Dekantieren (2—3mal) sehr erleichtern kann. Hierbei fügt man jedesmal etwas Wasserstoffsuperoxyd und viel Ammoniak hinzu. Es darf mit dem nun folgenden Auswaschen auf dem Filter nicht eher aufgehört werden, als bis die durchlaufenden Filtrate nicht den leichtesten Stich mehr ins Gelbliche zeigen.

Das so gewonnene Mangan wird wieder als Mn_3O_4 gewogen, ebenso das Chrom zuerst in Chlorid übergeführt, bei Gegenwart von Hydroxylamin mit überschüssigem Ammon gefällt und als Chromoxyd gewogen. Das gewogene Manganoxydoxydul kann auf Chrom und das Chromsesquioxyd auf Mangan geprüft werden, wofür uns ja äußerst empfindliche Reaktionen zur Verfügung stehen.

Wie sehr die Konzentration des Wasserstoffsuperoxyds für die absolute Reinheit des gewonnenen Manganhyperoxyds maßgebend ist, erkannte man aus speziellen Analysen, welche mit einem zweiproz. Präparat gemacht waren. Bei Einwirkung von 50 ccm zweiproz. Wasserstoffsuperoxyd und 20 ccm konz. Ammoniak auf 0.4522 g Chromsalz und 0.3682 g Mangansalz (eineinhalb Stunden im Wasserbade unter Druck erhitzt) enthielt der

Manganniederschlag noch 0.00066 g Cr_2O_3. Erhitzte man ferner die gleichen Mengen Mangan- und Chromsalz mit 60 ccm 2proz. Wasserstoffsuperoxyd und 30 ccm Ammoniak $1^1/_2$ Stunden verschlossen bei 100°, so waren in dem ausgefallenen Mangan noch 0.00043 g Cr_2O_3 vorhanden. Das Chrom wurde bei diesen letzten Versuchen nach Auflösen des Manganniederschlags und abermaligem Fällen desselben aus dem Filtrat des Niederschlags in der Form von Bleichromat ausgeschieden und gewogen. Eine absolut vollständige und sichere Trennung des Mangans von Chrom erreicht man aber jedesmal, wenn man wenigstens 50 bis 60 ccm 6proz. Wasserstoffsuperoxyd + 30 ccm konz. Ammoniak verwendet und den Kolben zwei Stunden im Wasserbade erwärmt.

2. Trennung von Eisen und Chrom [XV].*

Diese Trennung gelingt einerseits unter den gewöhnlichen Verhältnissen durch die ammoniakalische Wasserstoffsuperoxydfällung, d. h. unter Wiederholung derselben; aber nur schwierig unter Anwendung einer natronalkalischen Lösung. Bei Benutzung des Druckkolbens fällt auch hier eine einmalige Ausscheidung des Eisens in ammoniakalischer Lösung vollständig genau aus. Die speziellen Versuchsbedingungen sind die gleichen wie die vorhin bei der Trennung von Mangan und Chrom ausführlich geschilderten.

3. Trennung von Aluminium und Chrom [XVI].

Bei dieser Trennung führt bereits eine einmalige Ausfällung in gewöhnlicher ammoniakalischer Wasserstoffsuperoxydlösung vollkommen zum Ziele. Die Hauptsache für ein gutes Gelingen der Reaktion bleibt aber hier die Verwendung eines wenigstens 5—6proz. Wasserstoffsuperoxyds, das man erst 1—2 Stunden in der Kälte einwirken läßt, worauf so lange erhitzt wird, bis fast alles überschüssige Ammoniak vertrieben ist. Selbstverständlich muß der resultierende Niederschlag von Aluminiumhydroxyd mit größter Gewissenhaftigkeit ausgewaschen werden. Infolge der Löslichkeit des Thonerdehydrats in Natron ist bei der Scheidung von Chrom und Aluminium auch eine vorausgehende vollständige Oxydation des Chromhydroxyds in natron- oder kali-alkalischer Lösung durch überschüssiges Wasserstoffsuperoxyd und eine daran sich schließende Ausfällung der Thonerde mit Ammoniak in der zuvor angesäuerten Flüssigkeit leicht ausführbar.

Zur Oxydation der Chromiverbindungen zu Chromaten und deren Trennung von Eisen und Aluminium kann man sich auch der folgenden Methoden bedienen:

1) Oxydation der natron- oder kali-alkalischen Lösung durch Chlorgas, welches man sich aus einem nur aus Glasteilen bestehenden Kippschen Apparat (inkl. Waschzylinder mit Wasser) durch die Einwirkung von Salzsäure auf Chlorkalkwürfel[1] entwickelt. Zur Ausführung dieser Bestimmung verdampft man die saure Lösung der drei genannten Metalle in einem großen ca. 200 bis 250 ccm fassenden Porzellantiegel fast bis zur Trockene, nimmt den Rückstand in etwa 50 ccm Wasser auf, fügt starke Natronlauge im gehörigen Überschusse hinzu und leitet unter fleißigem Umrühren so lange Blase für Blase Chlorgas in die Flüssigkeit bis sie eine rein und intensiv gelbe Farbe angenommen hat, indem man den Tiegel hierbei durch ein mit Auschnitt versehenes Uhrglas bedeckt hält. Nach Unterbrechung der Operation, Reinigen der Zuleitungsröhre △ und des Deckglases wird auf dem Wasserbade das überschüssige Chlor verjagt, aller Niederschlag sodann kalt in wenig überschüssiger Salzsäure (bezw. Schwefelsäure oder Salpetersäure) aufgelöst, die klare Flüssigkeit in ein geräumiges Becherglas übergeführt, rasch aufgekocht und ohne Verzug mit einem geringen Überschuß an Ammoniak[2] ausgefällt, worauf die weitere Behandlung und Trennung des Gemenges von Eisen-Aluminiumhydroxyd genau nach den Angaben auf S. 208 erfolgt. Das in dem Filtrat befindliche Chromat wird entweder nach dem Ansäuern mit Essigsäure durch Bleiacetat als Bleichromat (siehe diese Bestimmung S. 90) oder nach Reduktion durch Salzsäure-Alkohol als Chromihydrat ausgeschieden (S. 25).

2) Oxydation der natronalkalischen Fällung von Eisen, Aluminium und Chrom durch behutsamen, tropfenweisen Zusatz von Brom unter gelinder Erwärmung. Die Einzelheiten des Verfahrens schließen sich eng denen der Chlormethode an.

3) Die Schmelzmethode mit Salpeter (1 Teil) und calcinierter Soda (2 Teile). Hierzu fällt man Chrom, Eisen und Aluminium

---

[1] Vgl. Winkler in den Ber. d. D. Chem. Ges. **20**, 184.

[2] Liegt nur eine Trennung von Chrom und Aluminium vor, so kann letzteres auch durch Ammoncarbonat gefällt werden; allein diese Fällung filtriert langsamer ab als der Niederschlag mit Ammoniak.

mit einem ganz geringen Überschuß von Ammoniak bei Gegenwart von Hydroxylaminchlorid (s. S. 26), trocknet den Niederschlag bei 90°, löst ihn vom Filter, verascht letzteres in einem Platintiegel, giebt die Hauptmenge hinzu und schmilzt das Ganze allmählich mit der 8—10fachen Menge des obigen Salpeter-Sodagemisches zusammen. Die glühend heiß in kaltem Wasser abgekühlte Schmelze läßt man in eine Porzellanschale fallen, fügt den Rückstand im Tiegel mit Hülfe von warmem Wasser hinzu △, dampft mit Kaliumchlorat und Salzsäure ein, um das bei der Reaktion entstandene Alkalinitrit zu zerstören, löst jetzt den Rückstand in 200—250 ccm Wasser und verfährt damit wie am Schluß von 1.

Die obigen älteren Methoden sind in der Ausführung mit größeren Schwierigkeiten verknüpft und auch nicht immer so exakt verlaufend wie die mit einem gegebenen reinen 5—6proz. Wasserstoffsuperoxyd bewerkstelligten Trennungen des Chroms. Bei der Schmelzmethode im Besonderen hat man zu berücksichtigen, daß dadurch mitunter nicht unbeträchtliche Quantitäten von Platinoxyden (0.25—1 % und mehr) in die Analysen geraten, welche durch Ammoniak teilweise wieder mitgefällt, zum Teil aber auch in Lösung gehalten werden.

Trennung von Mangan und Kupfer [XVII].*

Zur Trennung des Mangans von Kupfer werden je 0.35 bis 4 g Kupfervitriol ($CuSO_4 \cdot 5H_2O$) und Manganammonsulfat ($Mn(NH_4)_2(SO_4)_2 \cdot 6H_2O$) in 15 ccm Wasser gelöst und der Lösung 15 ccm Eisessig zugegeben. Diese Flüssigkeit wird langsam, Tropfen für Tropfen, aus einem 50—75 ccm fassenden Tropftrichter (s. S. 119) in eine Mischung von 50 ccm konz. Ammoniak und 50 ccm 3proz. Wasserstoffsuperoxyd hineingetröpfelt, nach vollendeter Fällung das Ganze bedeckt $^1/_4$ Stunde auf dem Wasserbade erhitzt, sodann der gut abgesetzte Mangan-Niederschlag warm abfiltriert und zunächst mit einer heißen Lösung von 30 g Ammonacetat in 70 g starkem Ammoniak, schließlich nur mit heißem Wasser ausgewaschen. Die Ammonacetatlösung giebt man passend ebenfalls in eine kleine Waschflasche und besorgt das Spritzen der schädlichen Ammoniakdämpfe halber entweder mit einem Gummi-Gebläse[1] oder nach Anbringung eines

[1] Siehe solche in chemischen Preisverzeichnissen.

langen Schlauches über dem Blaserohr. Unter Umständen genügt auch ein momentanes Aufkochen des Waschmittels in einem langen, breiten Proberohr und geschicktes Aufgießen desselben den Filterrand entlang (Trichter dabei drehen). Nach erfolgtem Aussüßen trocknet man die Fällung hinreichend, verascht (mit Filter zusammen), glüht und wägt (zweimal). Auf diese Weise gelingt es ohne jede Schwierigkeit, durch einmalige Fällung ein absolut kupferfreies Mangan zu erhalten. Das gewogene Manganoxydoxydul muß hellbräunlich aussehen; schwärzliche und harte Präparate enthalten Spuren von Kupferoxyd. Man löse es in Salzsäure und Wasserstoffsuperoxyd, wobei kein grünlicher Farbenschein auftreten darf, fälle mit Ammoniak-Wasserstoffsuperoxyd (10 + 15 ccm), erwärme, filtriere (farblos!), säure mit Essigsäure an und prüfe mit Ferrocyankalium (keine rötliche Färbung!). Übrigens genügt auch ein bloßes Auflösen des Mn_3O_4 in reichlich viel Salzsäure bis zur Schwachrosafärbung, Übersättigung mit Ammoniak u. s. f.

Das erhaltene tiefblaue Filtrat verdampft man in einer Porzellanschale vollständig zur Trockne (Wasserbad),[1] erhitzt sodann im offenen Luftbade und endlich direkt auf dem Fletscher-Siebbrenner (Asbestdrahtnetz), bis die Ammonsalze verjagt sind, worauf man den gebliebenen Rückstand mit einigen Tropfen Salzsäure und etwa 50—60 ccm Wasser aufnimmt, filtriert (wenn nötig) und die Lösung in der Kochhitze mit reiner überschüssiger Natronlauge fällt (Porzellanschale). Das Kochen der Fällung wird so lange fortgesetzt, bis der bläuliche Farbenton des Kupferhydroxyds völlig in Schwarz (Kupferoxyd) übergegangen ist. Der Niederschlag wird heiß abfiltriert, anhaltend mit siedendem Wasser gewaschen (Platin-Probe), getrocknet, im Porzellantiegel verascht (Filter für sich) und geglüht. Man beachte, daß die Filterasche etwas reduziertes metallisches Kupfer enthalten kann, daher es gut ist, dieselbe mit einigen Tropfen konz. Salpetersäure zu durchtränken, wieder zu trocknen und nun erst die Hauptmenge des Oxyds zuzufügen. Das gewogene Kupferoxyd muß eine homogen schwarze Farbe zeigen und darf mit Wasser befeuchtet rotes

[1] Nimmt man den Eindampfrückstand wiederholt mit H_2O auf und trocknet von neuem, so läßt sich das überschüssige Ammon-Acetat ziemlich vollständig bereits mit den Wasserdämpfen verflüchtigen. Noch schneller und leichter führt ein Ersatz des Eisessigs durch konz. Ameisensäure zum Ziele infolge der ungemeinen Flüssigkeit des gebildeten Ammoniumformiats.

Lackmuspapier nicht bläuen (schlecht ausgewaschen, daher Natron dabei). Im letzteren Falle ist es richtiger, das geglühte Kupferoxyd noch einmal zu lösen und zu fällen, als nachträglich dasselbe nur mit Wasser zu extrahieren, das zum Abfiltrieren benutzte Filter wieder zu der im Tiegel verbliebenen Hauptmenge zu geben etc., da ein Teil des Natrons beim Glühen von der Tiegelmasse chemisch aufgenommen und gebunden wird.

Anm. 1. Die zur Bewerkstelligung der Mangan-Fällung ausgesuchte Tröpfelkugel hängt man am besten in den Ring eines Filtrierstatives. Sie soll einen gut eingeschliffenen Hahnschlüssel haben, den man nur schwach einzufetten (S. 2) braucht, so daß in der Durchbohrung kein Fett sitzen bleibt (erforderlichenfalls daraus mit Papier- oder Drahtstäben zu beseitigen). Er muss auch durch Bindfadenverschluß △ vor dem Herausgleiten geschützt sein. An ihrer Stelle kann auch ein einfacher, mit angeschmolzenem Glashahn versehener Trichter zur Verwendung kommen.

Anm. 2. Spuren von Kupfer können von dem Filter selbst zurückgehalten werden, da die Cellulose mit ammoniakalischer Kupferlösung eine lose Verbindung eingeht, daher im besonderen auch auf eine tüchtige Auswaschung des Papieres Rücksicht zu nehmen ist.

Anm. 3. Es schadet der völligen Ausfällung des Kupfers keineswegs, wenn noch nicht alles Ammonsalz verjagt war, nur muß man dann die natronalkalische Flüssigkeit so lange erhitzen, bis sie nicht mehr nach Ammoniak riecht und die über dem Kupferoxyd stehende Flüssigkeit absolut farblos erscheint.

Anm. 4. Nur selten läuft der Kupferniederschlag anfänglich trübe durch, so daß man zum Zurückgießen der ersten Filtrate gezwungen wird, bezw. zur Benutzung eines Doppelfilters.

Anm. 5. Läßt sich das getrocknete Kupferoxyd schlecht vom Filter ablösen, oder ist nur sehr wenig davon vorhanden, so verbrennt man Niederschlag und Filter zusammen und zwar recht langsam. Nur nicht hinterher eine größere vorhandene Menge von Kupferoxyd, um kleine Mengen von Metall darin zu oxydieren, völlig in Nitrat verwandeln, was leicht zu Verlusten führt (s. S. 30). Ein Gemenge von Kupferoxyd und metallischem Kupfer läßt sich auch rasch durch Glühen in einem Sauerstoffstrome oxydieren, welcher durch eine Waschflasche, mit roter rauchender Salpetersäure beschickt, hindurchgeht.

Anm. 6. Die obige Trennung führt bei absoluter Genauigkeit ebenso rasch und dabei wesentlich angenehmer zum Ziele als diejenige in beliebiger saurer Lösung mit Schwefelwasserstoff.[1] Für letzteren Fall nehme man die Fällung in verdünnter, wenigstens 5 ccm freie konzentrierte Schwefelsäure enthaltender Lösung vor, um das Mitreißen von Manganspuren wirksam zu verhüten (S. 32). Im Filtrate von der Kupferfällung wird nach Verjagung des Schwefelwasserstoffgases das Mangan mit Wasser-

[1] Vgl. hierüber Zeitschr. f. anorg. Chem. **12**, 134.

stoffsuperoxyd-Ammoniak gefällt (S. 27). Kupfer und Mangan lassen sich auch recht gut nach der Rhodanammon-Methode trennen. Man kann hierbei genau in der für Kupfer und Zink angegebenen Manier verfahren (S. 35).

Die **Trennung des Eisens von Kupfer, Zink und Nickel**[1] [XVIII—XX] mit Wasserstoffsuperoxyd geschieht genau unter denselben Bedingungen wie bei XVII. Als Eisensalz wählt man passend den leicht rein zu erhaltenen Eisen-Ammon-Alaun. Gegebene Lösungen mit größeren Mengen flüchtiger Säuren werden zuvor eingetrocknet, freie Schwefelsäure auf dem Luftbade abgeraucht. Die Trennung gelingt sicher mit einmaliger Fällung, wenn man nur unter stetem flottem Rühren aus dem Hahntrichter zutröpfelt und zum Auswaschen des Eisens 25—30proz. heißes ammoniakalisches Ammonacetat benutzt (s. vorige Trennung S. 52). Hat man infolge begangener Fehler Grund, den Niederschlag noch einmal zu lösen und zu fällen, so verfährt man hierzu wie folgt: Man breitet das Filter samt dem Niederschlag auf einer großen Uhrschale aus, bringt die Hauptmenge desselben durch Abklatschen, den Rest durch Abspritzen mit einem dünnen Wasserstrahl in ein Becherglas und übergießt dann das Filter dreimal hintereinander mit je 5 ccm heißem Eisessig (Probeglas), um so auch die letzten Spuren von Eisen zu lösen. Die so erhaltenen Lösungen nebst dem am Ende für das quantitative Extrahieren des Filters erforderlichen Waschwasser (s. S. 149 u. 206) werden jedesmal in das die Hauptmenge Niederschlag enthaltende Becherglas gespült und dessen Inhalt bedeckt so lange erwärmt, bis vollkommene Lösung erfolgt ist, worauf man das Eisen von neuem fällt; jedoch wird man jetzt das Fällungsgemisch entsprechend verdünnter nehmen (10H_2O; 25—30 konz. NH_3 und 15—20 ccm H_2O_2). War das Eisen wirklich kupferfrei, so wird in dem jetzigen Filtrate des Eisen-Niederschlags kein blauer Farbenton mehr wahrnehmbar sein (dasselbe auf weißes Papier setzen und von oben hineinsehen).

Die vorausgehend beschriebenen Wasserstoffsuperoxyd-Trennungen lassen sich auch bei Gegenwart bestimmter Mengen konz. Salzsäure (5—10 ccm), oder Salpetersäure ausführen (vgl. das Nähere der diesbezüglichen Methoden in der Zeitschr. f. anorg. Chem. X, 405; VIII 307 und X, 410). Für diese Scheidungen wurde weder das Eintröpfelverfahren mit Hahntrichter durchgeführt, noch die Ammonacetatwaschung angewandt, sondern die

---

[1] Vgl. Zeitschr. f. anorg. Chem. **10**, 410 und **12**, 138 (Fußnote).

Fällung nur durch Eingießung in das Ammoniak-Wasserstoffsuperoxyd bewerkstelligt, unter welchen Versuchsbedingungen regelmäßig durch Ammoniak nicht auswaschbare Spuren des Lösungsmetalles mitfallen. Da aber das Manganhyperoxyd ähnlich dem Eisenniederschlag die ausgezeichnete Eigenschaft besitzt, durch ein Gemisch von Salzsäure und Salpetersäure und Wasserstoffsuperoxyd momentan in Lösung zu gehen, so läßt sich ohne viel Mühe und Zeitverlust rasch eine zweite Fällung (direkte Lösung des Niederschlags in der vorgeschriebenen Säuremenge auf dem Filter u. s. f.) vornehmen, welche nunmehr vollkommen exakte Resultate liefert. Nach Verdampfung des überschüssigen Ammoniaks kann das Kupfer entweder durch Ammoniumrhodanid oder bei Gegenwart freier Schwefelsäure (5 ccm der konzentrierten Säure) mit Schwefelwasserstoff werden (S. 33). War zur Lösung Salpetersäure angewandt worden, so verjagt man diese im letzteren Fall zuvor durch Eintrocknen mit einer entsprechenden Menge überschüssiger Schwefelsäure. Bei dem Zink müssen vor dessen Fällung die Ammonsalze vollständig verjagt werden, was für Kobalt und Nickel nicht nötig ist, zumal wenn man dieselbe mit einem Gemisch von Natron und Wasserstoffsuperoxyd fällt (S. 75).

Trennung von Eisen und Kobalt [XXI].*

Ein Gemenge von je ca. 0.5 g Kobaltammonsulfat und Eisenammonalaun wird in etwa 15 ccm Wasser gelöst, der Lösung eine Kleinigkeit (3 Tropfen) verdünnte Salzsäure, sowie ein Volumen von 30 ccm Eisessig zugesetzt und diese Flüssigkeit mittelst Tropftrichters in ein kaltes Gemisch von 50 ccm Wasserstoffsuperoxyd und 100 ccm konz. Ammoniak eingetröpfelt. Sodann wird $^1/_2$ Stunde bedeckt auf dem Wasserbade erhitzt, das abgeschiedene Eisenhydroxyd noch heiß abfiltriert und zuerst mit einer warmen Lösung von 50 g Ammonacetat in 20 ccm konz. Ammoniak + 40 ccm Wasser und schließlich blos mit kochendem destilliertem Wasser ausgewaschen. Der noch feuchte Eisenniederschlag ist in warmer Salzsäure unter Zusatz von etwas Wasserstoffsuperoxyd auf dem Filter zu lösen, die Lösung zur Trockne zu verdampfen und der Rückstand mit wenig Wasser, 5 Tropfen verdünnter Salzsäure, sowie 5 ccm Eisessig zu lösen, worauf man wiederum fällt (Eintröpfelung in 25 ccm Wasser, 25 ccm Wasserstoffsuperoxyd + 25 ccm konz. Ammoniak), den Niederschlag in bedeckter Schale eine Viertelstunde bei Wasserbadwärme erhitzt, heiß abfiltriert und abermals wie oben angegeben auswäscht, um ihn am Ende zu trocknen, zu glühen und zu wägen.

Das vom Eisenniederschlag gewonnene Filtrat wird eingedunstet, 3—4 mal mit Wasser wieder aufgenommen und von Neuem zur Trockne gebracht, bis schließlich nur noch eine geringe Menge von Ammonsalz vorhanden ist, welche man nunmehr nach vorangegangener Erhitzung auf dem offenen Luftbade (Staubtrockne) durch direktes Glühen über dem FLETSCHER-Siebbrenner (als Unterlage ein Messingdrahtnetz mit einer Lage Asbestpapier benutzend) vollkommen verjagt. Den jetzt verbleibenden Rest löst man unter Erwärmen in Königswasser, verdünnt, filtriert von etwaigen Verunreinigungen ab, verjagt alle überflüssige Säure, bringt auf ca. 100—125 ccm und fällt das Kobalt mit reiner Natronlauge, am besten unter gleichzeitigem Zusatz von Wasserstoffsuperoxyd.

Nach dieser Methode erhält man durch zweimalige Fällung ein absolut kobaltfreies Eisenoxyd. Spezielle Versuche zeigten, daß die erste Eisenfällung nur noch 3—5 mg Co_3O_4 einschließt. Läßt man der ammoniakalischen Ammonacetatwaschung eine solche durch schwaches Wasserstoffsuperoxyd (dem bei seiner Destillation [S. 42] gewonnenen Vorlauf) folgen, so kann die Kobaltverunreinigung der erstmaligen Eisenausfällung bis auf 2—3 mg reduziert werden. Ähnlich günstige Resultate erhält man auch bei Ersatz der Essigsäure durch Ameisensäure, und einmal gelang hierbei sogar die erste Eisenfällung völlig kobaltfrei, weshalb das Studium dieser Verhältnisse im hiesigen Laboratorium fortgesetzt wird.

Die Kobalt-Eisentrennung unter Zuhilfenahme der sogenannten Acetatmethode (Ausfällung des Eisens in schwachessigsaurer Lösung als basisches Acetat) liefert schwankende Resultate, da selbst nach zweimaliger Fällung mit Natrium-Acetat noch kobalthaltiges Eisen erhalten wird. Bei der Trennung mit bernsteinsaurem Natron schließt die erste Eisensuccinatfällung mehrere Prozente Kobalt mit ein und erst der dritte Eisenniederschlag darf als rein gelten, und endlich ist das Bariumkarbonatfahren, abgesehen von seinen vielen Umständlichkeiten, deshalb nicht wohl anwendbar, weil das durch die Reaktion in Lösung gegangene Barium bei seiner Wiederentfernung als Bariumsulfat Kolbaltsulfat mitreißt (s. S. 133).

Acetat-Methode.

Außer der Wasserstoffsuperoxyd-Methode besitzen wir noch einige andere, allein nur zum Teil genaue Resultate liefernde Trennungsmethoden der Sesquioxyde (Fe_2O_3; Al_2O_3 und Cr_2O_3) von den Monoxyden (MnO, ZnO, CoO und NiO). Am gebräuchlichten ist das sogen. Acetat-Verfahren. Versetzt man nämlich die stark verdünnte Lösung eines Eisen-Salzes mit Natrium- resp. Ammoniumacetat, so färbt sich die Flüssigkeit tief dunkelrot von neutralem Eisenacetat, das sich beim Erhitzen zu basischem Acetat umsetzt, vollständig unlöslich in schwach essigsauren Lösungen:

$$FeCl_3 + 3\,Na.COO.CH_3 = \overset{III}{Fe}(COO.CH_3)_3 + NaCl;$$

$$Fe(COO.CH_3)_3 + 2\,H_2O = \underbrace{\overset{III}{Fe}(OH)_2COO.CH_3}_{\text{unlösl. bas. Eisenacetat}} + 2\,HCOO.CH_3.$$

Am leichtesten gelingt

1) die Trennung des Eisens von Mangan und Zink [XXII] und zwar in der folgenden Weise: Liegt, was meistens der Fall ist, eine noch stark saure Lösung beider Metalle vor, so verdampft man zunächst fast zur Trockne, löst von neuem in ca. 100 ccm Wasser (event. unter Zusatz von etwas Salzsäure), führt diese Flüssigkeit in ein großes wenigstens 600 ccm haltendes Becherglas über, neutralisiert mit reiner Natronlauge (oder Binatriumkarbonat), bis einige Flocken des sich vorübergehend bildenden Niederschlags ungelöst umherschwimmen und giebt nun Tropfen für Tropfen verdünnte Salzsäure hinzu bis die Flüssigkeit neuerdings absolut klar erscheint. Hierauf versetzt man mit überschüssigem Natrium-Acetat (10 ccm einer 25 proz. Lösung), verdünnt auf 350 ccm, läßt die Flüssigkeit mehrere Minuten hindurch tüchtig kochen, darnach den Niederschlag sich absetzen und filtriert nun ab. Der gleichzeitig mit heißem Wasser dekantierte und ausgewaschene Eisen-Niederschlag wird getrocknet, geglüht und gewogen (S. 16), das Filtrat seinerseits entsprechend konzentriert und mit Sodalösung gefällt (S. 34).

Genau in der gleichen Art ist die Trennung des Eisens von dem Mangan [XXII] zu bewerkstelligen.

2) Eisen von Nickel [XXIII].

Unter den genannten Bedingungen fallen hier beträchtliche Mengen von Nickel zugleich mit dem Eisen heraus, lösen sich indeß durch einen nachträglichen Zusatz von verdünnter Essigsäure größtenteils wieder auf, wobei aber leicht etwas Eisen gelöst bleiben kann. Jedenfalls muß die Eisenfällung wiederholt werden. Allein auch dieses Eisen kann noch Spuren von Nickel einschließen. Die Trennung des Eisens von Kobalt ist noch mit weit mehr Schwierigkeiten verknüpft als diejenige des Nickels und hier die Acetat-Methode nicht anwendbar.

Anm. Die in meiner analytischen Abteilung häufig ausgeführte Trennung des Eisens und der Thonerde von den Monoxiden vermittelst der Acetat-Methode hat sich mir nur selten als wirklich zuverlässig erwiesen. Der erste Eisen-Niederschlag enthält immer geringe Mengen von mitgerissenem Nickel, Mangan oder Zink, sodaß für genaue Trennungen also die Fällung unter recht umständlichen Versuchsbedingungen wiederholt werden muß. Dazu kommt, daß der Niederschlag fast regelmäßig schlecht filtriert (langsames und am Schluß trübes Durchlaufen) und mitunter sogar etwas Eisen in Lösung verbleibt, alles Nachteile, welche bei der Fällung des Eisens in stark ammoniakalischer Lösung (Wasserstoffsuperoxyd-Methode) vollkommen sicher in Wegfall kommen.

Eine Vervollkommnung der Acetatmethode ist sehr erwünscht. Vielleicht verläuft sie normal, wenn man auch auf sie das von mir für die Wasserstoffsuperoxyd-Methode ganz allgemein durchgeführte Prinzip der sogen. umgekehrten Fällung in Anwendung bringt, d. h. die gegebene Metallsalzlösung aus dem Tropftrichter in die stark verdünnten und kochenden Acetatflüssigkeiten tröpfeln läßt.

Genauer und glatter für die Trennung des Eisens von Mangan, Zink und Nickel ist die Natriumsuccinat-Methode (s. S. 127). Für die Isolierung des Kobalts nur anwendbar bei Vorhandensein relativ kleiner Mengen desselben.

Das Bariumkarbonatverfahren besteht darin, daß man das annähernd neutralisierte Lösungsgemisch der Sesqui- und Monoxyde 6—12 Stunden mit einer Aufschwemmung von chemisch reinem Bariumkarbonat bei gelinden Temperaturen (20—30°) stehen läßt, wobei Fe(U), Al und Cr als Hydroxyde fallen, während Co, Ni, Mn und Zn gelöst bleiben. Diese Trennung setzt Chloride resp. Nitrate voraus, da eine Sulfatlösung auch das Mitausfallen von Monoxyd veranlaßt. Ein weiterer Übelstand der Bariumkarbonatmethode liegt in der Entfernung des durch die chemische Umsetzung $2MeCl_3 + 3BaCO_3 + 3H_2O = 2Me(OH)_3 + 3CO_2 + 3BaCl_2$ in Lösung übergegangenen Bariumchlorids als Bariumsulfat, wobei Kobalt, Nickel etc. durch Mitreißung verloren gehen kann. Das Gleiche ist auch für die Sesquioxyde bei der Beseitigung des vorhandenen großen Überschusses von Bariumkarbonat als Bariumsulfat zu befürchten (s. S. 133), so daß damit das Kontaktverfahren einen mehr qualitativen als quantitativen Wert beanspruchen darf.

B. Trennungen in natronalkalischer Kaliumcyanidlösung.

1. Mangan von Kobalt [XXIV].*

0.4—0.5 g Mangan- und Kobaltammonsulfat werden in 10 bis 15 g Wasser gelöst und mit einem Tropfen Salzsäure versetzt, um die Bildung von basischem Salz zu verhüten. Andererseits werden in einer Porzellanschale, vorteilhafter einer Platinschale 6 g Natron aus Natrium und 3.5 g völlig reines Cyankalium in 50 ccm Wasser gelöst. In die letzte erkaltete Lösung tröpfelt man langsam die Kobaltmanganlösung unter fortwährendem Umrühren ein, wobei anfänglich ein grünbräunlicher Niederschlag von Metallcyanür ausfällt, der aber schnell wieder verschwindet, nur eine Spur Mangan wird hierbei zu braunem Manganoxyd oxydiert und bleibt als solches ungelöst zurück. Der erhaltenen Mangan-Kobalt-Cyankaliumlösung fügt man nun 25—30 ccm 3—5proz. Wasserstoffsuperoxyd hinzu, worauf die Manganhyperoxydfällung bedeckt eine gute halbe Stunde auf kochendem Wasserbade erwärmt wird. Nach nunmehriger starker Verdünnung der Flüssigkeit auf 250—300 ccm und Wiederabsetzenlassen filtriert man den Niederschlag und wäscht ihn sorgfältig mit kochendem Wasser aus, bis eine auf Platin verdampfte Probe keinen wesentlichen Rückstand mehr giebt. Hat man dieses erreicht, so löst man das Manganhyperoxydhydrat auf dem Filter wieder auf, indem man es zwei- bis dreimal mit einem erwärmten Gemisch von verdünnter Salzsäure und Wasserstoffsuperoxyd überschüttet, dabei den Trichter bedeckt haltend (Sauerstoffentwickelung!) und die Masse mit einem Glasstäbchen zerteilend. Schließlich wäscht man mit warmem Wasser nach und fällt das Filtrat mit ammoniakalischem Wasserstoffsuperoxyd, erwärmt, filtriert, glüht und wägt als Mn_3O_4. Zur Bestimmung des Kobalts wird das natronalkalische Filtrat mit 10 ccm konz. Schwefelsäure stark sauer gemacht und zunächt auf dem Wasserbade, zuletzt auf offenem

Luftbade event. Asbestplatte bis fast zur Trockne verdampft, denn erst durch das Abrauchen des größten Teiles der überschüssigen Schwefelsäure zersetzt sich das als farbloses Kobaltikaliumcyanid vorhandene Kobalt und verwandelt sich wieder vollkommen in rotes Sulfat. Das zurückbleibende Salzgemisch wird jetzt nur in heißem Wasser gelöst, etwa vorhandene Kieselsäure abfiltriert und am Ende das Kobalt als schwarzes Hyperoxydhydrat mit einem Gemisch von 10 g Natron, 10 ccm Wasser und 39 ccm Wasserstoffsuperoxyd gefällt. Nach dem Erwärmen filtriert man die Fällung ab, wäscht sie mit heißem Wasser aus, trocknet, glüht (das sauber vom Niederschlag befreite Filter zunächst für sich veraschend) und wägt als Co_3O_4 und Co (s. S. 128 u. 37).

Die Fällung des Kobalts als Hyperoxydhydrat ist derjenigen als Oxydhydrat vorzuziehen, da dieser Niederschlag leichter filtriert und rascher auswaschbar ist. Auch erwies sich hierbei die spätere Wägung desselben in der Form von Co_3O_4 als zuverlässiger.

Das gewogene Mn_3O_4 muß ein hellbräunliches Aussehen besitzen. Man prüfe es besonders auf einen möglichen Eisengehalt, welcher von einem ungenügend reinen Cyankalium herrührt. Im letzteren Falle hat man auch das erhaltene Co darauf zu untersuchen. Außerdem ist bei dem Arbeiten in natronalkalischen Lösungen eine Verunreinigung der Präparate durch kleine Mengen Kieselsäure nicht immer ausgeschlossen; vor allen Dingen gewöhne man sich bald daran, das für jede Fällung erforderliche Natron, desgleichen Cyankalium für sich abzuwägen, aber nicht die Lauge den Standgefässen zu entnehmen.

Anm. Die Trennung des Kobalts von Mn durch Kaliumnitrit oder durch β-Nitrosonaphtol erfolgt unter den gleichen Bedingungen wie diejenige von Nickel (S. 128 u. 130).

2. Mangan von Nickel [XXV].

Diese Bestimmung erfolgt im allgemeinen gleichartig der des Mangans von Kobalt, jedoch hat man hier nicht nötig, das alles Nickel enthaltende Manganfiltrat mit Schwefelsäure zu zersetzen, da das Nickel nur Nickelnatriumcyanür bildet. Man säuert daher die Nickellösung blos mit reichlich viel konz. Salzsäure an und dampft sodann auf dem Wasserbade bis auf ein äußerst kleines Volumen ein. In dem Filtrate dieses mit Wasser aufgenommenen Rückstandes fällt man endlich das Nickel mit überschüssiger Natronlauge, vorteilhaft unter Zusatz von 10—15 ccm Wasserstoffsuperoxyd, weil es die spätere Filtration und Auswaschung des Niederschlags befördert. Etwa kleine aus der Zersetzung der Cyanide hervorgegangene Quantitäten von Ammonsalzen schaden der Fällung nichts, da sie unter den gegebenen Bedingungen nicht lösend einwirken.

Die Trennung des Mangans von Kobalt und Nickel in alkalischer Kaliumcyanidlösung ist bereits bei einmaliger Fällung des Mangans eine vollständige. Der Mangan-Niederschlag kann nur deshalb nicht direkt gewogen werden, weil er kleine Mengen von Natron einschließt.

Er löst sich völlig farblos in wasserstoffsuperoxydhaltiger Salzsäure; desgleichen erzeugt Ammoniumsulfid in dem neuerdings erhaltenen zweiten Manganfiltrat nicht die geringste Braunfärbung. Man thut gut, die ammoniakalische Lösung vor der Anstellung der letzteren Prüfung etwas einzudampfen, um das die Reaktion störende Wasserstoffsuperoxyd (Ausscheidung von Schwefel) zu beseitigen.

Genau wie Mangan von Kobalt und Nickel läßt zich auch

3. Mangan von Zink[1] [XXVI].

trennen. Die von dem Mangandioxydniederschlag befreite Zinklösung wird mit Salzsäure augesäuert, eingetrocknet, wiederum gelöst, event. filtriert, kochend mit Natriumkarbonat gefällt, diese Fällung bis zum Verschwinden des Ammoniakgeruches [aus CNH + $2H_2O$, welche $H \cdot COONH_4$ (Ammoniumformiat) geben, entstanden] erwärmt u. s. f. Das Filtrat vom Zinkkarbonat darf mit Ammoniumsulfid keinerlei Trübung geben.

[1] Siehe S. 43.

Vierter Abschnitt.

1. **Trennung der Schwefelwasserstoff- von der Ammonsulfid-Gruppe** (incl. Metalltrennungen für alle Gruppen).
2. **Bestimmungen und Trennungen der Kupfergruppe.**
3. **Trennung der Kupfergruppe von der Arsengruppe.**
4. **Bestimmungen und Trennungen der Arsengruppe.**

Trennung der Schwefelwasserstoffgruppe von der Schwefelammoniumgruppe.

A. Arsengruppe.

1. Arsen von Kobalt [XXVII].*

Als Ausgangsmaterial verwendet man zweckmäßig arsenige Säure und Kobalt-Ammonsulfat. Die abgewogenen Mengen derselben (0.25—0.3 As_2O_3 und 0.4—0.5 Co-Salz) werden durch 10 ccm Wasser und 2 ccm konz. Salpetersäure in einem bedeckten Bechergläschen unter Erwärmung auf der Asbestplatte in Lösung gebracht. Andererseits löst man in einer geräumigen Porzellanschale 10 g reines Natron (aus Natrium) mit 20—25 ccm Wasser, giebt zu der erkalteten Flüssigkeit 30 ccm 3proz. Wasserstoffsuperoxyd und darnach tropfenweise unter Umrühren die obige Salzlösung. Hierauf wärmt man die erhaltene Fällung bedeckt eine halbe Stunde auf dem Wasserbade, verdünnt alsdann stark mit heißem Wasser (bis zu 250 ccm) und filtriert das gefällte schwarzbraune Kobalthyperoxydhydrat ab. Man wäscht den Niederschlag mit viel heißem Wasser gründlich aus, trocknet ihn bei 90—100°, verascht (das Filter zuerst für sich) und glüht im gewogenen Roseschen Tiegel. Man wäge das Kobalt zunächst als Kobaltoxydoxydul, in welches alle Sauerstoffverbindungen des Kobalts beim anhaltenden kräftigen Glühen unter Luftzutritt übergehen und reduziert darnach erst zu metallischem Kobalt (S. 128 u. 37).

Zur Bestimmung des Arsens verfährt man in folgender Weise: das durch Abfiltrieren vom Kobaltniederschlag erhaltene Filtrat wird zunächst mit konz. Salpetersäure angesäuert, darauf auf ein kleines Volumen (50—60 ccm) eingedampft, mit 2 g Citronensäure versetzt und nun mit konz. Ammoniak stark alkalisch gemacht, wodurch weder sofort, noch beim Stehenlassen die geringste Trübung erzeugt werden darf. Jetzt kann die Ausfällung des Arsens mit $MgCl_2 + 6H_2O$ (wenigstens 3 ccm einer 25proz. Lösung auf 0.3 g angewandte arsenige Säure) erfolgen. Nach 24stündigem Stehen[1] bringt man den unter diesen Verhältnissen sich groß krystallinisch ausscheidenden Niederschlag von arsensaurer Ammon-Magnesia auf ein nicht zu kleines Filter und wäscht mit verdünntem Ammoniak. Die recht vollständig bei 90° getrocknete Verbindung schüttet man der Hauptmasse nach (ohne das Filter auseinanderzufalten)[2] in ein flaches Porzellanschälchen und stellt sie bei Seite. Der auf dem Filter restierende Teil wird im Trichter durch Aufspritzen von warmer verdünnter Salpetersäure gelöst und das Filter mit heißem Wasser nachgewaschen. Diese Lösung dampft man in einem größeren gewogenen Porzellantiegel zunächst auf dem Wasserbade zur Trockne, erhitzt hierauf einige Zeit im Luftbade, fügt nun die Hauptmenge Niederschlag hinzu und glüht schließlich über dem Gasbrenner. Man kann auch den gesamten Niederschlag von arsensaurer Ammon-Magnesia noch feucht in heißer Salpetersäure unmittelbar auf dem Filter lösen und diese Flüssigkeit im gewogenen Tiegel eintrocknen. Alsdann muß aber sehr lange und am Ende auch hoch im Luftbade erhitzt werden (mit Deckel), um später Verluste durch Abspringen von Substanz (beim Glühen) sicher zu vermeiden.

Beispiel. 0·5154 g $Co(NH_4)_2(SO_4)_2 6H_2O$ und 0·500 As_2O_3 g = 1·0154 g angewandte Substanz geben 0·1094 g Co_3O_4 = 0·0770 Co (berechnet = 0·0766 g) = gef. 7·58% (Theorie 7·54%) und 0·7848 $Mg_2As_2O_7$ = 0·5001 As_2O_3 = gef. 49·25% (Theorie = 49·24%).

2. Arsen von Nickel [XXVIII].*

Diese Trennung verläuft in allen ihren Einzelheiten vollkommen analog der voranstehenden; nur fällt das Nickel nicht

[1] Man beherzige, daß nicht nur Kälte (Stehenlassen im Eisschrank oder in Eiswasser), sondern auch öfteres Umrühren und Schütteln die vollständige Ausscheidung des Arsens befördern. Besonders ist längeres Umrühren unmittelbar vor dem Abfiltrieren des Niederschlags sehr nützlich.

[2] Fast regelmäßig sitzt das Filter so fest, daß man den ganzen Trichter mit samt dem Filter umkippen kann. Durch behutsames Abstoßen haftenbleibender Stückchen vermittelst eines Platinstabes läßt sich das Filter ziemlich vollkommen entleeren. Das am Trichterrande Anhängende entfernt man mit der Federfahne.

wie das Kobalt in der Form von dunklem Hyperoxydhydrat, sondern als lebhaft grüngefärbter Niederschlag aus.

3. Trennung von Eisen und Arsen [XXIX].*

Zur Trennung des Eisens von Arsen verwendet man 0.5 bis 0.6 g Eisenammoniakalaun und 0.25—0.30 g reine arsenige Säure, die in 3 ccm einer Mischung gleicher Volumenteile konz. Salzsäure + Salpetersäure gelöst werden unter Zusatz einiger ccm Wasser. Die Lösung wird bis fast zur Trockne eingedampft, mit wenig Wasser unter Zusatz von 10 ccm Wasserstoffsuperoxyd wieder hergestellt und durch Eingießen in eine bereit gehaltene Mischung von 5 g Natron + 50 ccm Wasser + 30 ccm Wasserstoffsuperoxyd gefällt. Das ganze erhitzt man zum Kochen, verdünnt dann mit 250—300 ccm Wasser und filtriert ab. Den Eisenniederschlag wäscht man mit kochendem Wasser gut aus und löst ihn auf dem Filter mit 10 ccm verdünnter Salpetersäure (heiß) unter Zusatz einiger Tropfen Wasserstoffsuperoxyd, worauf man die erhaltene Lösung jetzt in 30 ccm Ammoniak + 30 ccm Wasserstoffsuperoxyd + 20 ccm Wasser gießt. Nachdem man auf dem Wasserbade bis zum Absetzen des Eisenhyperoxyds erwärmt hat, filtriert man dieses ab, wäscht kochend heiß aus, trocknet und wägt. Die erhaltenen zwei Filtrate giebt man in eine flache Porzellanschale und dampft ein, bis in der nach dem Verschwinden des Ammoniakgeruches mit konz. Salpetersäure sauer gemachten Flüssigkeit Salzausscheidungen auftreten. Diese event. zu filtrierende oder wieder etwas zu verdünnende Lösung fällt man erkaltet nach Zusatz von überschüssigem Ammoniak mit einer berechneten Menge Magnesiumchlorid, filtriert nach 12stündigem Stehen im Eisschrank die arsensaure Ammonmagnesia ab, wäscht aus und bringt sie auf bekannte Weise als $Mg_2As_2O_7$ zur Wägung (siehe As + Co S. 64).

Anmerkung. Bei Verwendung von wenigstens 10 g Natron zur Eisenfällung ist eine zweite Fällung desselben nicht mehr erforderlich.

4. Trennung von Mangan und Arsen [XXX].*

Man verfährt dabei in ganz ähnlicher Weise wie bei der Eisen-Arsen-Trennung: das Mangansalz mit der arsenigen Säure wird unter gleichzeitiger Oxydation zu Arsensäure gelöst, eingedampft, mit Wasser + Wasserstoffsuperoxyd inkl. einiger Tropfen

Salzsäure aufgenommen und das Mangan durch Eingießen in ein Gemisch von 7.5 g Natron + 300 ccm Wasser + 30 ccm Wasserstoffsuperoxyd gefällt, das ganze gekocht, mit warmem Wasser auf ca. 300 ccm verdünnt und das Manganhyperoxydhydrat abfiltriert, nach dem Auswaschen mit siedendem Wasser auf dem Filter durch verdünnte wasserstoffsuperoxydhaltige, heiße Salpetersäure wieder gelöst und in der erforderlichen Menge Ammoniak, Wasser + Wasserstoffsuperoxyd ein zweitesmal gefällt (vergl. S. 65 Anm.). Das Mangan bringt man nach kräftigem Glühen als Mn_3O_4 zur Wägung. Die erhaltenen Filtrate werden wie beim Eisen-Arsen behandelt und das Arsen als $Mg_2As_2O_7$ zur Wägung gebracht (s. 1 und 3).

Die nochmalige Fällung der mit Natron erhaltenen Niederschläge in ammoniakalischer Flüssigkeit läßt sich nur auf Kosten der Genauigkeit der Analyse umgehen, denn mehrfache Versuche stellten fest, daß aus solchen Fällungen selbst nach sehr langem Auswaschen das Natron nicht vollkommen herausgeht.

Die Trennung des Arsens in saurer Lösung durch Schwefelwasserstoffgas von Kobalt, Nickel, Mangan und Eisen bietet keinerlei Vorzüge gegenüber derjenigen in natronalkalischer Flüssigkeit mit und ohne gleichzeitigem Zusatz von Wasserstoffhyperoxyd, sondern ist vielfach mit Umständen und Unsicherheiten behaftet. Zuvörderst sind die zu Verhütung von Mitreißungen zu verwendenden freien Säuremengen (Salzsäure und Schwefelsäure) noch nicht präzisiert, und ferner werden die letzten Spuren von Arsen nur durch stundenlanges, wiederholtes Einleiten von Schwefelwasserstoffgas in der Wärme ausgefällt. Sehr gute Dienste leistet hier die Ausfällung des Arsens unter Druck in einer starkwandigen Filtrierflasche (S. 6), deren Saugrohr man bei ein wenig geöffnetem Gashahn durch einen Glasstöpselschlauch verschließt, während die Arsenflüssigkeit selbst in einem Wasserbade 50—70° warm zu halten ist. Dazu hat man noch in Erwägung zu ziehen, daß das Arsen niemals absolut sicher in einer reinen Verbindungsform, als Tri- oder Pentasulfad, herausfällt, sondern als ein beliebiges Gemisch beider. Es muß deshalb der Schwefelwasserstoffniederschlag stets wieder gelöst werden, und zwar entweder in Königswasser, oder in Salzsäure unter allmählichem Zusatz der nötigen Menge an Kaliumchlorat. Es ist ratsam, den hierbei sich ausscheidenden Schwefel durch einen besonderen Zusatz von Brom (s. S. 178) völlig zu Schwefelsäure zu oxydieren, um nicht bei der späteren

Abfiltration des ungelösten Schwefels von der etwas verdünnten Arsenlösung Verluste zu erleiden, da derselbe leicht arsenhaltig bleibt. Die Fällung des Arsens in der sauren Neulösung erfolgt schließlich durch Zusatz einer wo möglich berechneten Menge von Magnesiumchlorid genau unter den auf S. 64 beschriebenen Verhältnissen. Da Magnesium-Ammonium-Arseniat leicht basisches Magnesiumsalz einschließt, löst man bei zu hohen Resultaten den Niederschlag noch einmal in kalter verdünnter Salzsäure, fügt 1—3 Tropfen verdünnte Magnesiumlösung hinzu und übersättigt neuerdings mit Ammoniak, um eine zwar voluminösere, jedoch vollkommen reine Fällung zu erzielen. Das spätere Filtrat dieses 6—12 Stunden kalt gestellten Niederschlages ist mit Ammoniumsulfid auf das Vorhandensein von Kobalt oder Nickel zu prüfen; auf Eisen nur dann, wenn man unter Zusatz kleiner Mengen von Weinsäure resp. Citronensäure das Arsen gefällt hatte, sonst wird dieses bei der Übersättigung der sauren Arsenlösung mit Ammoniak behufs deren Ausfällung mit Magnesiumchlorid erkannt.

Die Scheidung des Arsens von Zink in saurer Lösung durch Schwefelwasserstoff stößt auf Schwierigkeiten infolge der stark ausgeprägten Eigenschaft des Zinksulfids mitzufallen. Es sind also hier die für die Trennung von Kupfer und Zink festgestellten Versuchsbedingungen innezuhalten (S. 32).

Am sichersten stellt sich die Trennung des Arsens von Chrom und Aluminium, welche mit Schwefelwasserstoff überhaupt keine Sulfide liefern. Die Fällung des von dem Arsensulfid abfiltrierten Aluminiums geschieht nach S. 210, diejenige des Cr nach S. 25.

Anmerkung. Für die Trennung des Zinks von Arsen in alkalischer Lösung durch Wasserstoffsuperoxyd sind bereits einige glückliche Versuche unter Anwendung von Kaliumcarbonat unternommen worden, aber noch nicht endgültig abgeschlossen. In der gleichen Richtung soll weiterhin auch das Verhalten des Urans studiert werden. Die Trennung des letzteren selteneren Metalles von Arsen durch Schwefelwasserstoff ist in verdünnter, heißer und relativ stark saurer Lösung zu bewerkstelligen.

Die Trennung des Silbers von den anderen Metallen mit Salzsäure oder einer Chlornatriumlösung.

In gleicher Weise wie von dem Kupfer (S. 29) läßt sich das Silber auch von den übrigen Metallen der Kupfergruppe, desgleichen von den Arsengruppen trennen, Scheidungen, welche bei

Cadmium, Quecksilber und Arsen auf keinerlei Schwierigkeiten stoßen. Die Trennung von Blei hat in sehr verdünnter Lösung (200—250 ccm) und bei Gegenwart einer gewissen Menge freier Salzsäure zu geschehen, und ist das klar abgelagerte Chlorsilber 2—3 mal vor dem eigentlichen Abfiltrieren mit heißem salzsäurehaltigem Wasser zu dekantieren und auf dem Filter sehr anhaltend mit kochendem unter anfänglichem Zusatz einiger Tropfen verdünnter Salpetersäure auszuwaschen. Bei Wismut, Zinn und Antimon ist die anzuwendende Wassermenge beträchtlich kleiner zu nehmen, die Salzsäurequantität aber dafür größer, was man auch bei dem Aussüßen des Silberchlorids zur Verhütung basischer Salzbildungen zu berücksichtigen hat (Waschung des Chlorsilbers mit verdünnter Salzsäure 1 : 4). Diese Filtrate können kleine Mengen von Chlorsilber gelöst enthalten und die Chlorsilberfällungen durch Wismut, Antimon oder Zinn verunreinigt sein. Ohne alle Hindernisse sind die Trennungen des Silbers von den Metallen der Schwefelammoniumgruppe ausführbar, nur beachte man, daß heiße und konzentriertere Metallsalzlösungen wie Eisenchlorid, Chromchlorid etc. auf Silberchlorid etwas lösend einwirken können, infolgedessen der Niederschlag niemals warm abfiltriert werden darf. Das Chrom muß in der Form von Chromisalz vorhanden sein, da die Chromate das Silber ebenfalls fällen. Die Trennung des Silbers mit Salzsäure von der Gruppe der alkalischen Erden und der Alkalien bedarf keiner besonderen Angaben; selbstverständlich sind jedoch unnötige Überschüsse (besonders an Natriumchlorid) und zu starke Konzentrationen der Ausfällungslösungen zu vermeiden.

Silber von Mangan [XXXI].

1) Mit verdünnter Salzsäure (S. 29). Nach Abfiltrierung des Chlorsilbers wird das Mangan mit ammoniakalischem Wasserstoffsuperoxyd gefällt (S. 27).

2) Ebenso einfach gestaltet sich auch die Trennung des Mangans von Silber mit Wasserstoffsuperoxyd, welche folgendermaßen auszuführen ist: Man bringt 0.4 g Silbernitrat und die gleiche Menge Manganammonsulfat in ein Bechergläschen zusammen mit 10 ccm konz. Salpetersäure und ebensoviel Wasser. Die erhaltene Lösung giebt man sodann tropfenweise in ein Gemisch von 20 ccm Wasser, 50 Wasserstoffsuperoxyd + 40 konz. Ammoniak und erwärmt das Ganze bedeckt auf dem Wasserbade 10—12 Mi-

nuten lang, worauf der sich rasch absetzende Niederschlag von Manganhyperoxydhydrat filtriert wird. Man wäscht den Niederschlag zuvörderst mit einem Gemisch von 8 Volumenteilen Wasser, 17 Wasserstoffsuperoxyd + 17 starkem Ammoniak und am Ende mit heißem Wasser sorgfältigst aus, verascht und glüht schließlich vor dem Gebläse bis zum konstanten Gewicht. Das alles Silber enthaltende Filtrat erhitzt man auf dem Wasserbade bis zum Verschwinden des Ammoniakgeruches, säuert dann mit konz. Salpetersäure an und fällt das Silber mit Salzsäure (S. 85).

3) In verdünnter stark mit Essigsäure angesäuerter, heißer Lösung durch Schwefelwasserstoff. Weniger rätlich infolge der unangenehmen Filtriereigenschaften des Silbersulfids.

Anmerkung. Die Ausfällung des Silbers durch Schwefelwasserstoff bei Gegenwart von mindestens 5 ccm konzentrierter, freier Schwefelsäure ist noch zu versuchen.

Quecksilber von Mangan [XXXII].*

1) Aus verdünnter reichlich salzsaurer warmer Lösung mit Schwefelwasserstoff; am vorteilhaftesten aus schwefelsaurer Lösung (5 ccm konz. H_2SO_4). Das vollkommen abgesetzte reinschwarze Quecksilbersulfid wird noch S. 117 weiter behandelt. Das konzentrierte Filtrat trägt man in eine ammoniakalische Wasserstoffsuperoxyd-Lösung ein und wägt das Mangan als Oxydoxydul (S. 28).

2) Ebensogut läßt sich das Mangan von dem Quecksilber vermittelst der Wasserstoffsuperoxyd-Methode trennen. Das bislang hierfür ausprobierte Verfahren[1] ist das folgende:

Es werden je 0.3—0.4 g Substanz (HgO und $Mn(NH_4)_2(SO_4)_2 \cdot 6H_2O$) mit 50 ccm Wasser und 10 ccm konz. Salpetersäure gelöst und in eine Mischung von 30 ccm Wasserstoffsuperoxyd, 30 ccm konz. Ammoniak und 50 ccm Wasser eingetragen. Nachdem man jetzt eine halbe Stunde bedeckt auf dem Wasserbade erhitzt hat, filtriert man den schön abgelagerten Niederschlag, was sehr leicht und rasch gelingt, und wäscht denselben zunächst mit einer Mischung von Wasser, Ammoniak und Wasserstoffsuperoxyd, am Ende nur mit erwärmtem Wasser aus. Bei strenger Befolgung der angegebenen Vorschriften und recht sorgfältiger Auswaschung reicht eine einmalige Abscheidung des Mangans vollkommen hin. Hält man noch eine zweite Fällung für nötig, so löst man den

[1] Ber. d. D. chem. Ges. **28**, 995.

Niederschlag zu diesem Zweck direkt auf dem Filter in einem Gemisch von verdünnter Salpetersäure und Wasserstoffsuperoxyd (S. 60). Der Manganniederschlag kann feucht, resp. etwas vorgetrocknet im Porzellan- oder Platintiegel verascht werden. Man zerdrücke sorgfältig die gröberen Teilchen und glühe bis zur Gewichtskonstanz.

Zur Bestimmung des Quecksilbers dampft man alles ammoniakalische Filtrat bis zur völligen Vertreibung des überschüssigen Ammoniaks ein, säuert darauf mit Schwefelsäure kräftig an, giebt die Flüssigkeit in ein größeres Becherglas, verdünnt sie auf wenigstens 300 ccm und fällt schließlich bei mäßiger Wärme mit Schwefelwasserstoff. Die weitere Behandlung des erhaltenen Quecksilbersulfids, sowie dessen Wägung erfolgt in bekannter Weise (S. 69).

Es ist vorauszusehen, daß obige Trennung in salzsaurer und essigsaurer Lösung (je 10 ccm) als Grundlage (S. 52) ebenfalls sicher gelingt, was den praktischen Wert der Methode noch erhöhen würde.

Cadmium von Mangan [XXXIII].

1) Wasserstoffsuperoxyd-Methode. Dieselbe wurde bisher nur von einer salpetersauren Lösung aus bewerkstelligt,[1] wozu man 0.4 g Manganammonsulfat und 0.25 g metallisches Cadmium in 30 Wasser und 12 ccm konz. Salpetersäure löst und diese Flüssigkeit in ein Gemisch von 30 Wasser + 40 konz. Salpetersäure + 40 ccm Wasserstoffsuperoxyd eingießt. Nach viertelstündigem Erhitzen auf dem Wasserbade wird abfiltriert, 5—6 mal mit wasserstoffsuperoxydhaltigem Ammoniak ausgewaschen, der Niederschlag mit Wasserstoffsuperoxyd und Salpetersäure[2] unmittelbar auf dem Trichter (bedeckt halten!) gelöst, das Filter ausgewaschen, die Manganlösung mit dem Rest der konz. Salpetersäure versetzt und wie oben abermals gefällt und weiter behandelt. Nach dem Aussüßen mit verdünntem Ammoniak unter Wasserstoffsuperoxyd-Zusatz wäscht man vollends mit heißem Wasser nach (Platin-Probe). Der so erhaltene reine Niederschlag wird etwas getrocknet, darnach geglüht und als Mn_3O_4 gewogen.

[1] Zeitschr. f. anorg. Chem. 8, 310.

[2] Der neuerdings für die zweite Fällung des Mangans abgemessenen Menge von 10 ccm konz. Salpetersäure entnommen.

Die gesonderten Filtrate der zwei Manganfällungen werden vereinigt auf dem Wasserbade in einer runden und dünnwandigen tiefen Porzellanschale völlig zur Trockne eingedampft und zum Schluß die Ammonsalze im offnen Luftbade abgeraucht. Hierbei ist große Vorsicht geboten und vor allem zu beachten, daß besonders im Anfang die Temperatur des Luftbades nicht zu hoch ist, weil dann leicht ein Spritzen stattfindet. Entweichen keine reichlichen Dämpfe mehr, so kann man die Porzellanschale auf dem Asbestdrahtnetze stärker erhitzen, event. auch die Flamme um den Rand derselben spielen lassen, um sich zu vergewissern, daß alle Ammonsalze vertrieben sind. Den Rückstand nimmt man mit heißem Wasser und etwas Salzsäure auf und dampft nochmals zur Trockne ein etc. Die etwa 100 ccm betragende reine Cadmiumchloridlösung wird nun zum Sieden erhitzt und mit einem nicht zu großen Überschuß von Kaliumkarbonat (20proz. Lösung) kochend heiß gefällt. Man zieht hier das Kaliumkarbonat dem Natriumkarbonat vor, weil letzteres sich nicht so leicht auswaschen läßt wie ersteres. Hat sich der Niederschlag von Cadmiumkarbonat vollständig abgesetzt, so wird er aufs Filter gebracht und so lange mit kaltem Wasser nachgewaschen, bis ein Tropfen der Waschflüssigkeit auf dem Platinblech rückstandslos verdampft. Das erhaltene Kadmiumkarbonat wird bei ca. 100° getrocknet, der Niederschlag möglichst vom Filter abgelöst und letzteres im Porzellantiegel für sich verascht. Ein vorausgehendes Durchfeuchten des Fließpapieres mit Ammonnitrat und nachheriges Trocknen desselben ist für eine leichte und sichere Verbrennung des Cadmiumfilters sehr förderlich. Die Filterasche dampft man mit einigen Tropfen starker Salpetersäure ein, giebt die Hauptmenge des Niederschlags hinzu und glüht nun bis zur Gewichtskonstanz. Zu berücksichtigen hierbei ist, daß das Cadmiumkarbonat leicht geringe Mengen von Kohlensäure zurückhält, daher man vorhandene Klümpchen entsprechend zerkleinern und das Ausglühen wiederholen muß.

Anmerkung. Durch Anwendung von Eisessig oder Ameisensäure statt Salpetersäure, ferner Benutzung des Tropftrichters bei der Fällung und endlich Auswaschung des Manganhyperoxydhydrats mit ammoniakalischem Ammonacetat bezw. Ammonformiat lassen sich noch weitere Vereinfachungen der obigen Methode erzielen (vgl. S. 53).

2) Schwefelwasserstoff-Methode. Die Trennung des Mangans vom Cadmium durch Schwefelwasserstoff stößt wiederum auf Unregelmäßigkeiten, weil in Gegenwart zu geringer Mengen

von Salzsäure Spuren von Mangansulfid mitgerissen werden können, während bei reichlichem Zusatz von freier Säure das Cadmium nicht vollständig herausfällt. Zusätze von 5 ccm konz. Schwefelsäure (S. 32) u. s. f. sind hier ausgeschlossen (S. 96). Dasselbe gilt auch für die Scheidung des Cadmiums von Eisen und Uran, so lange es an bestimmten Angaben über diejenigen Mengen an Salzsäure mangelt, welche sicher die drei genannten Metalle unter den gegebenen Bedingungen vollkommen in Lösung halten, aber doch eine völlige Ausfällung des Cadmiums ermöglichen. Hat man Cadmium als gelbes Sulfid in stark salzsaurer und auch entsprechend verdünnter Lösung gefällt, so muß das Filtrat davon eingetrocknet werden, um nunmehr in sehr schwach salzsaurer Lösung die gelöst gebliebenen geringen Mengen von Cadmium herausfällen zu können.

Die Trennung des Cadmiums von Zink, Kobalt und Nickel ist unter den für Zink + Kupfer (S. 32) und Mangan + Kupfer (S. 54) ausprobierten Verhältnissen nicht möglich. Den aber in schwach saurer Lösung erhaltenen Niederschlag nochmals zu lösen und wiederum zu fällen, führt ebensowenig zum Ziele, wie bei Kupfer + Zink u. s. f.; außerdem ist die quantitative Lösung von Schwefelwasserstoff-Niederschlägen eine bei weitem umständlichere und schwierigere Operation als das einfache und glatte Wiederauflösen von Hyperoxydhydraten (S. 56). Alle im Obigen erwähnten Unregelmäßigkeiten bei der Trennung des Cadmiums vermittelst der Schwefelwasserstoffmethode kommen in Wegfall für das Chrom und das Aluminium, weil diese Metalle mit Schwefelwasserstoff keine Sulfide bilden (S. 67).

Aus den obigen thatsächlichen Verhältnissen geht klar hervor, daß die Trennung des Mangans und Cadmiums durch Wasserstoffsuperoxyd-Ammoniak als die vorteilhafteste Methode zu betrachten ist.

Anmerkung. Das gelegentlich als Sulfid abgeschiedene Cadmium muß wieder in salpetersäurehaltiger Salzsäure gelöst und wie weiter oben angegeben als Karbonat gefällt werden, da die Wägung in der Form von Sulfid an Unbequemlichkeiten leidet.

Die Trennung des Bleies von den Metallen der Schwefelammoniumgruppe.

A. Die Schwefelsäure-Methode.

Dieselbe ist für die Ammonsulfidgruppe allgemein durchführbar und zwar ganz gleichartig wie bei der Trennung von Blei und Kupfer (S. 89). Man nehme die Lösung nicht zu konzentriert (wenigstens 100 ccm), achte auf einen gewissen Überschuß an freier Säure (Salpetersäure, Essigsäure, Salzsäure und Schwefelsäure), setze nicht mehr als das gleiche Volumen Alkohol hinzu und lasse die Fällung nach dem Erkalten nicht unnütz lange stehen.

B. Die Wasserstoffsuperoxyd-Methode.

1. Trennung von Blei und Zink[1] [XXXIV].

Man löst 0.4—0.5 g Bleinitrat und 0.3 g Zinkoxyd in 10 ccm Wasser und 5—10 ccm Eisessig und läßt diese Flüssigkeit in eine Mischung von 50 Wasser, 40—50 konz. Ammoniak und 50 ccm 3proz. Wasserstoffsuperoxyd unter tüchtigem Rühren tröpfeln (Tropfkugel). Die dunkelbraune Fällung von Bleihyperoxydhydrat bleibt wenigstens 3—6 Stunden unter öfterem Umrühren kalt stehen, worauf man abfiltriert, zuerst mit kaltem verdünntem Ammoniak und am Schluß nur mit kaltem Wasser gut auswäscht (Platin-Probe). Als ein besonders wirksames Auswaschmittel an Stelle des Ammoniaks hat sich ein Gemenge von 1 Volumen Wasserstoffsuperoxyd, 1 Volumen konz. Ammoniak und 6—8 Volumen Wasser erwiesen, mit welchem der Niederschlag anfänglich 5—6mal behandelt wird.

Der bei 90° völlig getrocknete Niederschlag wird im Platintiegel nach der S. 158 für das Wismutoxyd beschriebenen Methode verascht und als PbO gewogen. Letzteres Verfahren besitzt gegenüber der Wägung im Porzellantiegel die Vorzüge größter Sauberkeit und Genauigkeit neben der Möglichkeit einer quantitativen Untersuchung des erhaltenen Oxydes und darauf basierender Regulierung der Bestimmung.

Die abfiltrierte Zinklösung ist nach S. 44 weiter zu verarbeiten.

---

[1] Vgl. die erste Arbeit hierüber in Ber. d. D. chem. Ges. **26**, 2334.

Anm. 1. Die Trennung von Blei und Zink ist auch ausführbar bei Gegenwart relativ geringer Mengen von konz. Salpetersäure in dem ursprünglichen Lösungsgemisch, wie beispielsweise mit 0·5 g Bleinitrat + 3 g Zinkoxyd + 50 Wasser und 2 ccm konz. Salpetersäure, so daß das spätere Verjagen des überschüssigen Ammonnitrats vor der Zinkfällung nur eine geringe Mühe verursacht. Salzsäure wird sich wohl ebenso verhalten.

Anm. 2. Es hat sich als praktisch erwiesen, die Fällung des Bleis mit Wasserstoffhyperoxyd abends am Schluß der Arbeitszeit vorzunehmen und den Niederschlag über Nacht stehen zu lassen. Vorher prüfe man noch einmal durch erneuten Zusatz von 5—10 ccm H_2O_2 auf Ausgefälltsein, desgleichen vor dem Abfiltrieren. Zufällige spurenhafte Absonderungen in dem Filtrat sammelt man am vorteilhaftesten auf einem besonderen Filter und verascht dieses in Verbindung mit dem Hauptfilter (in demselben Tiegel, aber jedes Filter für sich).

Anm. 3. Eine zweimalige Fällung des Bleies ist bei sauberer Arbeit nicht erforderlich, bei gegebenen oder selbst gewählten beliebigen (nicht zu großen!) Säuremengen jedoch erwünscht und mühelos ausführbar (S. 56).

2. Blei von Nickel [XXXV].*

1) Man löst 0.5 Bleinitrat und 0.2 chemisch reines Nickelmetall[1] in 10 Wasser und 5 ccm konz. Salpetersäure, verdünnt auf 40—50 ccm Volumen und läßt diese Flüssigkeit in Ammoniak-Wasserstoffsuperoxyd tröpfeln (s. 1. Trennung von Blei und Zink).

2) Man löst 0.5 g Bleinitrat und 0.4 g Nickelammoniumsulfat in 50 ccm Wasser unter gleichzeitigem Zusatz von 5 ccm konz. Salpetersäure, fügt 5 ccm Eisessig und 15 ccm konz. Ammoniak hinzu, um das gebildete Bleisulfat wieder in Lösung zu bringen, und fällt nun das Blei wie oben in einer Mischung von Wasserstoffhyperoxyd und Ammoniak. In dem vorliegenden Falle benutzt man 75—100 ccm Wasserstoffhyperoxyd auf 25—40 ccm konz. Ammoniak. Der erhaltene Bleiniederschlag ist flockig, nicht krystallinisch (S. 135).

Das ammoniakalische Nickelfiltrat dampft man zur Trockne ein, versetzt darauf mit 15 ccm konz. Salzsäure (zur Verjagung der Essigsäure etc.) und trocknet nochmals. Nun löst man von neuem unter Zusatz von etwas verdünnter Salzsäure und filtriert event. von zufälligen Verunreinigungen ab. Diese Lösung (ca. 250 bis 300 ccm) wird in einer Porzellanschale zum Kochen erhitzt, alsdann mit 4 g Hydroxylaminchlorid (in Lösung) und am Ende unter Umrühren mit 60—70 ccm einer 15proz. reinen Natron-

[1] Ber. **26**, 2335.

lauge versetzt. Der Nickelniederschlag entsteht nicht sofort, sondern erst, wenn die nötige überschüssige Menge Natronlauge zugegen und nur dann vollständig, wenn die Flüssigkeit entsprechend lange (3—5 Minuten) gekocht hat. Jetzt verdünnt man wiederum stark mit heißem Wasser, läßt den Niederschlag sich absetzen, dekantiert zweckmäßig einige Male und bringt dann den Niederschlag vollständig auf das Filter, woselbst er mit kochendem Wasser sorgfältig ausgewaschen wird. Zu bemerken ist an dieser Stelle, daß man auch mit Natron allein bei gleichzeitigem Vorhandensein geringer Ammoniakmengen das Nickel vollständig auszufällen im stande ist.[1] Dieser letztere Niederschlag filtriert hier aber äußerst langsam ab und läßt sich nur schwierig auswaschen, während im Gegensatz dazu die Hydroxylaminfällung weit vorteilhaftere Eigenschaften aufweist. Der Hydroxylaminniederschlag besitzt nicht den mattgrünen Farbenton der bloßen Natronfällung, sondern ist lebhafter und mehr bläulichgrün gefärbt.

Anmerkung. Anstatt vor der Fällung des Nickels die Essigsäure mit Salzsäure zu vertreiben, können auch die Ammonsalze durch Glühen entfernt werden u. s. f. (S. 53).

3. Blei von Kobalt [XXXVI].*

Man arbeitet hier bei Gegenwart von wenigstens 10 ccm Eisessig in der Blei-Kobaltlösung und läßt dieselbe in ein Gemisch von 50 konz. Ammoniak und 75—100 ccm 3proz. Wasserstoffsuperoxyd tröpfeln. Da äußerst leicht eine Spur Kobalt mitgerissen wird, so ist erforderlichenfalls die Fällung zu wiederholen, indem man direkt auf dem Filter mit Salzsäure unter Zusatz von Wasserstoffsuperoxyd löst (rötliche Färbung!), das Filtrat in einer Porzellanschale eintrocknet, mit 20 Wasser und 5 ccm Eisessig aufnimmt und in 25 konz. Ammoniak + 29 Wasser + 50 Wasserstoffhyperoxyd die Fällung wiederholt. Schließlich wird das Blei als PbO gewogen und das Kobalt nach Eintrocknung und Verjagung der Ammonsalze (siehe 2.) mit Natronlauge unter Zusatz von Wasserstoffsuperoxyd als Kobalthyperoxydhydrat gefällt (vgl. S. 56 u. 78).

---

[1] Fresenius, Quant. Anal. VI. Aufl. I. 264.

C. Die Trennung des Bleies von der Ammonsulfidgruppe vermittelst Schwefelwasserstoffs in saurer Lösung

leidet an ähnlichen Übelständen und Ungenauigkeiten wie diejenige des Kupfers von diesen Metallen. Die hier erfolgreich anzuwendenden Gegenmaßregeln vergl. S. 32.

Die Trennung des Wismuts von der Ammonsulfidgruppe.

A. Die Wasserstoffsuperoyd-Methode.

1. Trennung von Wismut und Zink[1] [XXXVII].*

Als Ausgangsmaterial verwendet man vorteilhaft reines metallisches Wismut und Zinkoxyd oder metallisches Zink. Das umkrystallisierte käufliche Zinksulfat erweist sich weniger brauchbar, weil es beim Trocknen an der Luft, sowie beim Aufbewahren (besonders im Sommer) zu rasch Wasser verliert und alsdann zu hohe Resultate liefert. Zu erwägen ist noch, daß selbst die reinsten Zinksorten kleine Mengen von Eisen enthalten können; es empfiehlt sich daher, reines Zinkoxyd durch Fällung aus Zinksulfat herzustellen, offenbar das tadelfreieste Zinkpräparat für quantitative Untersuchungen. Die abgewogenen Mengen Wismut und Zink (je 0,3—0.4 g) überschüttet man in einer geräumigen Porzellanhenkelschale mit wenig Wasser und ungefähr 10 ccm starker Salpetersäure. Die beim Erwärmen erhaltene Lösung wird eingedampft und mit 5 ccm konz. Salpetersäure und 50 ccm Wasser wieder aufgenommen. In einer zweiten Porzellanschale bereitet man sich gleichzeitig eine Mischung von 30 ccm 3—4 proz. Wasserstoffsuperoxyd + 40 ccm konz. Ammoniak und tröpfelt nun die Zink-Wismutsalzlösung unter fortwährendem Umrühren in die alkalische Oxydationsflüssigkeit hinein. Es möge ergänzend an dieser Stelle als besonders notwendig hervorgehoben werden, daß es ganz wesentlich ist, die Fällung auf obige Weise zu bewerkstelligen, d. h. bei Vorhandensein eines beständigen Überschusses von Ammoniak. Hat man diesen nicht, wie solches beim Ein-

---

[1] Ber. **27**, 2227.

gießen des ammoniakalischen Wasserstoffsuperoxyds in die saure Salzlösung anfänglich der Fall ist, so löst sich erstens der entstehende Wismutniederschlag in der noch bleibenden Säure unter großem Sauerstoffverlust wieder auf und man besitzt daher am Schluß der Ausfällung keine sichere Garantie, einen richtigen Überschuß von Wasserstoffsuperoxyd wirklich angewandt zu haben. Zweitens wird nach erfolgter Neutralisation der ursprünglich sauren Lösung das Zink zunächst mitfallen und sich erst später wieder im Ammoniaküberschusse lösen, was aber nunmehr träger und nicht mehr vollständig geschieht. Diese letzteren, einer genauen Trennung entgegenwirkenden Umstände lassen sich durch die umgekehrte Wismutfällung weit erfolgreicher vermeiden. Der entstehende fahlgelbe flockige Niederschlag von Wismuthyperoxydhydrat setzt sich momentan zu Boden. Derselbe wird nach wiederholtem Umrühren auf einem Filter gesammelt und zuerst mit sehr verdünntem Ammoniak unter Wasserstoffsuperoxyd-Zusatz (S. 73), dann nur mit kaltem Wasser ausgewaschen, bis ein verdampfter Tropfen des Waschwassers keinen Rückstand mehr giebt. Das erhaltene Wismut wägt man nach S. 158.

Das ammoniakalische Filtrat von der Wismutfällung wird auf dem Wasserbade in einer tiefen Berliner Schale zur Trockne verdampft, zum Schluß unter fleißigem Rühren, sodaß eine krümlige Masse zurückbleibt. Dieselbe erhitzt man nach vorheriger Entfernung des Rührstabes[1] einige Zeit im offnen Luftbade (Nickelbecher) und endlich auf einem Asbestdrahtnetze bis zur vollständigen Verjagung der Ammonsalze, wozu man sich immer am zweckmäßigsten des Fletscher-Siebbrenners bedient. Ein direktes Erhitzen der Porzellanschale mit freier Flamme ist zu vermeiden, um jedem Zinksalzverluste vorzubeugen. Platinschalen darf man zum Forttreiben der Ammonsalze nicht nehmen, weil sie hierbei etwas angegriffen werden, so daß das gefällte Zinkkarbonat Platin einschließt und nach dem Glühen grau erscheint. Das in der Porzellanschale verbleibende Zinknitrat wird mit Wasser unter Zusatz von ein paar Tropfen verdünnter Salpetersäure gelöst, von

[1] Mit einem Platinstab entfernt man zuerst die dem Glasstabe anhaftende Hauptmasse des Salzgemisches und spritzt dann beide Stäbe mit einer feinstrahligen Waschflasche thunlichst rasch ab, worauf noch einige Zeit auf dem Wasserbade getrocknet werden muß. Zum quantitativen Abputzen der Glasstäbe leistet auch die Federbürste vortreffliche Dienste (eine kräftige Gänseflügelfeder wird hierzu dicht an der Rippe gestutzt △).

Verunreinigung abfiltriert und das klare Filtrat mit Natriumkarbonat wie üblich gefällt. Das ausgewaschene Zinkkarbonat trocknet man bei ca. 100° und verascht Filter und Niederschlag getrennt im Porzellantiegel. Spuren von Kieselsäure, Thonerde oder Eisenoxyd können durch Lösen des geglühten Oxydes in sehr verdünnter Essigsäure entfernt, für sich gewogen und abgerechnet werden; jedoch trifft man nur ausnahmsweise derartige zufällige Beimengungen an.

2. Wismut und Nickel [XXXVIII].

Gerade wie 1 auszuführen unter Berücksichtigung des bei Blei und Nickel für die Fällung des Nickels Gesagten (S. 74).

3. Trennung von Wismut und Kobalt [XXXXIX].*

Als Ausgangsmaterial nimmt man Kobaltammonsulfat und reines metallisches Wismut oder Wismutoxyd. Ca. 0.5 g Kobaltsalz und 0.35 g Wismut werden in einem Bechergläschen mit 10 ccm konz. Salpetersäure und 10 ccm Wasser auf dem Wasserbade bis zur Lösung erwärmt. Inzwischen stellt man sich in einer großen Porzellanschale ein Gemisch von 20 ccm Wasser, 50 Wasserstoffsuperoxyd + 50 konz. Ammoniak bereit und tröpfelt (Hahntrichter) in dieses hinein die Metallösung, nachdem man ihr zuvor nochmals 10 ccm konz. Salpetersäure zugesetzt hat. Nach dem Absetzen filtriert man den noch Spuren von Kobalt einschließenden Wismutniederschlag ab und wäscht ihn zunächst mit einem Gemisch von Wasserstoffsuperoxyd-Ammoniak (S. 73), dann mit verdünntem Ammoniak (1 : 2) und zuletzt mit heißem Wasser gründlich aus. Ist dieses geschehen, so löst man die Fällung unmittelbar auf dem Filter mit heißer verdünnter Salpetersäure (Spritzflasche) auf u. s. w., merkt sich die hierzu verbrauchte Menge und giebt zu der erhaltenen Wismutlösung soviel konz. Salpetersäure hinzu, daß sich wiederum 20 ccm davon in der Flüssigkeit befinden. Nun fällt man das Wismut zum zweiten Male genau wie früher und wäscht den Niederschlag ebenfalls wie das erste Mal aus, trocknet ihn bei 90°, verascht und wägt als Wismutoxyd im Platintiegel (S. 158).

Das alles Kobalt enthaltende Filtrat trocknet man auf dem Wasserbade völlig ein und erhitzt darauf kräftig in einem großen Nickelluftbade, am Schluß auf dem Asbestdrahtnetz, bis alle

Ammonsalze vertrieben sind. Das restierende Kobaltsalz wird jetzt mit wenig heißem Wasser, dem man einige Tropfen Salzsäure und etwas Wasserstoffsuperoxyd zugefügt hat, aufgenommen, nötigenfalls filtriert, auf höchstens 100 ccm Flüssigkeit verdünnt und endlich in der Kochhitze mit einem ganz geringen Überschuß von reinem Natron unter gleichzeitigem Zusatz von H_2O_2 oder Bromwasser gefällt. Den erhaltenen Niederschlag wäscht man gut aus, trocknet, verascht (Filter gesondert) und wägt als Kobaltoxydoxydul. Auch kann man das Kobalt direkt aus der ursprünglichen ammoniakalischen Lösung mit Schwefelammonium niederschlagen. Diese Fällung muß man längere Zeit auf dem Wasserbade erwärmen, bis sie sich vollständig absetzt, worauf man filtriert und mit heißem ammonsulfidhaltigem Wasser auswäscht. Durch Anwendung eines erwärmten verdünnten Königswassers unter abwechselndem Zusatz von Wasserstoffsuperoxyd gelingt es leicht, das Sulfür behufs Ausfällung des Kobalts mit Natron wieder in Lösung zu bringen.

Anm. 1. Das Wismuthyperoxydhydrat löst sich in warmen verdünnten Säuren mit Leichtigkeit auf, die sich durch gleichzeitigen Zusatz von etwas Wasserstoffsuperoxyd noch steigert. Eine jede Wiederholung der Fällung infolge begangener Fehler gehört also auch hier zu den mühelos und ohne nennenswerten Zeitverbrauch auszuführenden analytischen Operationen (S. 56).

Anm. 2. Die Trennungen des Wismuts von Zink, Nickel und Kobalt lassen sich noch weiter vereinfachen durch Anwendung von Eisessig statt der Salpetersäure. Die hierfür passenden Verhältnisse sind auf Grund der schon gemachten reichhaltigen Beobachtungen bei den Fällungen mit Wasserstoffsuperoxyd gewiß leicht aufzufinden und festzustellen (vgl. S. 52).

B. Über die Trennung des Wismuts in saurer Lösung durch Schwefelwasserstoff vgl. S. 32 und 72 u. 76.

C. Die Trennung des Wismuts als basisches Nitrat oder Oxychlorid s. S. 86.

Metalltrennungen in der Kupfergruppe.

I. Quecksilber von den sämtlichen Metallen der Kupfergruppe.

Es wird die sehr verdünnte, schwach salpetersaure, schwefelsaure oder essigsaure Lösung der fraglichen Metalle durch sehr anhaltendes Einleiten von Schwefelwasserstoffgas in der Wärme gefällt, der Niederschlag abfiltriert und mit warmem Schwefelwasserstoffwasser gewaschen. Läuft hierbei das Filtrat trübe durch, so verhütet man dieses wirksam durch Auswaschung einer zuvor mit dem Gase gesättigten 5—10proz. Ammonnitratlösung. Das Filter mitsamt dem Niederschlage breitet man sodann auf einer großen Uhrschale aus, läßt die Hauptmasse in ein Becherglas fallen und spritzt den Rest mit starker Salpetersäure (1 : 1) nach, worauf im bedeckten Gefäß bei Vorhandensein von ungefähr 50 ccm Säure längere Zeit gekocht wird (25—30 Minuten), um sicher alle durch Salpetersäure zersetzbaren Sulfide zu lösen. Zuvor hat man das abgespritzte Filter für sich durch wiederholtes Übergießen mit der kochend heißen Säure extrahiert und diese Flüssigkeiten mit der Hauptmischung vereinigt. Nach dem Verdünnen, Abfiltrieren und Auswaschen des vollkommen beständigen Quecksilbersulfids bringt man letzteres (inklusive der auf dem ersten Filter verbliebenen Spuren) entweder durch Behandlung mit verdünntem Königswasser (1 : 1) oder durch Kochen mit Kaliumchloratlösung unter Zusatz von konz. HCl in Lösung, filtriert von ausgeschiedenem Schwefel ab und bestimmt das Quecksilber nach S. 117. Die genauesten Resultate erzielt man, wenn man die beiden restierenden Filter getrocknet in einer Porzellanschale mit roter rauchender Salpetersäure von 1.4—1.5 D. löst, dieselbe größtenteils verdampft, dann vorsichtig mit etwas H_2O vermischt, jetzt die Hauptmenge des Niederschlags hinzufügt und endlich durch Herstellung von Königswasser, Erwärmen und späteren Zusatz von Brom alles in Lösung bringt u. s. f.

Die Weiterverarbeitung der in Salpetersäure löslichen Metallsulfide geschieht nach schon angegebenen oder noch zu beschreibenden Methoden.

Anm. 1. Bei allen Quecksilbertrennungen auf flüssigem Wege beachte man auch die Flüchtigkeit von Quecksilberchlorid in kochenden und verdampfenden Lösungen.

Anm. 2. Die obige Trennung des Quecksilbers von Ag, Pb, Bi, Cu und Cd vermittelst Salpetersäure setzt eine absolut chlorfreie Säure voraus, weil sonst entsprechende Mengen von Quecksilber in die Lösung gehen.[1] Inwieweit stark saure Metallsalzlösungen auf Quecksilbersulfid lösend einzuwirken imstande sind, darüber liegen noch keine speziellen exakten Versuche vor, ebensowenig wie über das eventuelle Verbleiben von Silbersulfidspuren etc. bei dem Quecksilbersulfid. Auch ist bei dem Salpetersäureverfahren die Gegenwart von organischen Substanzen, desgleichen die Bil-

[1] Aus Silbersulfid entsteht unlösliches Chlorsilber.

dung reichlicher Mengen salpetriger Säure, Untersalpetersäure etc. zu vermeiden, weil diese auf das Schwefelquecksilber reduzierend und somit auch lösend einwirken können. Aus letzterem Grunde darf das Filter in der Salpetersäure nicht mitgekocht werden.

Anm. 3. Es ist vor allem dafür Sorge zu tragen, daß die ursprüngliche mit Schwefelwasserstoff zu fällende Metallsalzlösung nicht die geringsten Spuren von Quecksilberoxydulverbindung mehr enthält, denn dadurch geht später Quecksilber in die salpetersaure Auskochung über.

II. Quecksilber von Silber [XL].

1) Mit verdünnter Salzsäure. Die verdünnte, wenigstens 3—5 ccm konz. Salpetersäure enthaltende Lösung beider Metalle wird so lange gekocht, bis alles Quecksilber sicher nur als Oxydsalz vorhanden ist, wonach man das Silber mit Salzsäure ausfällt. Den weiteren Verlauf der Analyse vergl. S. 9 u. 117.

2) Mit Kaliumcyanid, das Quecksilber als Oxydsalz vorausgesetzt. Man neutralisiert die noch salpetersaure Lösung der Metalle mit Natronlauge, bis ein entstehender Niederschlag erst langsam wieder verschwindet, fügt umrührend zu der klaren Flüssigkeit eine frisch bereitete reine Cyankaliumlösung, bis sich das anfangs herausfallende Silbercyanid wieder vollkommen aufgelöst hat und säuert nun unter dem Zugschrank vorsichtig mit verdünnter Salpetersäure an. Nach kurzem schwachen Erwärmen der Fällung läßt man erkalten und die Flüssigkeit sich klären, um darnach das erhaltene Silbercyanid abzufiltrieren, mit kaltem Wasser zu waschen und auf einem bei 100° getrockneten, gewogenen Filter zu bestimmen.

Anmerkung. Mit kochender Salpetersäure zersetzt sich allmählich das Cyansilber und löst sich darin auf.

III. Quecksilber von Blei[1] [XLI].*

1) Mit Wasserstoffsuperoxyd. Die abgewogenen Mengen von Bleinitrat (0.4 g) und Quecksilberoxyd (0.3 g) werden in einer Porzellanschale (bedeckt) mit 10 ccm konz. Salpetersäure und 50 ccm Wasser auf dem Wasserbade bis zur vollständigen Lösung erwärmt, worauf man diese Flüssigkeit in eine Mischung von 25—30 konz. Ammoniak, 25 ccm 3—4proz. Wasserstoffsuperoxyd und 50 Wasser eingießt. Zu beachten ist wieder bei dieser Fällung, daß man den Bleiniederschlag einige Zeit (3—4 Stunden) unter öfterem Umrühren stehen läßt, weil sonst Spuren von Blei gelöst bleiben können. Man filtriert nunmehr das Bleihyperoxyd-

[1] Ber. **28**, 995.

hydrat ab, wäscht es mit kaltem Wasser hinreichend aus, löst den Niederschlag in verdünnter Salpetersäure (in Summa 10 ccm konz. Säure entsprechend) unter gleichzeitigem Zusatz von Wasserstoffsuperoxyd direkt auf dem Filter und fällt nochmals wie oben. Das Blei wird als PbO im Platintiegel gewogen (S. 158). Durch Benutzung des Tröpfeltrichters, anfängliches Auswaschen des Niederschlags mit wasserstoffsuperoxydhaltigem verdünntem Ammoniak, bezw. durch Ersatz der Salpetersäure mit Eisessig wird man sich voraussichtlich die Wiederholung der Bleifällung ersparen können.

2) Mit Schwefelsäure und Alkohol. Die heiße salzsäurehaltige Lösung von Blei- und Mercurisalz im Betrage von 120 ccm wird mit 5—10 ccm verdünnter Schwefelsäure und 20—25 ccm Alkohol versetzt und mit der Fällung im wesentlichen wie auf S. 89 verfahren. Es ist gut, den Auswaschalkohol entsprechend verdünnter zu nehmen als dort und ihm anfangs etwas Schwefelsäure beizugeben. Nach Verjagung des Filtratalkohols fällt man das Quecksilber entweder als Sulfid, oder als Chlorür (vgl. V. Quecksilber von Kupfer und Cadmium).

Anmerkung. Das erhaltene Bleisulfat kann leicht durch basisches Quecksilbersulfat verunreinigt sein.

3) Mit Cyankalium, das Quecksilber als Oxydsalz vorausgesetzt. Die salpetersaure Lösung beider ist zunächst mit Natron zu neutralisieren, darauf mit reinem überschüssigen Kaliumcyanid auszufällen und einige Zeit zu erhitzen. Das gesammelte und mit Wasser gewaschene Bleicyanür wird neuerdings in Salpetersäure gelöst und hieraus das Blei mit Wasserstoffsuperoxyd-Ammoniak nach der umgekehrten Fällungsmanier (S. 77) wieder abgeschieden. Man prüfe das Filtrat dieser Fällung auf das Vorhandensein von Quecksilber.

Die alkalische Quecksilbercyanidlösung kann direkt mit Schwefelwasserstoff (warm) gefällt werden. Da dieser Niederschlag aber nicht alkalifrei zu waschen ist, muß man ihn noch einmal lösen u. s. f. (S. 80).

IV. Quecksilber von Silber und Blei, das Quecksilber als Oxydsalz vorausgesetzt.

Liegt eine Trennung der obigen drei Metalle vor, so fällt man vorerst das Silber in salpeter- oder essigsaurer Lösung entweder als Chlorsilber nach S. 68, oder in sehr schwach salpetersaurer Lösung durch Cyankalium als Silbercyanid (vergl. S. 81 und II. 2). Nach dem Eintrocknen des diesbezüglichen Filtrates und der Wiederaufnahme des Trockenrückstandes in 10—15 ccm Wasser und 10 ccm Eisessig trennt man Quecksilber von Blei (nach III. 1).

V. Quecksilber von Kupfer und von Cadmium [XLII].*

1) Das Quecksilber ist als lösliches Oxydulsalz gegeben. Man löst das feingepulverte Metallsalzgemisch in kaltem Wasser unter Zusatz der nötigen Menge Schwefelsäure oder Essigsäure und fällt sodann alles Quecksilber durch eine Kochsalzlösung als Chlorür. Nach dem Absitzen des Niederschlags sammelt man ihn auf einem gewogenen Filter, wäscht mit kaltem Wasser aus und trocknet bei 100^0 bis zur Gewichtskonstanz.

2) Das Quecksilber liegt in der Form von Oxyd vor. In diesem Falle wird man das abgewogene Gemisch in Wasser unter Mitwirkung von Salzsäure auflösen und das Quecksilber durch Zusatz von phosphoriger Säure in unlösliches Chlorür überführen, wozu die letztere Flüssigkeit 12 Stunden in der Kälte stehen bleibt.

Aus dem Filtrate von 1) kann das Kupfer entweder durch Natronlauge oder durch Rhodankalium gefällt werden, bei 2) ist aber infolge der Gegenwart von Phosphorsäure und phosphoriger Säure der Schwefelwasserstoffausfällung der Vorzug zu geben. Die Cadmiumlösung kann bei 1) mit Kalium- oder Natriumkarbonat behandelt werden, dagegen nicht bei 2), wo mit Schwefelwasserstoff gefällt werden muß. Befinden sich Kupfer und Kadmium im Filtrat, so bewerkstelligt man deren Trennung nach den S. 95 beschriebenen Grundlagen.

Anm. 1. Zur Reduktion der Quecksilberoxydverbindungen verwendet man am einfachsten das Gemisch von phosphoriger Säure, Phosphorsäure und Unterphosphorsäure, welches bei der langsamen Oxydation von angefeuchtetem Phosphor an der Luft entsteht. Anderenfalls stellt man sich aus Phosphorchlorür und Wasser eine geeignete Lösung von phosphoriger Säure dar.

Anm. 2. Die Fällung des Quecksilbers in der Form von Chlorür dient auch zur Trennung der Quecksilberoxydul- von den Quecksilberoxydverbindungen, sowie ganz allgemein zu derjenigen von den Alkalien, alkalischen Erden und Schwefelammonmetallen.

Allgemein trennbar ist schließlich das Quecksilber von allen denjenigen Metallen, welche mit Zinnchlorür in salzsaurer Lösung nicht gefällt werden. Hierzu kocht man die betreffenden salzsauren Auflösungen, welche frei von Salpetersäure sein müssen, am aufrechten Kühler mit dem überschüssigen Reagens, sammelt nach dem Erkalten alles metallisch ausgeschiedene Quecksilber auf einem Filter, wäscht es mit kaltem Wasser unter Zusatz von verdünnter Salzsäure aus, giebt das feuchte Filter in ein kleines Bechergläschen, löst in heißer, nicht zu verdünnter Salpetersäure, filtriert, trocknet ein, nimmt in Wasser und Salzsäure wieder auf und fällt mit Schwefelwasserstoffgas. Die Wägung als metallisches Quecksilber ist schwierig und zu leicht mit Verlusten verknüpft, so daß man nicht wohl dazu raten kann. Recht erwünscht wären einige Versuche, das metallisch isolierte Quecksilber im Wasserdampfstrome nach Alkalischmachung der Flüssigkeit überzudestillieren.

VI. Quecksilber von Wismut[1] [XLIII].*

Diese Trennung erfolgt nach der Wasserstoffsuperoxydmethode genau so, wie diejenige von Quecksilber und Blei (III. 1). Als geeignetes Ausgangsmaterial benutzt man metallisches Wismut oder Wismutoxyd und Quecksilberoxyd. Unter Beobachtung der a. a. O. gegebenen speziellen Vorschriften ist für eine genaue Bestimmung des Wismuts neben Quecksilber eine einmalige Fällung des ersteren völlig ausreichend, was bereits durch besondere Versuche festgestellt wurde.

Die Fällung des Quecksilbers in dem Wismut-Filtrat als HgS wird wie bei der Trennung von Quecksilber und Mangan vorgenommen (S. 70).

Anmerkung. Unsichere Resultate liefert hier die Fällung des Wismuts als Oxychlorid oder als basisches Nitrat, weil bei Ausschluß aller freien Säure basisches Quecksilbersalz mitfällt und bei Gegenwart solcher etwas Wismut gelöst bleiben würde.

VII. Silber von Blei[2] [XLIV].

1) Durch Salzsäure s. S. 68.

2) Durch Wasserstoffsuperoxyd. Je 0.35—0.4 g Silber- und Bleinitrat werden in 25 ccm Wasser und 5 konz. Salpetersäure gelöst, worauf man diese Flüssigkeit durch den Tropftrichter unter fortwährendem Umrühren in ein Gemisch von 25 konz. Ammoniak und 40 ccm Wasserstoffsuperoxyd tröpfeln läßt. Nach

[1] Ber. **28**, 994.
[2] Ber. **26**, 1496.

längerem Stehenlassen (3—6 Stunden) unter zeitweiligen Umrührungen sammelt man den Niederschlag auf einem Filter, wäscht ihn zuerst mit verdünntem Ammoniak und am Schluß mit kaltem Wasser sorgsam aus (Platin-Probe), trocknet und wägt als PbO im Platintiegel (S. 158).

Das ammoniakalische Filtrat des durch Wasserstoffsuperoxyd ausgefällten Bleis wird zunächst in einer geräumigen Berliner Porzellanschale konzentriert bis zur Verjagung des überschüssigen Ammoniaks, dann einige Zeit, nach Zusatz überschüssiger Salpetersäure, erhitzt und durch ein nasses Filter gegossen. Fast regelmäßig beobachtet man nämlich in der salpetersauren Flüssigkeit das Vorhandensein geringer Mengen unlöslicher Silberverbindungen, die man nach dem Abfiltrieren durch eine successive Behandlung des Filters mit Ammoniak, späterhin mit kochendem Wasser und heißer verdünnter Salpetersäure wieder mit dem Filtrat vereinigt. Das Silber wird schließlich in der üblichen Art gefällt und bestimmt (S. 10).

Anm. 1. Fällt man umgekehrt eine saure Silber-Blei-Lösung mit überschüssigem Ammoniak-Wasserstoffsuperoxyd, so verbleibt durchschnittlich ein halbes Prozent Blei gelöst, was sich hier aber dadurch verhüten läßt, daß man nachträglich der Fällung 5 ccm einer kaltgesättigten Lösung von Ammonkarbonat hinzufügt. Das gleiche bewirkt ein kleiner Zusatz von Ammonsulfat.

Anm. 2. Die Wägung des Bleis als Bleisulfat (Lösung des Bleihyperoxyds in verdünnter Salpetersäure etc.) ist infolge größeren Zeitverbrauches erst in zweiter Linie zu empfehlen.

Anm. 3. Das Blei kann durch Schwefelsäure und Alkohol nicht von dem Silber getrennt werden, weil sich der Bleisulfatfällung Silbersulfat beimengt.

3) Durch Chromsäure.[1] Diese Trennung gelingt sehr vollkommen nach folgender Vorschrift: Man löst je 0.5—0.6 g der Nitrate in 100 ccm Wasser, fügt 2 ccm verdünnte Salpetersäure hinzu, fällt die in einer geräumigen Berliner Porzellanschale befindliche kochende Flüssigkeit mit einer ebenfalls kochenden 10 proz., annähernd berechneten Kaliumbichromatlösung,[2] fügt jetzt unter Umrühren 15 ccm verdünntes Ammoniak (1 : 3) hinzu und erwärmt die restierende Bleichromatfällung 15—20 Minuten auf einem Wasserbade. Nach dem Erkalten der Flüssigkeit wird ohne Verzug abfiltriert, der Niederschlag kalt zunächst mit schwach ammo-

[1] Ber. **26**, 1500.

[2] Die Berechnung liefert bei je 0·6 g angewandter Nitratmenge 0·53 g (abgerundet 0·6 g) $K_2Cr_2O_7$ = 6 ccm der 10 proz. Lösung.

niakalischem Wasser (3—4 mal) und schließlich nur mit Wasser vollständig ausgewaschen. Dieses Bleichromat ist leicht auswaschbar (6—8 maliges Waschen genügt durchschnittlich) und läuft dabei niemals trübe durch das Filter. Die Wägung des Bleichromats erfolgt am besten durch Veraschung nach S. 90.

Zur Ausfällung des Silbers säuert man das ammoniakalische Filtrat vom Bleichromat vorsichtig mit Salpetersäure an unter Vermeidung eines unnötigen Überschusses und fällt als Chlorid aus der ziemlich verdünnten Lösung. Man kann auch zuvor das in der Flüssigkeit befindliche freie Ammoniak durch Abdampfung verjagen und darnach erst sauer machen.

VIII. Silber von Wismut[1] [XLV].*

1) Durch Wasserstoffsuperoxyd. Diese Trennung kann genau wie bei Silber + Blei (VII. 2) vorgenommen werden. Das mit wasserstoffsuperoxydhaltigem verdünntem Ammoniak und Wasser gewaschene Wismuthyperoxydhydrat wird im Platintiegel als Bi_2O_3 gewogen (S. 158) und das Silber des Filtrats wie oben als Chlorsilber gefällt u. s. f. (S. 85).

2) Die Abscheidung des Wismuts als basisches Nitrat vergl. IX.

3) Bei der Ausfällung des Silbers als Chlorsilber hat reichlich freie Säure (Salpetersäure oder Essigsäure) zugegen zu sein, um die Bildung von unlöslichem basischem Wismutsalz zu verhüten. Das Chlorsilber muß unter Zuhilfenahme verdünnter Salpetersäure 1 : 3 (eine Spritzflasche mit Schliffeinsatz damit füllen) gesammelt und ausgewaschen werden, worauf man die restierende Säure mit heißem Wasser verdrängt.

Nach Verdampfung aller überflüssigen Säure im Filtrat fällt man das Wismut als Hyperoxydhydrat (S. 77 u. 158) und wägt es als Oxyd.

IX. Blei von Wismut [XLVI].*

Modifikation I. Man giebt 0.35—0.4 g metallisches Wismut und 0.4—0.5 g Bleinitrat, resp. 0.75—0.8 g einer Wismutbleilegierung in ein großes, wenigstens 750 ccm fassendes Becherglas, überschichtet das Gemenge mit 50 ccm verdünnter Salpetersäure 1 : 3, löst und verdampft auf dem Wasserbade bis zur Syrupkonsistenz, worauf man mehrere Male unter Umrühren kleine Mengen warmes Wasser hinzufügt, um eine dünne Lösung her-

[1] Ber. **26**, 1499.

zustellen, und dann von neuem eindickt, bis schließlich keine Salpetersäure mehr zu riechen ist. Auf diesen Rückstand werden nun 500 ccm kaltes Wasser (1 Gramm Ammonnitrat enthaltend) gegossen, die sich bildenden basischen körnigen Salze von $Bi(OH)(NO_3)_2$ und $Bi(OH)_2NO_3$ ordentlich verrührt und zerteilt, eine Stunde stehen gelassen, filtriert und gleichfalls mit Ammonnitrat-Wasser 1 : 500 gewaschen. Nach dem Trocknen des Niederschlags bei 95° erfolgt die Veraschung und Wägung als Bi_2O_3 wie S. 158. Da die bei dem Erhitzen entweichenden Salpetersäuredämpfe leicht etwas Substanz mitreißen, so vertreibt man die Hauptmasse derselben im kleinen Nickelbecher bei Siebbrennerhitze und erst den Rest durch direktes Glühen.

In dem entsprechend eingedampften Wismutfiltrat wird das Blei entweder mit $H_2O_2 — NH_3$, oder mit H_2SO_4-Alkohol gefällt.

Modifikation II. Man löst das Wismutblei in einem geringen Überschuß von Salpetersäure (kleines Porzellanschälchen), giebt diese Flüssigkeit in die obige Wassermenge (mit verdünnter Salpetersäure ausspülen) und fügt nun umrührend tropfenweise so lange starkes Ammoniak hinzu, bis die Flüssigkeit nur noch schwach sauer reagiert.[1]

Durch die Fällung als basisches Nitrat ist das Wismut von allen anderen Metallen, mit alleiniger Ausnahme von Antimon, Zinn und Quecksilber, trennbar.

Ebenso vollständig läßt sich das Wismut aus salzsaurer Lösung als Wismut-Oxychlorid ausscheiden (Trennung von Silber und Blei hier ausgeschlossen). Die Wägung dieses Niederschlags auf einem gewogenen, bei 100° getrockneten Filter fällt nicht genau aus, da dieser Verbindung bei dem Auswaschen mit kaltem Wasser etwas Chlor entzogen wird. Vollständig zu verwerfen sind die Wägungen des aus Cyankaliumschmelzen gewonnenen metallischen Wismuts, weil nicht nur Porzellanstückchen sich von den hierzu genommenen Tiegeln mechanisch ablösen, sondern auch in Wasser lösliches Kaliumsilikat (aus der Tiegelmasse) entsteht, so daß dadurch alle etwa anbringbaren Korrektur-Rückwägungen[2] illusorisch werden.

---

[1] Bei einer Trennung von Wismut und Kupfer kann man auch überschüssiges Ammoniak bis zum bleibenden Auftreten der blauen Kupferoxyd-Ammoniakfärbung in die Flüssigkeit hineinrühren, worauf man mit verdünnter Salpetersäure eben wieder entfärbt.

[2] Es bleiben einerseits Metallbeschläge in dem zur Cyankalium-Schmelze

X. Blei und Kupfer[1] [XLVII].*

1. Die Wasserstoffsuperoxydmethode.

Zur Ausführung der Trennung werden ungefähr 0.5 g Bleinitrat und 0.3 g metallisches Kupfer in einem bedeckten Bechergläschen mit 50 Wasser und 10 ccm konz. Salpetersäure auf dem Wasserbade gelöst, um sodann diese Flüssigkeit aus einem kleinen Hahntrichter unter tüchtigem Umrühren in ein Gemisch von 30—40 ccm konz. Ammoniak und 50—75 ccm 3proz. Wasserstoffsuperoxyd hineinzutröpfeln. Nach 3—6stündigem Stehenlassen (vergl. S. 85 u. 135) wird abfiltriert und der gelblichbraune Niederschlag von Bleihyperoxyd zunächst kalt mit einer Mischung von Wasserstoffhyperoxyd (1 Vol.), konz. Ammoniak (1 Vol.) und Wasser (6—8 Vol.) mindestens 5mal gewaschen, bis die blaue Kupferfarbe im Filterpapier nicht mehr sichtbar ist, hierauf mit verdünntem, etwa 70° warmem Ammoniak (1 : 8) und am Ende mit gleich heißem Wasser. Die Weiterbehandlung und Wägung der Fällung erfolgt nach S. 158 und diejenige des im Filtrat befindlichen Kupfers nach S. 53.

Anm. 1. Wendet man zur Ausfällung des Bleies einen reichlichen Überschuß von Wasserstoffhyperoxyd an (80—125 ccm und mehr), so nimmt der zuerst braune Niederschlag hellere Farben an und geht größtenteils in weiße, lebhaft perlmutterglänzende, unter dem Mikroskope scharfe Konturen zeigende Blättchen über, welche sich ebenfalls als vollkommen unlöslich in kaltem wie heißem Wasser und desgleichen in verdünntem Ammoniak erweisen. Dieselben sinken in der Flüssigkeit rasch zu Boden und lassen für die Zwecke des Auswaschens, Glühens und Wägens dieselbe Behandlung zu, wie die flockige Ausscheidung von Bleihyperoxydhydrat. Ihre Zusammensetzung werde ich bei Gelegenheit feststellen.

Anm. 2. Will man noch vorteilhafter eine essigsaure Metalllösung verarbeiten, so empfiehlt sich als Trennungsmaterial neben dem Bleinitrat reines Kupferoxyd, bezw. -acetat von bekanntem, sicherem Kupfergehalt. Hat man hingegen ein Gemenge von Bleinitrat und Kupfersulfat zu analysieren, so kann man das bei der Auflösung sich bildende Bleisulfat durch Zusatz von 5 oder 10 ccm Eisessig und 10 bezw. 20 ccm Ammoniak wieder in Lösung bringen (vgl. S. 74) und nun diese ammoniakalische Flüssigkeit in das Wasserstoffsuperoxyd-Ammoniak tröpfeln.

Anm. 3. Läuft infolge von Zufälligkeiten der Bleiniederschlag anfänglich eine Spur getrübt durch, so werden die ersten Filtratmengen von neuem durch dasselbe Filter zurückgegeben.

---

genommenen Porzellantiegel haften (mechanisch nicht entfernbar), andererseits mengen sich den beweglichen Metallteilen Porzellanstückchen bei!

[1] Ber. **26**, 2329 u. 2331.

Anm. 4. Es ist für die Blei-Kupfertrennung noch das Formiat-Verfahren zu studieren, desgleichen diesbezügliches Fortwaschen des Kupfers mit ammoniakalischem Ammonformiat bezw. Ammonacetat (S. 52).

2. Die Schwefelsäure-Alkohol-Methode.

Zur Anwendung dieses Verfahrens wird Bleinitrat zusammen mit metallischem Kupfer in 100 ccm Wasser und der erforderlichen Menge Salpetersäure gelöst, das Blei hierauf siedend heiß mit verdünnter kochender Schwefelsäure (vergl. S. 3) gefällt, das Becherglas vom Feuer genommen und die Flüssigkeit mit dem gleichen Volumen 90grädigem Alkohol vermischt, welche Fällung so lange bedeckt auf dem Wasserbade zu erhitzen ist (drei bis sechs Stunden), bis sich die über dem Niederschlag befindliche Lösung völlig geklärt hat. Nach dem Erkalten filtriert man ab, wäscht das gesammelte Bleisulfat mit kaltem 50proz. Spiritus aus und trocknet es gut bei 90^0, worauf die saubere Trennung von Niederschlag und Filterpapier erfolgt behufs sorgfältigster Veraschung des letzteren in einem gewogenen Porzellantiegel. Über der Filterasche verdampft man zur Wiederaufnahme von reduziertem metallischem Blei einige Kubikcentimeter verdünnte Salpetersäure, durchfeuchtet den Rückstand mit 2—5 Tropfen Schwefelsäure, raucht den Überschuß mit rotierendem Flämmchen ab, fügt nunmehr die Hauptmenge des Bleisulfats hinzu und glüht 10—15 Minuten hindurch, zum Schluß mit ganzer Flamme.

In dem alkoholischen Filtrat ist zunächst der Alkohol zu verdampfen, sodann verdünnt man stark und fällt in der Wärme das Kupfer mit Schwefelwasserstoffgas. Mit Natronlauge kann das Kupfer nicht gefällt werden infolge des Vorhandenseins organischer Substanzen (aus der Einwirkung der Salpetersäure und Schwefelsäure auf den Alkohol), wodurch dasselbe teilweise gelöst bleibt. Die weitere Verarbeitung des Kupfersulfids vergl. S. 33.

Der Ausscheidung des Kupfers als Rhodanür steht öfters die Gegenwart zu großer Mengen von freier Salpetersäure und Schwefelsäure hindernd entgegen. Hat man solche durch gewissenhaftes Arbeiten vermieden, so neutralisiert man mit reinem Natron, säuert event. mit Essigsäure oder Salzsäure wieder an und fällt in nicht zu verdünnter Lösung mit Rhodanammon (vergl. S. 35).

Das Sulfatverfahren gewährt keinerlei Vorteile gegenüber der gleichfalls ganz genauen und dabei glatt durchführbaren Wasserstoffsuperoxydmethode. Ein entschiedener Vorzug der letzteren ist es aber, daß man mit ihrer Hülfe in Bleisalzen und deren Gemischen mit anderen Metallen gleichzeitig ihren Schwefelsäuregehalt zu ermitteln vermag (vergl. S. 135).

3. Die Chromatmethode.

a) In ammoniakalischer Lösung.

Gelöst werden 0.4—0.5 g Bleinitrat oder Bleizucker und 0.3—0.4 g metallisches Kupfer resp. Kupferoxyd in der nötigen Menge Salpetersäure unter Zusatz entsprechender Quantitäten Wasser, hierauf fast zur Trockne eingedunstet, in 100 ccm Wasser inkl. 3—4 ccm verdünnter Salpetersäure neuerdings gelöst und in der Kochhitze mit 8—10 ccm einer 10proz. Kaliumbichromatlösung gefällt (Theorie für 1 g (à 0.5 g) der Nitrate = 0.81 g $K_2Cr_2O_7$ = 9 ccm Bichromatlösung wenigstens). Jetzt fügt man unter Umrühren 25—30 ccm verdünntes Ammoniak hinzu, um das in Lösung gehaltene Bleichromat niederzuschlagen, erhitzt noch bedeckt 15—20 Minuten auf dem kochenden Wasserbade, läßt erkalten, filtriert alsdann ohne Verzug ab und wäscht den Niederschlag zuerst mit kaltem schwach ammoniakalischem Wasser, am Ende blos mit Wasser sorgfältigst aus. Das zurückbleibende Bleichromat wird entweder auf einem bei 100° getrockneten und gewogenen Filter (S. 120), oder nach der Veraschungsmethode gewogen. Im letzteren Falle hat man die Fällung sehr gut bei 90° zu trocknen und den Niederschlag möglichst vollständig vom Filter zu entfernen, ehe man letzteres in einem Porzellantiegel für sich verascht, um später das beiseite gestellte Bleichromat hinzuzufügen. Es empfiehlt sich, vorerst über der Filterasche einige Tropfen ammoniakalisches Wasserstoffsuperoxyd zur Wiederoxydation von Chromoxyd zu verdampfen.

b) In essigsaurer Lösung.

Hierzu werden ca. je 0.35 g Bleinitrat und metallisches Kupfer in einem größeren Becherglase mit etwas Wasser und der erforderlichen Menge Salpetersäure gelöst, auf dem H_2Obade neuerdings eingetrocknet, in 100 Wasser und 1 ccm Eisessig wieder aufgenommen, mit 10—15 ccm Natriumacetat (10%) versetzt und durch 0.3—0.5 g Kaliumbichromat gefällt. Den gelben Niederschlag von Bleichromat stellt man so lange auf das kochende

Wasserbad, bis völliges Absitzen desselben erfolgt ist, läßt jetzt erkalten, filtriert nun erst ab und wäscht mit kaltem H_2O aus. Die schließliche Wägung des Bleis erfolgt wie in dem vorhergehenden Beispiel 3a.

Zu dem alles Kupfer enthaltenden Filtrat fügt man 5 ccm konz. Schwefelsäure und fällt es in der Hitze mit Schwefelwasserstoff (vergl. S. 33). Die Weiterbehandlung des erhaltenen Kupfersulfids s. ebenda. Man beachte, daß demselben eine bestimmte Quantität Schwefel beigemengt ist gemäß der Gleichung:

$$2CrO_3 + 3H_2S + 6HCl = 2CrCl_3 + 6H_2O + 3S.$$

XI. Blei von Cadmium [XLVIII].*

1. Wasserstoffsuperoxyd-Methode.[1]

Hier dient als Ausgangsmaterial einerseits reines Cadmiummetall oder Cadmiumoxyd,[2] andererseits aus heißer Lösung umkrystallisiertes und bei 100° getrocknetes Bleinitrat. Je 0.5 g dieser Substanzen übergießt man in einer Henkelschale mit 25 bis 30 ccm warmem Wasser, fügt 5 ccm konz. Salpetersäure hinzu und dampft die Lösung zur Trockne ein. Der Trockenrückstand wird mit 5 ccm konz. Salpetersäure und 30 ccm Wasser aufgenommen und kalt in eine Mischung von 15 ccm konz. Ammoniak und 30 ccm Wasserstoffhyperoxyd unter Umrühren eingetragen. Dabei entsteht anfänglich ein schwarzbrauner Niederschlag, der sich aber bald rotgelb färbt und unmittelbar zu Boden sinkt. Der entstandene Niederschlag wird 4—5 Stunden stehen gelassen, dabei mehrmals aufgerührt, aufs Filter gebracht und ausgewaschen, wie solches bei der ersten Trennung von Wismut und Cadmium angegeben ist (S. 94). Da sich dieser Niederschlag nicht völlig cadmiumfrei erweist, so ist auch hier eine abermalige Fällung notwendig. Die Ausführung der letzteren, die Isolierung des Cadmiums in den Filtraten, sowie die Verwandlung der zweimaligen Fällung in die einmalige siehe bei der nachstehenden Trennung von Wismut und Cadmium.

2. Mit Schwefelsäure und Alkohol wie bei Blei und Kupfer S. 89.

---

[1] Z. f. anorg. Chem. **8**, 305.

[2] Verfügt man über große Cadmiumsulfatkrystalle, so zerkleinert man eine größere Menge derselben, vermischt gut und stellt deren Cadmiumoxydgehalt durch einige genaue Sonderbestimmungen fest.

XII. Wismut von Kupfer[1] [XLIX].*

1. Fällung des Wismuts in der Kälte.

Als ein sehr geeignetes Ausgangsmaterial benutzt man die Metalle selbst in ihrem reinsten Zustande. Man löst hiervon je ca. 0.3 g mit 7.5—10 ccm konz. Salpetersäure in einer großen Porzellanhenkelschale auf, verdünnt alsdann mit 50 ccm Wasser und fällt jetzt das Wismut, indem man diese Flüssigkeit in eine Mischung von 50 ccm dreiproz. Wasserstoffsuperoxyd und 30 ccm konz. Ammoniak eintröpfelt. Der entstehende mattgelbe, kleinflockige Niederschlag von Wismuthyperoxyd setzt sich in der Flüssigkeit rasch zu Boden. Die erhaltene Fällung bleibt zweckmäßig einige Minuten stehen und wird vor dem Abfiltrieren noch mit 100 ccm Wasser verdünnt zur Abschwächung der chemischen Wirkungen von seiten der überschüssigen Reagentien auf das Filtrierpapier. Den auf das Filter gebrachten Niederschlag wäscht man unter verschiedenen Verhältnissen aus, zuerst mit einer Mischung von 2 Volumenteilen Wasserstoffsuperoxyd, 1 Volumen konz. Ammoniak und 8 Volumen Wasser, alsdann mit warmem, stark verdünntem Ammoniak (1 : 8) und zuletzt nur mit heißem Wasser, bis das Waschwasser auf Platinblech keinen Rückstand mehr giebt. Um genaue Resultate zu erzielen, hauptsächlich um das Wismut gleich bei der ersten Fällung möglichst kupferfrei zu bekommen, muß das Auswaschen anhaltend und mit peinlichster Sorgfalt geschehen. Man achte besonders darauf, daß auch die von dem Niederschlage nicht berührten Filterpartien, vor allem die Filterränder wiederholt extrahiert werden, und halte, um ein Urteil über den Erfolg zu gewinnen, ab und zu den Trichter gegen das Licht, zur Erkennung eines etwa noch vorhandenen bläulichen Scheines; desgleichen darf man nicht einen zu kräftig herausgeblasenen Waschstrahl gebrauchen, da sonst das Filterpapier leicht verletzt wird und dadurch geringe Teilchen des Niederschlags mechanisch mit hindurchgeführt werden. Nach vollendetem Auswaschen trocknet man den Niederschlag bei 90—95^{0} im Luftbade, um schließlich als Oxyd im Platintiegel zu wägen (S. 158).

Das alles Kupfer gelöst enthaltende Filtrat vom Wismut dampft man zunächst zur Verjagung des überschüssigen Ammoniaks

[1] Ber. **26**, 2908.

in einer Berliner Schale stark ein, fügt alsdann 15 ccm konz. Schwefelsäure hinzu und erhitzt nun so lange, bis alle Salpetersäure vollständig verjagt ist, worauf man verdünnt, in ein größeres Becherglas abfiltriert, die Flüssigkeit wenigstens auf 350 ccm Volumen bringt und das Kupfer als Sulfid unter fortdauernder Erwärmung mit Schwefelwasserstoff fällt, und zwar so lange das Gas einleitet, bis sich der Niederschlag, rein schwarz gefärbt, rasch auf dem Boden des Gefässes ablagert. Ein so ausgeschiedenes Kupfersulfid ist sehr schnell abfiltrierbar und läuft beim Auswaschen mit heißem, etwas schwefelwasserstoffhaltigem Wasser niemals trübe durch (S. 32). Man hüte sich aber hierbei möglichst vor zu gewaltsamem Aufspritzen des Waschwassers, wodurch ebenfalls und zwar mechanisch ein solch lästiges Verhalten des Niederschlages hervorgerufen werden kann. Als ein vorzügliches Schutzmittel gegen das Trübedurchlaufen erweist sich stets ein kunstgerechtes direktes Aufgießen des Waschwassers aus einem kleinen, mit Ausguß versehenen Bechergläschen. Das ausgewaschene Kupfersulfid ist nach den Angaben auf S. 33, 147 u. 149 weiter zu behandeln.

2. Fällung des Wismuts unter gleichzeitiger Anwendung von Wärme.

a) Erhitzung des Wismuthyperoxydhydrats ohne Gegenwart von Hydroxylamin.

0.3 g Wismutmetall und 0.3 g Kupfer werden in einer großen Berliner Schale in 5 ccm konz. Salpetersäure aufgelöst, mit 100 ccm Wasser verdünnt und zunächst kalt in einer Mischung von 40—50 ccm Wasserstoffsuperoxyd und 30 ccm konz. Ammoniak ausgefällt; hierauf erhitzt man diese Fällung 5—10 Minuten lang auf dem kochenden Wasserbade, fügt jetzt noch 50 ccm kochendes Wasser hinzu und filtriert sofort heiß ab. Den vorhandenen mattgelben, geringvolumigen Niederschlag wäscht man alsdann mit einer Mischung von 2 Volumenteilen Wasserstoffsuperoxyd und 1 Volumenteil konz. Ammoniak, welcher man unmittelbar vor dem Gebrauch 8 Volumenteile heißes Wasser hinzugefügt hat, aus; zuletzt wird nur warmes Wasser genommen. Die bei dem Auswaschen zu beobachtenden Vorsichtsmaßregeln sind dieselben, wie bei der Wismutfällung ohne jede Anwendung von Wärme.

b) Die Fällung des Wismuts bei gleichzeitiger Gegenwart von Hydroxylamin.

Bei Gegenwart von 2—3 g Hydroxylaminchlorid nimmt das vorerst in der Kälte gefällte körnig-amorphe, gelbliche Wismuthyperoxydhydrat eine weiße Farbe und krystallinische Beschaffenheit an (mikroskopische Nädelchen), welche erstmalige Ausscheidung aber Spuren von Kupfer hartnäckig zurückhält, die leicht und rasch durch eine zweite Fällung vollkommen beseitigt werden können. Der Hydroxylaminniederschlag ist noch leichter filtrierbar, wie die Fällung a.

Anm. 1. Im Vergleich zu der Trennung des Wismuts vom Kupfer entweder nur durch Fällung des ersteren mit überschüssigem Ammoniak oder durch überschüssiges Ammonkarbonat gestalten sich die vorstehenden Fällungsarten wesentlich verschieden. Die bloße Ammoniakfällung kann drei bis viermal wiederholt werden, ohne daß dadurch das Wismut völlig kupferfrei erhalten wird, und ähnliche, wenn auch nicht ganz so nachteilige Verhältnisse begleiten die Ammonkarbonattrennung in der Kochhitze, welche außerdem auch zu niedrig ausfällt, weil sich das Wismutkarbonat in den überschüssigen Ammonsalzen etwas auflöst. Über den Genauigkeitsgrad der Ausfällung des Wismuts mit einem großen Überschuß von ammonnitrathaltigem Wasser (S. 86) müssen noch besondere Versuche, wie Wägung der erhaltenen Niederschläge im Platintiegel (S. 158) und nachherige Prüfungen der erzielten Präparate, angestellt werden.

Anm. 2. Bei Verwertung neuerdings aufgefundener, für die Trennung des Mangans von Kupfer und Zink bewährter Versuchsbedingungen (S. 43 u. 52) stehen weitere Vervollkommnungen der Wismut-Kupfertrennung in nächster Aussicht.

XIII. Wismut von Cadmium[1] [L].

Als Ausgangsmaterial dienen entweder die reinen Metalle oder deren Oxyde. Ungefähr je 0.4—0.5 g derselben übergießt man in einer Porzellanhenkelschale mit 10 ccm Wasser, giebt dazu 5 ccm konz. Salpetersäure, erwärmt bis zur vollständigen Lösung auf dem Wasserbade und dampft zur Trockne ein. Den Trockenrückstand nimmt man mit 5 ccm konz. Salpetersäure (D. 1.4) und 25—30 ccm Wasser auf und gießt die Lösung zu der in einer großen Henkelschale befindlichen Mischung von 25 ccm konz. Ammoniak und 30—50 ccm Wasserstoffsuperoxydlösung (3—4 proz.) unter fortwährendem Umrühren dünnstrahlig ein. Bei lebhafter Sauerstoffentwicklung bildet sich ein mattgelber Niederschlag von Wismuthyperoxydhydrat, der sich augenblicklich zu Boden setzt.

[1] Z. f. anorg. Chem. **8**, 302.

Zweckmäßig rührt man denselben noch mehrmals auf, giebt ihn dann, nachdem er sich wieder vollkommen abgelagert hat, auf das Filter und wäscht zuerst mit Ammoniakwasser, dann nur mit kaltem Wasser aus, bis ein Tropfen der Waschflüssigkeit ohne Rückstand verdampft. Da bei der ersten Fällung immer etwas Cadmium mechanisch mitgerissen wird (ca. 0.5—0.6 Prozent, wie eigens angestellte Analysen ergaben), so löst man den Niederschlag auf dem Filter mit heißer verdünnter Salpetersäure bei Wasserstoffsuperoxyd-Zusatz wieder auf, wäscht das Filter mit der Säure und Wasser sorgfältig nach und dampft das Filtrat zur Trockne ein, um die genau wie oben herzustellende Lösung des Trockenrückstandes (30 ccm Wasser + 5 ccm konz. Salpetersäure) nochmals in der angegebenen Weise zu fällen. Sollten bei der Aufnahme des Wismutniederschlags einige braune Flöckchen ungelöst auf dem Filter zurückbleiben, was nur vorkommt, wenn man kein Wasserstoffsuperoxyd hinzufügt, so genügt der Zusatz weniger Tropfen warmer konz. Salpetersäure zu deren Lösung.

Die Eintrocknung des Wismutfiltrates kann unterbleiben, wenn man auf das Lösen des Niederschlags gleich die vorgeschriebene Menge von 5 ccm konz. Salpetersäure verwendet.

Die Bestimmung des Cadmiums in den vereinigten Wismutfiltraten geschieht wie bei der Trennung von Cadmium und Mangan S. 71. Die Doppelfällung bei der Trennung von Wismut und Cadmium kann unter Berücksichtigung der S. 52 vorgeschlagenen Bedingungen in eine einfache umgewandelt werden. Inzwischen ist ja auch die Doppelfällung nur mit einer sehr geringfügigen Mühewaltung verknüpft.

XIV. Kupfer von Cadmium [LI].

1) Cyankalium-Verfahren. Die Lösung der beiden Metallsalze wird, wenn noch sauer, zuerst mit Natronlauge neutralisiert und dann so lange mit frisch hergestellter Kaliumcyanidlösung versetzt, bis sich der anfangs entstehende Niederschlag von Kupfer-Cadmiumcyanür vollkommen wieder aufgelöst hat. Aus dieser Lösung fällt durch Schwefelwasserstoff nur das Cadmium als hellgelb gefärbtes Sulfid heraus, welches man nach stärkerem Verdünnen der Flüssigkeit abfiltriert, sorgfältig mit kaltem Schwefelwasserstoffwasser auswäscht, in heißem schwachem Königswasser wiederum löst und nach dem Verjagen der überflüssigen Säure

mit Kalium- oder Natriumkarbonat zur Wägung als Oxyd niederschlägt.

Das Cadmiumsulfidfiltrat ist mit konz. Schwefelsäure kräftig anzusäuern, bis zur Zersetzung aller Cyanide zu kochen (Vorsicht! Zugschrank) und endlich mit Schwefelwasserstoff zu fällen u. s. w. (S. 33).

2) Die Hofmannsche Methode.[1] Man fällt beide Metalle in schwach saurer, verdünnter Lösung mit Schwefelwasserstoff bei gelinder Temperatur und anhaltendem Einleiten des Gases, filtriert erst nach dem Erkalten ab, wäscht den gesammelten Niederschlag 4—5mal durch bloßes Aufgießen (S. 93) von kaltem Schwefelwasserstoffwasser aus, giebt alles (Fällung und Filter) in ein Becherglas, übergießt mit 60 ccm verdünnter Schwefelsäure 1 : 5 Teile und kocht so lange bedeckt und unter Ersatz des verdampften Wassers, bis der Niederschlag eine rein schwarze Farbe (ohne chromgelbe Pünktchen) angenommen hat, worauf man abfiltriert und mit heißem Wasser auswäscht. Niederschlag und Filtrat sind wie bekannt zu verarbeiten.

Aus den im Vorstehenden mitgeteilten einfacheren Analysen läßt sich leicht ein bestimmter Gang auch für die umfangreicheren Trennungen kombinieren. Als instruktives Beispiel der Art möge hier die Trennung sämtlicher Metalle der Kupfergruppe auf Grundlage der Wasserstoffsuperoxydmethode in Verbindung mit anderen bekannten Scheidungen kurz besprochen sein. Zunächst würde man Blei und Wismut durch Eintröpfelung der sauren Acetat- oder Formiatlösung in ammoniakalisches Wasserstoffhyperoxyd als Hyperoxydhydrate entfernen, in dem Filtrate dieser Fällung nach möglichster Verjagung des betreffenden Ammonsalzes (nur durch wiederholtes Eindampfen) u. s. f. das Silber als Chlorid fällen, daraufhin das Quecksilber als Chlorür (S. 83) und am Ende Kupfer + Cadmium nach S. 95 trennen.

Blei und Wismut trennt man entweder nach einer der S. 86 beschriebenen Lösungsmethoden oder als Sulfide durch Erhitzen im Bromstrome (S. 155).

Anmerkung. Da mich gegenwärtig eine Reihe komplizierter Metalltrennungen beschäftigt, so beabsichtige ich später genaue Angaben über die hierbei zu beobachtenden Kautelen zu machen.

[1] Ann. Chem. Pharm. **115**, 286.

Trennungen der Kupfergruppe von der Arsengruppe.

I. Blei und Antimon [LII].*

Man giebt 0.6—0.8 g Buchdruckerletternmetall in Form feiner Schnitzel in eine Porzellanschale, fügt 2.5—3 g Weinsäurepulver hinzu, alsdann 10—15 ccm nicht zu konzentrierte Salpetersäure und erwärmt gelinde, bis alles gelöst ist, worauf fast zur Trockne verdampft und jetzt nur in Wasser unter Zusatz von möglichst wenig Salpetersäure aufgenommen wird. Die Flüssigkeit tröpfelt man unter Umrühren in einen natronalkalischen Überschuß von Natriumsulfidlösung (7.5—10 g Na_2S + 10 g NaOH + $300H_2O$), erwärmt die hierzu genommene große Porzellanhenkelschale so lange auf dem Wasserbade, bis sich das ausgeschiedene reinschwarze Bleisulfid schön abgelagert hat, filtriert, wäscht mit heißem natriumsulfidhaltigem Wasser aus und verarbeitet das Blei weiter nach S. 149 u. 88.

Das alles Antimon als Trinatriumsulfantimoniat enthaltende Bleifiltrat wird in einem großen Becherglase mit einem Überschuß von Salzsäure gefällt, der erhaltene Niederschlag bedeckt bis zur Klärung der Fällung erwärmt (H_2Obad), im gewogenen Asbestrohr gesammelt und als Sb_2S_3 gewogen (S. 145).

Nach den obigen Grundlagen können mit alleiniger Ausnahme des Quecksilbers[1] sämtliche Metalle der Kupfergruppe von Antimon und Arsen getrennt werden. Zur genauen Trennung derselben von Zinn hat man ein Gemisch gleicher Teile Natriummono- und pentasulfid (Na_2S_5) zu verwenden.

Die in der quantitativen Analyse hier und da immer noch übliche Trennung der genannten Metalle mit Ammoniumsulfid ist unbrauchbar, da hierbei ganz erhebliche Quantitäten der zu lösenden Sulfide, besonders von Blei und Zinn, bei der Kupfergruppe zurückbleiben. Ob hier durch die umgekehrte Fällung, Eintröpfelung der Metalllösung in warmes, stark überschüssiges Ammonsulfid, etwas zu verbessern ist, erscheint wenig aussichtsvoll. Eine nochmalige Lösung und Fällung gestaltet sich für die

---

[1] Eine stark alkalische Lösung von Alkalisulfid löst das Quecksilbersulfid auf und führt es in die Arsengruppe, von der es durch Übersättigen mit Ammoniumchlorid trennbar ist. Derartige Trennungen vergleiche Z. f. anal. Chem. **31**, 697.

Sulfidniederschläge bereits kompliziert, ferner lästig und nicht versuchsfehlerfrei.

An Stelle der Weinsäure läßt sich auch vorteilhaft Citronensäure verwenden. Bei den ausschließlichen Arsentrennungen fällt ein solcher Zusatz fort, da dieses Metall mit Wasser keine unlöslichen basischen Salze, resp. Oxychloride bildet.

Anm. 1. Ebenso exakt wie die Trennung des Bleies von Antimon auf flüssigem Wege ist auch die Trennung des Bleies und Antimons durch die Brommethode, wozu entweder beide aus ihrer verdünnten Weinsäure-Lösung bei Gegenwart freier Salzsäure mit Schwefelwasserstoff gefällt oder trocken mit Schwefelpulver sulfuriert werden (vgl. S. 164).

Anm. 2. Die für die Trennung von Blei und Antimon in Vorschlag gebrachten Schmelzmethoden mit Soda oder Potasche und Schwefel (gleiche Teile), ferner mit Kalium- oder Natriumpentasulfid, sowie mit entwässertem Natriumthiosulfat sind weniger rationell und angenehm, weil sich dabei den isolierten Verbindungen Thonerde und Kieselsäure aus den Porzellantiegeln beimengt.

Anm. 3. Das bei der Natriumsulfidlösung befindliche Ätznatron muß natürlich hinreichen, um alle freie Säure der Metalllösung zu neutralisieren. Bei sauberer Arbeit reichen hierzu 10 g desselben vollkommen aus; hat man kein sicheres Urteil über die vorhandene Säuremenge, so gehe man bei der Fällung äußerst behutsam zu Werke, um im richtigen Augenblicke noch mehr Natron der Flüssigkeit zuzufügen.

II. Kupfer und Arsen [LIII].*

Man löse 0.5 g Kupfervitriol und 0.25—0.3 g As_2O_3 in 10 ccm Wasser und 2 ccm konzentrierter Salpetersäure (bedecktes kleines Bechergläschen und Wasserbad bezw. Asbestteller) und tröpfle diese Flüssigkeit in ein Gemisch von 7.5—10 g reinem Natron, 50 Wasser und 25—30 ccm Wasserstoffhyperoxyd, wobei eine tiefblaue Lösung entsteht, aus welcher sich das Kupfer in der Kochhitze sofort als kleinvolumiges, körniges schwarzes Pulver von Kupferoxyd abscheidet, das sich ausgezeichnet rasch abfiltrieren und auswaschen läßt. Es ist notwendig, vor dem Abfiltrieren noch stark mit heißem Wasser zu verdünnen. Das Filtrat muß absolut klar und farblos sein. Nach dem Trocknen des Niederschlages u. s. f. wird das Filter für sich verbrannt, die restierende Asche mit 1—3 Tropfen konzentrierter Salpetersäure eingetrocknet, darauf das Ganze geglüht und als CuO gewogen. Das natronalkalische Filtrat säuert man mit Salpetersäure an, konzentriert auf 50—75 ccm, fügt 3 ccm konzentrierter Salzsäure hinzu, macht mit Ammon schwach alkalisch, läßt erkalten und fällt das Arsen womöglich mit einer berechneten Menge von $MgCl_2 + 6\ H_2O$. Nach weiterem Zusatz von 5—10 ccm konz. Ammoniak läßt man stehen und behandelt das erhaltene Ammon-Magnesium-Arseniat wie S. 64.

Anmerkung. Die obige Ausfällungsart des Kupfers durch Natron hat sich als ungleich besser erwiesen, als diejenige ohne Zusatz von Wasserstoffsuperoxyd. Das in der gewöhnlichen Weise mit Natronlauge ausgeschiedene Kupfer nimmt ein viel größeres Volumen ein, ist schleimiger, langsamer filtrierbar und schlechter auswaschbar. Es lohnt sich daher, das Kupfer aus reinen einfachen Lösungen stets in einer wasserstoffhyperoxydhaltigen überschüssigen Natronlauge etc. und nicht wie üblich zu fällen.

III. Kupfer und Zinn (Bronce) [LIV].*

1. Verfahren. 0.75—1 g Bronce wird unter Zerdrücken in einer Porzellanschale so lange mit Salpetersäure von 1.2 Dichte digeriert, bis alles zu einem weichen gleichmäßigen Pulver zerfallen ist, worauf man auf dem Wasserbade völlig eintrocknet, den Rückstand mit starker Salpetersäure durchfeuchtet, 25—30 ccm Wasser hinzufügt, 15 Minuten erwärmt, die unlösliche Zinnsäure abfiltriert und mit heißem salpetersäurehaltigem Wasser auswäscht. Die Wägung des Zinns erfolgt sodann nach Seite 101. Man hat zu berücksichtigen, daß ein so abgeschiedenes Zinndioxyd Kupfer und eventuell auch Eisen einschließt, welche Verunreinigungen aber nach dem Glühen durch längeres bedecktes Erhitzen mit Salpetersäure 1 : 1 (H_2O bad) extrahierbar sind. Man behandelt deshalb die erhaltene, dunkel gefärbte, gut durchgeglühte Zinnsäure im Tiegel mehrmals mit der Säure, gießt diese vorsichtig durch ein Filter ab, dekantiert erschöpfend mit warmem Wasser nach, trocknet und verascht nun das neue Filter hinzu.

Das in den Filtraten befindliche Kupfer tröpfelt man nach passender Konzentration in ein Gemisch von 5—10 g Natron, 25 Wasserstoffsuperoxyd und 50 ccm Wasser und verfährt nach II (Kupfer von Arsen). Enthält eine Bronce gleichzeitig Eisen und Zink, so scheidet man dieselben von dem Kupfer durch ammoniakalisches Wasserstoffsuperoxyd (S. 55), fällt in dem Eisentrihydroxydfiltrat das Kupfer als Rhodanür (S. 35) und nach dessen Entfernung das Zink nach S. 36.

Man kann auch zuerst das Kupfer als Rhodanür herausfällen und im Filtrate davon Eisen und Zink durch Wasserstoffhyperoxyd-Ammoniak (S. 55) trennen.

2. Verfahren. Dasselbe beruht auf der von BUSSE[1] gemachten Beobachtung, daß eine Salpetersäure von ganz bestimmter Konzentration bei der Zersetzung der Bronce reines Zinnoxyd ungelöst zurückläßt. Das Verfahren hierzu ist das folgende: Man übergießt 0.5—1 g Broncepulver mit 5—7 ccm Salpetersäure 1.5 Dichte und tröpfelt nach und nach aus einer Pipette 3 ccm Wasser hinzu, verdünnt nach völlig erfolgter Reaktion mit 50 ccm heißem Wasser, läßt absetzen, filtriert und wäscht die ausgetrocknete weiße Zinnsäure mit kochendem Wasser aus. Das Filtrat davon ist, indem man es eintrocknet u. s. f., auf in Lösung verbliebene Zinnsäure zu prüfen.

Anm. 1. Das Verfahren 1 bietet gegenüber demjenigen von 2 die Garantie einer absolut sicheren Unlöslichmachung der auch in starker Salpetersäure etwas löslichen nicht geglühten Zinnsäure.

Anm. 2. Das Zerkleinern größerer Stücke von Bronce geschieht durch geschicktes Zerschlagen mit einem Stahlhammer auf dem Ambos oder am vorteilhaftesten in einem größeren Mörser aus Bronce. Zum Abfeilen von Material darf man sich nur bester englischer Hartfeilen bedienen, weil sonst die Späne eisenhaltig werden.

Bestimmungen und Trennungen in der Arsengruppe.

I. Bestimmung des Zinns in ammoniakalischer Lösung durch Wasserstoffsuperoxyd[2] [LV].

Die Fällung des Zinns mit ammoniakalischem Wasserstoffsuperoxyd gelingt, wie zahlreiche Versuche zeigten, nur bei Gegenwart von viel Ammonnitrat. Als Ausgangsmaterial benutzt man Pinksalz = $SnCl_4(NH_4Cl)_2$.

0.4—0.5 g desselben werden in 10 ccm Wasser und 5 Tropfen Salzsäure (zur Verhütung eines Niederschlags von basischem Salz) gelöst. Diese Flüssigkeit giebt man unter Umrühren zu einer Mischung von 20 ccm Wasser, 10 konz. Salpetersäure, 40 konz. Ammoniak und 25—30 Wasserstoffsuperoxyd.

Die erhaltene weiße flockige Fällung wird so lange auf dem Wasserbade erhitzt, bis die über dem Niederschlag befindliche Flüssigkeit vollkommen klar ist, worauf man erst abfiltriert und mit einer 10 proz., schwach ammoniakalischen Ammonnitratlösung

[1] Zeitschr. f. analyt. Chem. **17**, 53.
[2] Z. f. anorg. Chem. **12**, 128.

vollständig auswäscht. Nach dem völligen Trocknen der gesammelten Zinnverbindung bei 95° verascht man zunächst nur das Filter in einem Porzellantiegel, fügt die inzwischen aufbewahrte Hauptmenge hinzu, glüht und wägt als SnO_2. Das mit Schwefelammon und danach mit überschüssiger Salzsäure versetzte Filtrat darf keine Spur gelber Zinnsulfidflocken, sondern nur milchige Schwefeltrübung zeigen.

II. Die Wägung des Antimons als Sb_2S_3 und als SbO_2 siehe S. 145 u. 146.

III. Die Wägung des Arsens als $Mg_2As_2O_7$ und als As_2S_3 siehe S. 64 u. 178.

IV. Arsen von Antimon.

1) Lösungsmethode. — Abscheidung des Arsens bei Gegenwart von Weinsäure oder Citronensäure als Ammon-Magnesiumarseniat, vgl. S. 125 u. 153.

2) Verflüchtigungsmethode. — Destillation des Arsens als Arsenchlorür in einem Salzsäurestrome auf S. 176.

V. Arsen von Zinn.

Wie IV; ferner vergleiche die nachstehende Trennung VI (Oxalsäure-M.), welche sich hier vielleicht eher als für die vergeblich versuchte Trennung von Quecksilber (S. 107) verwerten läßt.

VI. Antimon von Zinn [LVI].*

1) Oxalsäure-Methode. — Ein Gemenge von 0.5 g Brechweinstein und 0.3 Pinksalz wird in 15 ccm verdünnter Salzsäure, zu der später noch ebensoviel Wasser zu geben ist, gelöst, und zwar ohne Anwendung von Wärme, darauf eine Lösung von 15 g Oxalsäure in 100 ccm heißem Wasser hinzugethan, mit siedendem Wasser auf annähernd 250 ccm aufgefüllt und bei Kochhitze durch Schwefelwasserstoffgas gefällt bis zur vollständigen Ausscheidung des Antimons (durchschnittlich 20—30 Minuten hierzu erforderlich). Der abfiltrierte, mit warmem Schwefelwasserstoffwasser ausgewaschene Niederschlag von Antimon wird, da er stets noch zinnhaltig ist, samt dem Filter in ein weithalsiges Kochfläschchen (oder ERLENMEYER-Kölbchen) gebracht, mit 25—30 ccm starker Salzsäure 1 : 1 übergossen und bis zur Lösung des Schwefel-

antimons am kurzen Rückflußkühler im Wasserbade erwärmt,[1] dann nach Aus- und Abspülung des Kühlrohres der Papierbrei abfiltriert und mit warmer verdünnter Salzsäure, erst gegen Schluß mit Wasser ausgewaschen. Dieses Filtrat versetzt man nunmehr mit einer Lösung von 7.5 g Oxalsäure in etwa 50 ccm Wasser, füllt wieder bis zu 250 ccm auf und leitet Schwefelwasserstoff ein, bis die Flüssigkeit dauernd danach riecht. Jetzt wird sogleich abfiltriert, der Niederschlag ausgewaschen bis zu neutraler Reaktion und das Antimon nach S. 145 bestimmt.

Die vereinigten Filtrate der Schwefelwasserstoff-Fällungen, welche das Zinn enthalten, werden unmittelbar in einem sehr großen Becherglase reichlich ammoniakalisch gemacht, darauf mit überschüssigem Ammoniumsulfid versetzt bis alles klar gelöst ist erwärmen) und endlich mit verdünnter Essigsäure angesäuert. Die Weiterbehandlung des so erhaltenen Schwefelzinns vgl. S. 174.

Anm. 1. Das Filtrat des ersten Schwefelantimonniederschlages darf noch heiß mit Schwefelwasserstoff keine orangerote Trübung von Antimon geben.

Anm. 2. Das von der ersten Auflösung des Schwefelantimons herrührende Filter mit Papierbrei kann eventuell auf einen Antimongehalt untersucht werden, indem man es im bedeckten Becherglase einige Zeit mit konzentrierter Salzsäure unter Zugabe von Weinsäure erhitzt, darauf stark verdünnt, umschüttelt, abfiltriert und das Filtrat mit Schwefelwasserstoffgas prüft.

Gleich gute Resultate liefert die folgende Modifikation der Oxalsäuremethode: 1) 0.4—0.5 g Brechweinstein und 0.3—0.4 g Pinksalz abwägen und in ein großes Becherglas bringen; 2) in 20—25 ccm verdünnter HCl unter Erwärmen lösen (mit Uhrschale bedeckt und H_2O bad); 3) 15—20 g Oxalsäure in 200 ccm H_2O lösen, heiß zur Substanz schütten und das Ganze auf 300—400 ccm verdünnen; 4) bei etwas über 90° Hitze (nicht kochen!) wenigstens 15—20 Minuten einen flotten Schwefelwasserstrom einleiten; 5) ohne jeden Verzug abfiltrieren (weil beim längeren Stehenlassen des Niederschlages in der Flüssigkeit nachträglich Schwefelzinn ausfällt) und mit warmem Schwefelwasserstoffwasser aussüßen; 6) den gesammelten Niederschlag mit Salzsäure 1 : 1 in eine Kochflasche spritzen (hierzu legt man das Filter ausgebreitet auf eine große Uhrschale, versieht den Kolben mit einem kurzstie-

[1] Um eventuell letzte Spuren von Schwefelantimon sicher in Lösung zu bringen, empfiehlt sich ein schließliches kurzes Kochen auf dem Asbestdrahtnetz.

ligen Trichter und besorgt die Überführung der Fällung mit einer kleinen feinstrahligen Spritzflasche); 7) Extrahieren des Filters durch wiederholtes Aufgießen kleiner Mengen im Reagensglase aufgekochter Salzsäure der gleichen Konzentration △ (zur Ausführung von 6 und 7 wird man unter normalen Verhältnissen nicht mehr als 25—30 ccm Säure verbrauchen); 8) den Niederschlag am senkrechten Rückflußkühler bis zur vollkommenen Lösung desselben kochen; 9) nach erfolgter Abkühlung das Kühlrohr mit einer Kleinigkeit verdünnter Salzsäure aus- und abspülen (großes Becherglas); jetzt die etwas verdünnte Lösung in dasselbe Becherglas filtrieren und das Filter mit verdünnter Salzsäure auswaschen (das Filtrat beträgt höchstens 50—75 ccm), 7—8 g Oxalsäure in 100 ccm Wasser lösen, hinzugießen, das Ganze auf ca. 250 ccm bringen und 90° heiß volle 15 Minuten im lebhaften Schwefelwasserstoffstrome behandeln. Das so erhaltene zinnfreie Schwefelantimon ist nach den oben citierten Methoden weiter zu verarbeiten.

Die im großen, 1.5 Liter fassenden Becherglase vereinigten Zinnlösungen fällt man entweder wie in der ersten Angabe oder man macht unter Umrühren ammoniakalisch (ein breites Stück Lackmuspapier in die Flüssigkeit werfen), säuert wieder mit Essigsäure an, entfernt den Lackmusstreifen △ und leitet bei Wasserbadhitze andauernd Schwefelwasserstoff ein bis zur vollständigen Ausfällung des Zinns.

Anmerkung. Die Grundlagen der Oxalsäure-Methode rühren von Clarke und Lesser (Z. f. anal. Chem. **27**, 218) her. Die obige, aus zahlreichen Versuchen hervorgegangene Form ihrer Ausführung halte ich für zuverlässiger als die noch wenig studierte Trennung von Antimon und Zinn vermittelst der Natronschmelze im Silbertiegel. Im besonderen ist in meinen Modifikationen des Clarke-Lesserschen Verfahrens auf die erst neuerdings richtig gewürdigte große Flüchtigkeit des Zinnchlorids in verdampfenden und kochenden Lösungen (vgl. S. 169) die für genaue Zinnbestimmungen unumgänglich notwendige Rücksicht genommen worden.

2) Die Natronschmelze. Dieselbe beruht auf der Unlöslichkeit des sauren pyroantimonsauren Natrium, $H_2Na_2Sb_2O_7 \cdot 6H_2O$, in alkoholhaltigem Wasser im Gegensatz zu dem darin leicht löslichen Natriumstannat. Hierzu werden die unter den Vorsichtsmaßregeln von 1) in möglichst wenig verdünntem Königswasser 1 : 1 (8—10 ccm) gelösten Metalle oder Verbindungen derselben nach dem Verdünnen mit Wasser (bis zur fast eintretenden Trübung) mit Schwefelwasserstoff gefällt, der gesammelte Nieder-

schlag bei 90° getrocknet und mit Schwefelkohlenstoff von dem beigemengten Schwefel befreit, worauf man das trockene Filter samt den Sulfiden in einer kleinen Porzellanschale durch rauchende Salpetersäure (1.5 Dichte) vollständig oxydiert △ unter schließlicher Verjagung aller flüchtigen Säure, den Rückstand mit verdünnter Natronlauge alkalisch macht, in einen starkwandigen, geräumigen Silbertiegel (S. 208) überführt △, auf dem Wasser- und Luftbade wieder eintrocknet und mit mindestens der 10fachen Menge (auf das Oxydgemisch bezogen) festem reinen Natron zusammenschmilzt (S. 208). Nachdem man die Schmelze 15—20 Minuten mit ganzer Flamme im Fluß erhalten und darnach erkalten gelassen hat, weicht man sie in einer Porzellanhenkelschale mit Wasser auf, nimmt den Tiegel heraus, reinigt ihn sauber nebst dem bei Seite gelegten Deckel △ und fügt nun zu der Flüssigkeit annähernd das gleiche Volumen Alkohol. Nach einer Stunde ruhigen Stehens filtriert man ab und spült und wäscht mit 50proz. kaltem Alkohol aus. Das so erhaltene Antimon ist in dieser Form nicht wägbar, sondern muß wieder in verdünnter erwärmter Weinsäure (5—10proz.) — Salzsäure (1 : 4) gelöst (Becherglas mit Filter + Niederschlag + 100 ccm Lösungmittel u. s. w.) und als Schwefelantimon herausgefällt werden, dessen Verarbeitung alsdann nach S 145 erfolgt.

Die abfiltrierte Zinnlösung verdampft man in einer Porzellanschale so lange bis sie nicht mehr nach Alkohol riecht, gießt in ein Becherglas über, säuert mit Salzsäure an und fällt bei Wasserbadwärme mit Schwefelwasserstoff. Diese Fällung ist nachträglich so lange bedeckt auf dem Wasserbade zu erwärmen bis sie sich gut abgelagert hat, worauf man filtriert und mit 5proz. Ammonnitrat auswäscht. Die Wägung des Zinns als SnO_2 ist nach S. 174 auszuführen.

Anm. 1. Enthält das vorliegende Gemisch von Antimonzinn gleichzeitig auch Arsen, so wird der bei 90° getrocknete Schwefelzinn-Niederschlag im länglich zusammengedrückten Filter in den Arsendestillationsapparat S. 177 geworfen, mit stärkster rauchender Salpetersäure oxydiert, im Kohlensäurestrome davon wieder befreit und schließlich zusammen mit 10—15g Eisenvitriol und 100 ccm konz. HCl der Destillation im Salzsäurestrome unterworfen.

Anm. 2. Bei der Ausfällung der ursprünglichen Antimonzinnlösung mit Schwefelwasserstoff ist genügend lange bei Wasserbadhitze einzuleiten, damit sich auch alles etwa vorhandenes Arsen ausscheidet. Man versäume nicht, in das stark verdünnte Filtrat des erhaltenen Niederschlags nochmals Schwefelwasserstoff einzuleiten, um sich von dessen Ausgefälltsein zu vergewissern.

Anm. 3. Legierungen von Antimonzinn oxydiert man in einem glatten Porzellanschälchen zweckmäßig nur mit Salpetersäure und bringt den Trockenrückstand mit heißem Wasser direkt in den Silbertiegel.

Anm. 4. Oxydationen von Antimonzinngemischen mit Kaliumchlorat und Salzsäure sind der großen Flüchtigkeit des Zinnchlorids halber kaum rätlich (vgl. S. 103), falls nicht das Kaliumchlorid dieses verhindert.

Anm. 5. Der Nachteil der Natronschmelze liegt in dem Umstande, daß das dadurch isolierte Antimon silberhaltig ist. Da es nur schwierig ge-gelingt, relativ kleinere Mengen Silber direkt durch Salzsäure von größeren Quantitäten Antimonsalzen zu trennen, so bleibt nichts anderes übrig, als das aus der weinsauren Lösung gefällte Schwefelantimon in Natriumsulfid zu lösen (S. 97) und nun von dem darin unlöslichen Silbersulfid abzufiltrieren u. s. f.

Die Trennung des Quecksilbers von der Kupfer- und Arsengruppe auf trockenem Wege (Glühen im Sauerstoffstrome).[1]

A. Die Trennungen von den Metallen der Kupfergruppe.

Quecksilber von Kupfer [LVII].*

Etwa 0.5 g Kupfervitriol und 0.2 g Quecksilberchlorid werden in überschüssiger Salzsäure gelöst, mit warmem Wasser auf 250 ccm verdünnt unter Zusatz von 5 ccm konz. Schwefelsäure, in heißer Lösung durch Schwefelwasserstoff vollständig gefällt, abfiltriert, ausgewaschen und bei 95° getrocknet. Den Niederschlag trennt man vom Filter und verascht letzteres im gewogenen Einschliffrohr (Sauerstoffstrom), indem man behutsam die Filterschnitzelchen mit der freien Flamme erhitzt.[2] Nach vollständigem Veraschen wird aller Niederschlag hinzugebracht und in einem mäßigen Sauerstoffstrome anfänglich schwach und schließlich kräftig erhitzt, bis alles Quecksilber übergetrieben ist. Die Vorlagen des Destillationsapparates sind mit verdünnter, etwas bromhaltiger Salpetersäure gefüllt.

Will man das Kupferoxyd im Rohr selbst wägen, so muß man bis zum konstanten Gewicht glühen unter Berücksichtigung der experimentell gewonnenen Erfahrung, daß die letzten Spuren Schwefelsäure etwas hartnäckig davon festgehalten werden. Ein so erhitztes Kupferoxyd gab in Salzsäure gelöst mit Chlorbarium-

---

[1] Litteratur: Z. f. anorg. Chem. **12**, 132 u. 359.

[2] Vgl. die näheren Einzelheiten S. 106.

lösung keine Schwefelsäurereaktion mehr. Aber man kann auch, ohne erst auf konstantes Gewicht zu glühen, das restierende, noch Schwefelräurereste einschließende Oxyd in wenig warmer Salpetersäure oder Salzsäure lösen und diese Flüssigkeit in bekannter Weise mit Natron fällen.

Die Lösungen in den Vorlagen werden in eine Porzellanschale übergespült und bis fast zur Trockne eingedampft, dann mit Salzsäure und viel Wasser wieder vollständig aufgenommen, filtriert, wenn notwendig, und mit Schwefelwasserstoff heiß gefällt. Das Quecksilbersulfid wird wie üblich auf einem Filter gewogen (S. 117). Es hat sich als recht praktisch erwiesen, den Schwefelkohlenstoff (nach erfolgter Extraktion des dem Niederschlage beigemengten Schwefels) seinerseits wieder mit Äther zu verdrängen, um das Filter eher in den Trockenschrank stellen zu können.

Anmerkung. Nach der obigen Grundlage kann das Quecksilber von allen Metallen der Kupfergruppe getrennt werden.

B. Die Trennungen von den Metallen der Arsengruppe.

I. Quecksilber von Zinn [LVIII].*

Man benutzt zur Ausführung dieser Methode denselben Apparat wie bei der Analyse der Sulfide unter analogen Verhältnissen (S. 112). Die betreffenden hierzu ausreichenden drei Vorlagen (zweifach tubulierte Kugel, 1 Péligotröhre und der abschließende Becherglaskolben) werden aber nur mit sehr verdünnter Salpetersäure gefüllt. Der Verlauf der obigen Trennung ist der folgende: Zunächst wird das vorliegende Salzgemisch in Wasser unter Zusatz starker Säure gelöst, überschüssige Salpetersäure möglichst verdampft, das Ganze in viel Wasser (200—300 ccm) gelöst und dann nach vorherigem Zusatz von 5 ccm konz. Schwefelsäure heiß (Asbestteller und kleine Flamme) mit Schwefelwasserstoff gefällt, worauf man abfiltriert, mit warmem Wasser wäscht, das Filtrat auf Ausgefälltsein prüft und den Niederschlag bei 90° vollkommen trocknet. Man löst jetzt recht sorgfältig den Niederschlag von dem auseinandergefalteten Filter ab (flaches Meißnerschälchen), zerschneidet das leere Papier in kleine Stückchen und wirft dieselben in das Verbrennungsgefäß und zwar so (nachträgliches Neigen etc.), daß sie nur die dem Gasometer zunächst liegende Hälfte des Apparates ausfüllen. Sodann erhitzt man den gerade aufsteigenden Teil der schiefwinkligen Knieröhre mit einer 10—15 cm hohen Flamme, während man den Flachbrenner allmählich den Filterschnitzeln nach rückwärts zu nähert. Hierbei tritt plötzliche Entflammung und lebhafte Verbrennung ohne Theerüberdestillation ein. Die sich im Hauptrohr seitlich und oben absetzenden kohlenhaltigen Produkte verbrennen durch Flammenfächelung rasch und glatt, bis schließlich nur geringe Häufchen weißer Zinnsäure zurückbleiben. Nun unterbricht man das Erhitzen, läßt erkalten und schüttet die Hauptmenge des bei Seite gestellten Niederschlages in das Rohr, schließt von neuem und destilliert alles Quecksilber über, wobei weiße Zinnsäure zurückbleibt, welche man direkt im Apparate wägen kann. Das Quecksilber der Vorlagen wird genau in der S. 109 ausführlich beschriebenen Weise gesammelt. Durch Zusatz von H_2O_2 und etwas Schwefelsäure (S. 109) zu der verdampfenden Vorlagenflüssigkeit tritt eine baldige Lösung des noch vorhandenen metallischen Quecksilbers ein; aber man engt doch besser stark ein zur Entfernung der Salpetersäure, worauf man von neuem mit Wasser reichlich verdünnt und das Quecksilber als Sulfid fällt und wägt.

Die hier beschriebene Trennung von Quecksilber und Zinn geht nicht blos leicht und bequem, sondern auch sicher und absolut vollständig von statten, was sich von den wenigen für beide Metalle vorhandenen Methoden auf flüssigem Wege keineswegs behaupten läßt. Außerdem ist auch dieses Glühverfahren von allgemeinster Anwendung auf alle möglichen unorganischen resp. auch organischen Quecksilber-Gemische.

Anm. 1. Das Glühverfahren hat sich bereits bei zahlreichen Hg-Sn-Trennungen als vollkommen zuverlässig und genau bewährt.

Anm. 2. Versuche, das Quecksilber vom Zinn in oxalsaurer Lösung durch Schwefelwasserstoff zu trennen (Zinn-Antimontrennung von Clarke und Lesser: Zeitschr. f. an. Chem. Fresen. 27, 218) verliefen bislang resultatlos, da selbst eine zweimalige Fällung des Quecksilbers noch 0·75—1% Zinn enthielt.

II. Quecksilber von Antimon [LIX].*

Die Grundlage der Trennung von Quecksilber und Antimon bildet eine sorgfältige Verbrennung des vom Sulfid-Niederschlage befreiten Filters durch möglichst starke rauchende Salpetersäure von 1.4—1.5 D., sowie eine vollkommene Verwandlung des Schwefelantimons in Antimonylantimoniat. Hierzu trocknet man zunächst das gesammelte und ausgewaschene Sulfidgemisch[1] vollständig bei 95°, löst darnach den Niederschlag sauber vom Filter ab und stellt ihn bedeckt in einem flachen Meißner Porzellanschälchen bei Seite. Das leere Filter wird nun in Streifen zerteilt, stäbchenförmig zusammengerollt in den Apparat geworfen, alsdann nach und nach mit so viel rauchender Säure überschüttet, daß etwa der vierte Teil des Hauptrohrs damit angefüllt ist, und endlich durch Hineinhalten in heißes Wasser (tiefe Porzellanschale) und Schütteln völlig aufgelöst,[2] worauf die Verdampfung der überschüssigen Säure in einem trocknen Luft- oder Kohlensäurestrome im Phosphorsäurebade erfolgt und zwar dieses erste Mal nur bei 90—100°. Den meist schwärzlich aussehenden Trockenrückstand nimmt man nochmals mit der gleichen Menge Salpetersäure auf und trocknet wiederum wie vorhin. Nach dem Abspritzen des Rohres mit Wasser u. s. f. bringt man jetzt den mit einem Platinspatel gut zerkleinerten Gesamt-Niederschlag in den Apparat, verteilt ihn darin und durchtränkt alles mit verdünnter Salpetersäure, dieselbe gleichzeitig zum Abspülen der an dem Porzellan mechanisch haften gebliebenen Partikelchen benutzend (Spritzflasche). Zur weiteren Oxydation des Sulfidgemenges tröpfelt man hierauf die nötige Menge gewöhnlicher konz. Salpetersäure vorsichtig in Pausen hinzu und trocknet neuerdings im Phosphorsäurebade, um schließlich diesen Rückstand noch zwei Mal mit stärkster rauchender Salpetersäure zur Vollendung der Oxydation zu behandeln, indem jedesmal am Schluß die Hitze allmählich bis auf 150—180° gesteigert wird, was die Vollständigkeit der Verbrennung ganz besonders fördert. Jetzt kann das Glühen im Sauerstoffstrome erfolgen.

Die für die Aufnahme des Quecksilbers bestimmten Vorlagen sind mit verdünnter Salpetersäure gefüllt.[3] Man glüht zuerst nur

---

[1] 0·5 g Brechweinstein und 0·2 g Quecksilberoxyd wurden in wenig verdünnter Salzsäure gelöst, dann mit kochendem Wasser auf ungefähr 300 ccm verdünnt und mit Schwefelwasserstoffgas gefällt.

[2] Ein geschickter Praktikant kann solches auch durch Hin- und Herführen über einer kleinen, leuchtend brennenden Flamme bewirken. Etwaigen Überschäumungen läßt sich durch entsprechende Neigung und Abkühlung des Apparates leicht vorbeugen.

[3] Bei der Vertreibung der überschüssigen Salpetersäure aus dem Einschliffrohr benutzt man zweckmäßig eine Kugelvorlage in Verbindung mit einem hohen Erlenmeyer und beschickt dieselben nur mit H_2O. Es kann für eine eventuelle Probe auf Quecksilber aufbewahrt werden.

mit einer gewöhnlichen mittelhohen Flamme, von vorn nach hinten fortschreitend, und am Schluß erst kräftiger mit der Spaltflamme unter gleichzeitiger Benutzung eines Bunsenbrenners zum Übertreiben der Destillationsprodukte. Bei einer derartigen Oxydation des Niederschlags sublimiert nicht die geringste Spur von Antimon über, was außerdem noch eine Reihe von Sonderbestimmungen bloß mit gefälltem und abfiltriertem Schwefelantimon sicher bewiesen, wobei stets ganz genaue Resultate erzielt wurden.[1] Es empfiehlt sich, den geglühten Apparat recht langsam erkalten zu lassen, worauf das erhaltene SbO_2 sofort zu wägen ist.

Im Interesse jederzeit gesicherter Resultate mögen die folgenden Vorsichtsmaßregeln besonders hervorgehoben sein. Erstens nehme man den Sauerstoffstrom anfänglich nicht zu lebhaft, sondern in einem mehr gemäßigten Tempo, damit feinere Antimonbioxydteilchen nicht mechanisch mit übergerissen werden, und ferner glühe man am Schluß kräftiger zur vollkommenen Austreibung des Quecksilbers. Bei der quantitativen Reinigung der Hauptvorlage (Ausspritzen des Destillierrohres mit heißer verdünnter Salpetersäure u. s. f.) übersehe man nicht minimale Quecksilbermetallteilchen, die ihrer großen Schwere wegen leicht zurückgehalten werden, und gieße nachträglich in die Verdampfungsschale 10—15 ccm Wasserstoffsuperoxyd. Das letztere äußert einen bemerkenswerten Einfluß auf die Lösung des metallischen Quecksilbers, welche bei einer gewissen Konzentration der Flüssigkeit nunmehr ganz rasch und glatt vor sich geht, was sonst erst am Schluß der Eintrocknung durch die vereinte Wirkung starker Salpetersäure und Schwefelsäure geschieht. Auch kann es vorkommen, daß der Eindampfrückstand bei Zusatz von Wasser basisches Salz abscheidet, das sich erst durch längeres Erwärmen mit verdünnter Salzsäure wieder völlig auflöst. Hat man von Korkteilchen abzufiltrieren, so darf das ausgewaschene Filter durch Schwefelwasserstoffwasser nicht geschwärzt werden. Das im Apparat direkt gewogene absolut glühbeständige Antimondioxyd erscheint heiß gelblich gefärbt, nach dem Erkalten aber weiß oder etwas grauweiß. Will man es vollständig aus dem Rohr entfernen oder als Sb_2S_3 wägen, so schmilzt man es mit der 8—10fachen Menge Jodschwefel (mit 10—15proz. Jod) in

[1] Die zur Verwendung kommende Salpetersäure darf bei der Verdampfung absolut keinen Rückstand hinterlassen, weil sonst die Zahlen ein wenig zu hoch ausfallen.

einem trockenen Schwefelwasserstoffstrome zusammen, jagt den überschüssigen Schwefel fort und erhitzt das rückständige Schwefelantimon im Bromstrome (vergl. S. 161 u. 164).

III. Quecksilber von Arsen [LX].*

0.3 g Quecksilberoxyd und 0.2 g Arsentrioxyd werden im Einschliffapparat (nach Extralösung des Arsens in einigen Tropfen Natronlauge) bei Wasserbadwärme durch verdünnte Salpetersäure aufgelöst und hierauf im Phosphorsäurebade bis 120° eingetrocknet (Luftstrom). Dieses Gemisch wird mit einigen Tropfen Wasser aufgenommen, 0.6 g reine Magnesia (chlorfrei) zugesetzt, gut durch Schütteln gemischt und neuerdings im Phosphorsäurebade bei gleicher Temperatur verdampft. Am Ende erhitzt man noch ungefähr eine Stunde bei 180° (langsamer Luftstrom), bis alle Feuchtigkeit entfernt ist. Das Rohr wird nunmehr aus dem Phosphorsäurebade herausgehoben, erkalten gelassen, äußerlich mit H_2O gereinigt, abgetrocknet und mit dem Sauerstoffgasometer nebst Trockenapparat verbunden. Man erhitzt im Anfang sehr schwach mit einer kleinen Flamme, bis die letzte Spur von Feuchtigkeit entfernt ist, später stärker und zuletzt mit voller Flamme, um alles Quecksilber in die Vorlagen, welche verdünnte Salpetersäure und 15 ccm Wasserstoffsuperoxyd enthalten, überzutreiben. Nach Beendigung der Destillation und der Abkühlung des Rohres, welches unter allmählichem Kleinschrauben der Flamme geschehen muß, wird der nicht flüchtige Rückstand mit 5 ccm konz. Salpetersäure aufgelöst, in ein Becherglas übergespült, 1 g Citronensäure zugesetzt und endlich mit überschüssigem konz. Ammoniak ordentlich übersättigt. Der sich bildende Niederschlag von Ammon-Magnesiumarseniat ist in bekannter Weise weiter zu behandeln (S. 64), desgleichen die alles Quecksilber enthaltende Vorlagenflüssigkeit.

Anm. Die obige Destillationsmethode bei Gegenwart überschüssiger Magnesia ist ganz allgemein anwendbar zur Trennung des Quecksilbers von allen unter diesen Bedingungen nicht flüchtigen Metallen bezw. deren Oxyde und geeignet, das sehr umständliche Kalk-Magnesitverfahren in einer langen Verbrennungsröhre zu ersetzen.

Fünfter Abschnitt.

Analyse der Sulfide (Arsenide).

1. Auf trockenem Wege.

a) Sauerstoffmethode.

α) Nur O-Gas. β) O- und HCl-Gas.

Anhang: Trennung von Co und Ni.

b) Potasche — Salpeterschmelze.

2. Auf flüssigem Wege.

a) Direkte Lösungen. b) Zersetzung mit HCl im CO_2-Strome.

Analyse der Sulfide.

A) Durch Glühen in einem Sauerstoffstrome.[1]

Hierzu ist der folgende Apparat erforderlich (siehe S. 110): Die Verbrennung der betreffenden Sulfide geschieht in einem durch konz. Schwefelsäure und Natronkalk getrockneten (t + *r*) Sauerstoffstrome, welcher dem Gasometer *G* entnommen wird. Zur Verwendung gelangt 0.6—0.75 g ganz feines Pulver, denn gröbliche Körnchen oxydieren sich nicht vollständig. Man wägt dasselbe in einem Wägeröhrchen ab und schüttet es direkt in die zuvor leer gewogene Verbrennungsröhre *a*, im Schenkel *s* etwa haften gebliebene Substanzspürchen durch loses Aufklopfen und Nachputzen (Federfahne) mit der Hauptmenge vereinigend, wobei man gleichzeitig auf eine zweckmäßige Verteilung der Substanz im Rohre Rücksicht nimmt. In die Vorlagen *b*, *c*, *d* und *e* kommt entweder das erforderliche Volumen △ eines wenigstens 3 proz. schwefelsäurefreien Wasserstoffsuperoxyds[2] oder in Ermangelung desselben Bromwasser, welch letzterem aber noch etwas reines Brom zugefügt werden muß, und zwar für Vorlage *b* $^1/_2$—1 ccm, für *c* und *d* je 2—3 Tropfen. Der Erlenmeyer *e* enthält bei Benutzung von Wasserstoffsuperoxyd mit dem

---

[1] Litteratur: Z. anal. Chem. **12**, 32 und 212; Journ. prakt. Chem. **40**, 237: **41**, 566; **45**, 94 und 103; Z. anorg. Chem. **6**, 303; **12**, 129 und 358.

[2] Vgl. dessen Reindarstellung S. 41.

gleichen Volumen Wasser verdünntes Reagens, dagegen bei Bromwasser-Füllung Natronlauge bezw. Alkohol zur Aufnahme der mitgerissenen Brom- und Bromwasserstoffdämpfe. Als Absorptionsgefäße können auch sehr vorteilhaft die S. 155 beschriebenen, mit Einschliff versehenen Volhardschen Kugelkölbchen angewandt werden.

Die Erhitzung der Substanz erfolgt mit einem Schlitzbrenneraufsatz, der auf die im Laboratorium gebräuchlichen Lampen

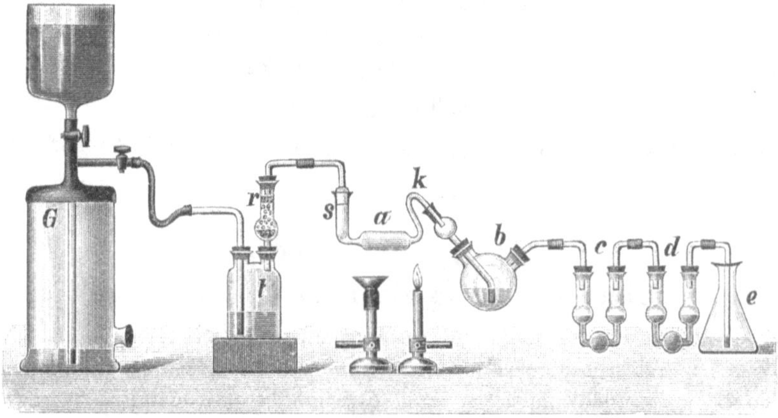

Figur 20.

paßt, event. nach Einschiebung von etwas Asbestpapier. Man erhitzt zuerst entsprechend der leichteren oder schwereren Oxydierbarkeit des vorliegenden Sulfides nur ganz schwach, später stärker so lange, bis alles entstandene Sulfat sicher vollkommen zersetzt ist. Durchschnittlich wird man hierzu $^1/_2$—1 Stunde gebrauchen. Pyrit zersetzt sich sehr leicht und bildet neben schwefliger Säure auch viel ölige Schwefelsäure; noch leichter oxydiert sich der Kupferkies; während bei der Zinkblende vorwiegend schweflige Säure entsteht und die Einwirkung des Sauerstoffs etwas träger erfolgt, so daß hier besonders auf die Verwendung eines recht feinen Pulvers und auf ein genügend langes Glühen zu achten ist. In keinem Falle braucht man so stark zu glühen, daß sich das Glas erweicht und aufbläht. Bei genauer Beobachtung der Vorgänge: Aussehen des Oxydes, Aufhörung der Selbsterglühung, Nachlassen der Dampfbildung in den ersten Vorlagen u. s. f. wird man bald ersehen, wann das Glühen zu unterbrechen ist. Darnach lasse man den Apparat durch Kleinschrauben der

Flamme recht allmählich erkalten, auch achte man darauf, den anfänglich lebhaft zu nehmenden Gasstrom gemäß dem Verlauf der Oxydation und der Absorption zu regulieren. Man vergesse nicht, ab und zu das Knierohr *s*, sowie die Schliffstelle *k* mit einer zweiten bereit gehaltenen gewöhnlichen Gasflamme fächelnd zu erhitzen, damit dort keine Schwefelsäure zurückbleibt.

I. Pyrit [LXI].*

Angewandtes Material = 0.75 g; Dauer der Erhitzung gleich $^3/_4$ Stunden.

Nach Beendigung der Verbrennung wird bei Wasserstoffsuperoxyd-Füllung der Inhalt sämtlicher Vorlagen sorgfältigst in ein größeres Becherglas gegeben, mit 10 ccm verdünnter Salzsäure, 5 ccm verdünnter Salpetersäure und ebensoviel Alkohol (zur Zerstörung von Überschwefelsäure) versetzt, zur Hälfte auf dem Asbestteller konzentriert und mit Bariumchlorid (S. 12 u. 14) gefällt. Das Filtrat von dem Bariumsulfat kann später nach der Entfernung des überschüssigen Bariumchlorids durch Schwefelsäure u. s. f. mit Schwefelwasserstoffgas oder Thio-Essigsäure (Ber. **27**, 3437 u. **28**, 1204) auf die Gegenwart geringer Spuren von Arsen geprüft werden.

Waren die Vorlagen *b*, *c* und *d* mit Bromwasser beschickt, so verdampft man in einer Porzellanschale, bis alles Brom entwichen und verfährt dann wie oben.

Das restierende Eisenoxyd kann, wenn der Pyrit sehr rein, controlweise direkt im Apparate selbst gewogen werden (vgl. oben). Anderenfalls schüttet man 5 ccm konz. Salzsäure in das Rohr, erwärmt im Wasserbade bis zur völligen Lösung des Eisens, spült alles in eine Porzellanschale, dampft darin zur Trockne (Wasserbad), durchfeuchtet den Rückstand mit Salzsäure, löst, filtriert den unlöslichen Teil (Quarz) zur Wägung für sich ab und fällt das Eisenfiltrat zur Bestimmung des Eisens in der Kochhitze mit Ammoniak (S. 16).

Anm. 1. Man braucht nicht alles Eisen im Apparat selbst zu lösen, sondern kann auch, nachdem die Säure einige Zeit eingewirkt hat, quantitativ in eine Porzellanschale überspülen und darin den Lösungsprozeß vollenden.

Anm. 2. Die vollständige Vertreibung des freien Broms bei der Schwefelsäurelösung ist notwendig, weil Bariumsulfat in Bromwasser spurenhaft löslich ist.

Anm. 3. Etwa vorhandene Spuren von Kupfer, Zink und Nickel werden durch Wasserstoffsuperoxyd-Ammon (S. 55) und weiterhin durch Rhodankalium (Kupferfällung S. 35) und Natron (Nickel und Zink S. 37) geschieden.

War auch Blei dabei, so befindet sich dieses als Hyperoxydhydrat bei der Eisenfällung und ist in reichlich salzsaurer bezw. schwefelsaurer Lösung durch Schwefelwasserstoff[1] zu trennen. Liefert die oben in den Vorlageflüssigkeiten angestellte Arsenprobe ein positives Ergebnis,[2] so fällt man aus der Eisenchloridlösung[3] Kupfer und Arsen bei Gegenwart von wenigstens 5 ccm konz. freier Schwefelsäure und trennt die letzteren nach S. 98. Ist auch hier gleichzeitig Blei vorhanden, so trennt man Arsen, Blei und Kupfer entweder mit Natriumsulfid, welches das Arsen löst, und Blei und Kupfer nach S. 97, oder man verflüchtigt das Arsen zuerst als Arsenchlorür (S. 176).

II. Zinkblende [LXII].*

Angewandte Substanz = 0.6 g in Form feinsten Pulvers; Dauer der Erhitzung $^3/_4$—1 Stunde.

Die Verarbeitung der Vorlagenflüssigkeit ist die nämliche wie bei I, auch hier stelle man nach Ausfällung der Schwefelsäure u. s. w. eine Prüfung auf Arsen an.

Der Glührückstand im Rohre wird bei Wasserbadwärme in starker Salzsäure gelöst, die Lösung eingetrocknet (Wasserbad), der Rückstand noch warm mit höchstens 5—10 Tropfen verdünnter Salzsäure befeuchtet unter nachträglicher Zufügung von Wasser (4—6 ccm), die vorhandene Kieselsäure abfiltriert und nun das Zink von Eisen durch Wasserstoffsuperoxyd getrennt. Zu diesem Zweck setzt man zu dem 25—50 ccm betragenden Filtrat 10 ccm reinen Eisessig und schüttelt dasselbe in ein Gemisch von 50 ccm konzentriertem Ammoniak und 25 ccm Wasserstoffsuperoxyd, erwärmt $^1/_4$—$^1/_2$ Stunde bedeckt auf dem kochenden Wasserbade

[1] Bei Gebrauch der Schwefelsäure-Alkoholmethode müßte das Eisen aus dem Bleisulfatfiltrat mit Ammoniumsulfid gefällt werden (Gegenwart von organischer Substanz!), was langwieriger wäre.

[2] Der erhaltene Niederschlag von Schwefelarsen ist aufzubewahren zur späteren Vereinigung mit dem bei dem Eisen gebliebenen Arsen.

[3] Natürlich hat in diesem speziellen Falle die Auflösung des Eisenoxyds unter Zusatz der nöthigen Menge konzentrierter Salpetersäure zu geschehen (Verflüchtigung von Arsen!). Desgleichen sind den vereinigten Vorlageflüssigkeiten einige Tropfen der letzteren beizufügen.

und filtriert alsdann vom Eisen ab, welchen Niederschlag man zuerst mehrere Male mit (in einem Reagensglase) rasch aufgekochtem Ammoniak wäscht,[1] später mit verdünntem und am Ende nur mit Wasser (Platindeckelprobe). Das im Porzellantiegel gewogene Eisenoxyd muß zinkfrei sein (Probe[2]). Das Filtrat vom Eisen wird vollkommen eingedampft, der Rest mehrmals mit 25—50 ccm kochendem Wasser aufgenommen und von neuem verdunstet, alsdann der Trockenrückstand auf dem Nickelbade mit Fletschersiebbrenner $^1/_2$—1 Stunde kräftig erhitzt, worauf nach dem Lösen in Wasser und einigen Tropfen Salzsäure die direkte Ausfällung des Zinks mit Natriumcarbonat erfolgen kann (vgl. S. 34). Man achte auf einen richtigen Sodaüberschuß und erhitze den Niederschlag so lange, bis die noch vorhandenen Spuren von Ammoniak völlig ausgetrieben sind.[3] Das Filtrat von Zinkcarbonat wird mit $(NH_4)_2S$ auf Ausgefälltsein geprüft. Das gewogene Zinkoxyd löse man in kalter verdünnter Essigsäure und untersuche einen etwaigen Rückstand auf Kieselsäure, Nickeloxydul und Kupferoxyd.

Anm. Verunreinigungen des Zinkblendematerials an Arsen, Blei, Kupfer und Nickel sind nach den bei I. besprochenen Grundlagen zu bestimmen.

III. Kupferkies [LXIII].*

Angewandte Menge = 0.75—1 g feines Pulver. Die Oxydation desselben geht leicht von statten und dauert $^1/_2$—1 Stunde.

Verarbeitung des Vorlageninhalts wie bei I und II; am Ende Probe auf Arsen. Der Rückstand im Rohre wird wiederum in starker Salzsäure gelöst, die Kieselsäure abgeschieden und im Filtrate das Eisen vom Kupfer mit Wasserstoffsuperoxyd getrennt. Hierzu wird diese, nur kleinste Mengen von Salzsäure enthaltende, gering volumige kalte Lösung mit 15—20 ccm Eisessig versetzt und in ein bereit gehaltenes Gemenge von 50 ccm

[1] Man gieße das Ammoniak den Filterrand entlang auf, den Trichter dabei drehend. Auch ist eine vorausgehende äußerst wirksame Behandlung mit ammoniakalischem Ammonacetat gestattet (S. 52).

[2] Das im Achatmörser fein zerriebene Präparat vermischt man mit verdünnter Essigsäure 1 : 6, gießt durch ein Doppelfilterchen und versetzt mit NH_3 und $(NH_4)_2S$ = weißes Zinksulfid.

[3] Will man sich von dieser Vorsichtsmaßregel ganz unabhängig machen, so glüht man den ursprünglichen Luftbadrückstand auf direktem Feuer (S. 53) bis zur vollkommenen Verjagung der Ammonsalze.

konz. Ammoniak und 30 ccm Wasserstoffsuperoxyd gegossen, die Fällung $^1/_2$ Stunde auf siedendem Wasserbade bedeckt erhitzt, filtriert und das Eisen wiederholt mit kochendem Ammoniak gewaschen, zum Schluß nur mit heißem Wasser (vgl. erste Fußnote für III).

Die ammoniakalische Kupferlösung trocknet man ein, am Ende unter wiederholtem Zusatz von etwas Wasser, erhitzt sodann 1 Stunde im offenen Luftbade, löst von neuem und fällt nun das Kupfer in der Kochhitze mit reiner Natronlauge unter so langer Erhitzung des Niederschlags, bis man kein Ammoniak mehr riecht (vgl. S. 53) und die Flüssigkeit vollkommen farblos erscheint. Das auf einem nicht zu kleinen Filter gesammelte Kupferoxyd muß recht anhaltend mit kochendem Wasser ausgewaschen werden (Platindeckelprobe), worauf man bei 90° gut trocknet, Filter und Niederschlag trennt, das Filter für sich in einem Porzellantiegel verbrennt, die restierende Asche mit einigen Tropfen starker Salpetersäure eintrocknet und jetzt erst die Hauptmenge Kupferoxyd hinzugiebt zum Ausglühen und Wägen.

Will man das Kupfer als Kupfersulsulfür herausfällen, so füge man zur stark verdünnten Lösung wenigstens 5 ccm konz. Schwefelsäure und verfahre dann wie auf S. 33. Es ist auch unter Umständen empfehlenswert, das gesammelte ausgewaschene Kupfersulfür in Salpetersäure wieder zu lösen (S. 149), darnach bis zur Hellfarbigkeit des ausgeschiedenen Schwefels zu kochen, ehe man ihn abfiltriert, die Kupferlösung einzutrocknen u. s. w. und jetzt mit Natronlauge zu fällen.

Enthält der vorliegende Kies kleine Mengen von Zink und Nickel, so fällt man besser das Kupfer als Rhodanür mit einer abgewogenen Menge von Rhodankalium (vgl. S. 35), wobei Zink und Nickel gelöst bleiben. Zu deren Bestimmung dampft man das Kupfer-Rhodanürfiltrat unter Zusatz von Königswasser zur Trockne, nimmt wieder mit salzsaurem Wasser auf, filtriert von unlöslichen Ausscheidungen ab und trennt die beiden Metalle mit Natronlauge nach S. 37.

IV. Zinnober [LXIV].*

Man nehme zur Analyse 0.6—0.75 g zerriebenes Material und bediene sich zur Erhitzung der Substanz wieder des Flachbrenners (als Aufsatz für die gewöhnlichen Gasbrenner). Der

Zinnober verbrennt und destilliert unter blauer Flammenerscheinung und Erglühen äußerst leicht über, demgemäß man die anzuwendende Hitze zu regulieren hat. Zum Weitertreiben der Zersetzungsprodukte verwendet man gleichzeitig eine 2—3 cm hohe Gasflamme. Geht nach Verlauf von 20—30 Minuten Glühdauer nichts mehr über und hat man mit beweglicher Flamme alles im Knierohre und der Einschliffpartie des Apparates haften gebliebene Quecksilber verjagt, so läßt man allmählich im verlangsamten Gasstrome erkalten und sammelt die Vorlageflüssigkeiten (verdünnte Salpetersäure) in einer großen flachen Porzellanschale. Das das sublimierte metallische Quecksilber enthaltende Kugelrohr muß besonders mit heißer Salpetersäure ausgespritzt werden (Spritzflasche), wodurch sich das Metall leicht und vollständig vom Glase loslöst. Man verdampft jetzt die gesamte Flüssigkeit auf ein sehr kleines Volumen, setzt Königswasser und rote rauchende Salpetersäure hinzu, um etwa noch nicht gelöstes Quecksilber dadurch rasch in Lösung zu bringen (S. 109) und trocknet nun vollständig ein zur gründlichen Beseitigung der die spätere Reinfällung des Quecksilbers störenden Salpetersäure, worauf die Wiederaufnahme in Wasser (75—90 ccm) und verdünnter Salzsäure (10 ccm), die Fällung der vorhandenen Schwefelsäure, womöglich mit einer berechneten Menge von Chlorbarium, die spätere Entfernung des zugesetzten Überschusses an letzterem und die schließliche Ausfällung und Wägung des Quecksilbers als Sulfid erfolgt. Hierzu leitet man in die verdünnte Lösung bei einer Temperatur von 70—80° eine halbe bis eine volle Stunde Schwefelwasserstoff ein, filtriert den rein schwarzen Niederschlag noch warm auf einem bei 100° getrockneten und bis zum konstanten Gewicht gewogenen Filter ab (vgl. Anm.) und wäscht ihn hintereinander in heißem Wasser, Alkohol, Äther und Schwefelkohlenstoff zur vollständigen Entfernung des Schwefels. Der Schwefelkohlenstoff wird vorteilhaft auf dem Wasserbade in der Spritzflasche erwärmt und ab und zu längere Zeit mit dem Niederschlag in Berührung gelassen, indem man das Trichterrohr mit einem Korkcylinderchen (Ausstich aus dem Korkbohrer) verschließt und den Trichter gut bedeckt hält (am besten eignen sich hierfür Trichter mit Schliffrand und Deckplatte). Erst wenn einige Kubikcentimeter des Filtrats auf einer großen Uhrschale verdampft (Wasserbad), keinen Rückstand mehr geben, ist das Auswaschen als beendigt zu betrachten. Man läßt zunächst das

Filter an offener Luft trocken werden, weil sich Schwefelkohlenstoffdämpfe (vgl. S. 119) an warmen Metallplatten mit Leichtigkeit entzünden, stellt jetzt dasselbe in das Wägegläschen zurück und trocknet es wiederum bei 100° bis zum konstanten Gewicht.

Es empfiehlt sich, das Verbrennungsrohr vor der Einfüllung des Zinnoberpulvers leer zu wägen, um nachträglich kleine Mengen von beigemischtem Quarz durch direkte Wägung des Rückstandes bestimmen zu können. War gleichzeitig Eisen vorhanden, so wird der restierende, nichtflüchtige Teil des Minerals nach vorherigem Erwärmen mit starker Salzsäure in eine Porzellanschale gebracht und wie S. 113 weiter behandelt.

Ist ein natürlicher oder künstlicher Zinnober reichlich mit Kieselsäure, Eisen, Kohle etc. verunreinigt, so bietet die Verbrennungsmethode entschiedene Vorteile gegenüber jedem Lösungsverfahren. Man erhält mitunter kohlehaltige Zinnobersorten, deren Lösungen in Königswasser, Brom u. s. f. nicht klar filtrieren, bezw. die Filter hierbei vollständig verstopfen, so daß ihre Analyse lästige Schwierigkeiten verursacht, welche bei Anwendung der Sauerstoffmethode vollkommen in Wegfall kommen. Der vorhandene Kohlenstoff kann in einer besonderen Portion durch Glühen im Sauerstoffstrome und Absorption der gebildeten Kohlensäure in einem Natronkalkrohre[1] gewichtsanalytisch bestimmt werden. Man benutzt hierzu das gleiche Verbrennungsrohr und schaltet jetzt an Stelle der Vorlagen zwei besondere Röhren ein, die eine (U-förmig) mit Glaswolle gefüllt zur Aufnahme des überdestillierten Quecksilbers und die andere (horizontal) mit Bleisuperoxyd-Bleioxyd-Glaswolle beschickt zum Zurückhalten der gleichzeitig gebildeten schwefligen und Schwefelsäure (siehe Nr. III, S. 14), welch letzterer sich ein mit Kohlensäure behandeltes Chlorcalciumrohr (S. 23) zum Zurückhalten von Wasser und schließlich das gewogene Natronkalkrohr anschließt, seinerseits durch ein zweites, indes nicht gewogenes Natronkalkrohr vor Luftkohlensäure und Feuchtigkeit geschützt.

Ist das bei der Verbrennung aus der beigemengten organischen Substanz gebildete Wasser gleichfalls zu ermitteln, so hat man das eingeschobene Chlorcalciumrohr zu wägen und die dem Verbrennungsrohre unmittelbar folgenden Apparatenteile zuvor vollständig auszutrocknen. Im Laufe der Operation darf das ent-

[1] Man benutzt die auf S. 14 abgebildeten sog. Chlorcalciumröhren, gefüllt mit sorgfältig abgesiebtem, grobkörnigem Natronkalk.

standene Wasser nur im kalten trockenen Luftstrome in das Chlorcalcium übergeführt werden, weil sich demselben bei Mitanwendung von Hitze auch Quecksilberdampf beimengt.

Anm. 1. Zum Extrahieren von Schwefel aus Sulfidniederschlägen etc. muß man sich zeitweilig etwas Schwefelkohlenstoff destillieren, da der käufliche stets schwefelhaltig ist und auch reine Präparate beim längeren Stehen infolge freiwilliger Zersetzungen wieder schwefelhaltig werden. Enthält ein Schwefelkohlenstoff Mercaptane, so absorbiert man diese zuvor durch Schütteln mit einem Gemisch von Quecksilberoxyd und Sublimat event. durch mehrmaliges Destillieren darüber.

In Berücksichtigung der gefährlichen Explosionskraft einer mit Schwefelkohlenstoffdämpfen gesättigten Luft darf man niemals größere Mengen Schwefelkohlenstoff aus geräumigen Kolben destillieren, sondern man benutzt hierzu das von V. Meyer in Vorschlag gebrachte System des perpetuierlichen Zutröpfelns zu der in einem kleinen Kolben siedenden Flüssigkeit, und zwar mit Fortlassung jeder Flamme, indem man das etwa 40—50° warme Wasser des aufgestellten Wasserbades mitunter durch neues ersetzt.[1] Als sehr praktisch hat sich der folgende Apparat, Figur 21, bewährt:

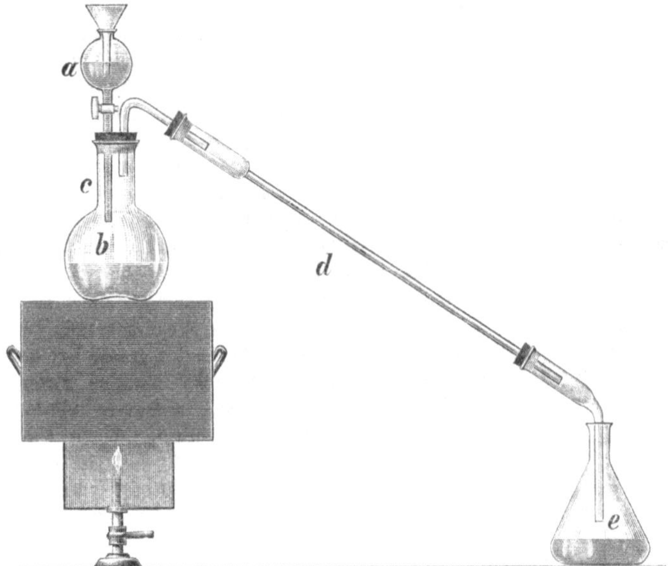

Figur 21.

Der von dem Tröpfeltrichter *a* Tropfen für Tropfen gespeiste Fraktionskolben *b* faßt ungefähr 100 ccm und enthält höchstens 40—50 ccm

[1] Will man permanent sicher erhitzen, so benutzt man den oben illustrierten, mit Drahtnetz allseitig umgebenen Sicherheitsbrenner.

Schwefelkohlenstoff. Er ist vermittelst eines gewöhnlichen Korkes mit dem mittelgroßen Liebigschen Kühler *d* verbunden (nur durch das Kühlrohr desselben angedeutet) und wird bei *c* von einer eisernen Klammer gehalten, damit man das auf einem Holzklotz stehende Wasserbad (emaillierter Eisenblechtopf mit Kupferringen) jederzeit bequem fortnehmen kann. Die Destillate des kleinen Becherkolbens *e* sammelt man in einer größeren Vorratsflasche mit gut eingeriebenem Stöpsel und versieht dieselbe mit einer verschnürten Papier oder Lederkappe. Eine auf Porzellan oder Glas verdampfte Probe der Flüssigkeit darf absolut keinen Rückstand hinterlassen.

Anm. 2. Das Wägen von Trockenfiltern geschieht in kleinen, mit sauber eingeschliffenen Stöpseln luftdicht verschließbaren dünnglasigen Cylindergläschen von 50—60 ccm Inhalt (Figur 22). Ist der Stöpsel kein in sich abgeschlossener, so muß der Rand desselben rund geschmolzen sein; ferner sind die etwas tief eingreifenden die besseren. Für den Gebrauch bringt man das zu einem Dreieck zusammengelegte Filter in das Glas, stellt dasselbe offen[1] in den mit einem kleinen Thermostaten (siehe dessen Abbildung weiter unten) versehenen Kupfertrockenschrank, den Stöpsel auf den Schrank selbst (Filtrierpapierunterlage!), erwärmt $^1/_2$ Stunde auf 100°, nimmt das Gefäß heiß wieder heraus (mit einem reinen Tuch), verschließt es sofort und läßt über Kali- oder Schwefelsäure (im Glockenexsiccator) erkalten, worauf gewogen wird. Die ganze Operation wiederholt man, aber von jetzt ab nur noch $^1/_4$ Stunde erhitzend, so lange, bis ein völlig konstantes Gewicht vorliegt. Ehe das Glas auf die Wagschale gesetzt wird, öffne man es einen Moment im Wageraume selbst, der stets trocken zu halten ist, wozu sich am besten ein mit groben Kalkstücken bis zur Hälfte angefülltes breites Cylinderglas eignet (nimmt auch die Kohlensäure auf). Ferner vergesse man nicht, das Glas gleichzeitig sauber abzuwischen.[2] Genau in der gleichen Weise verfährt man bei der Wägung des Filters mit dem Niederschlage, nur achte man auf das gewissenhafteste darauf, daß dieser absolut genau bei derselben Temperatur bis zur Gewichtskonstanz gewogen wird, wie das Filter selbst, weil sonst nicht unerhebliche Gewichtsdifferenzen entstehen können. Bei Trocknungen über 110° hinaus fangen die Resultate an zu schwanken (s. S. 219), aber auch obige Temperaturgrenze incl. 105—110° ist nur für bestimmte Fälle anwendbar. Glas und Substanz und Filter vermindert um das Gewicht von Glas und Filter ergiebt die Menge des vorhandenen Hg-Sulfids.

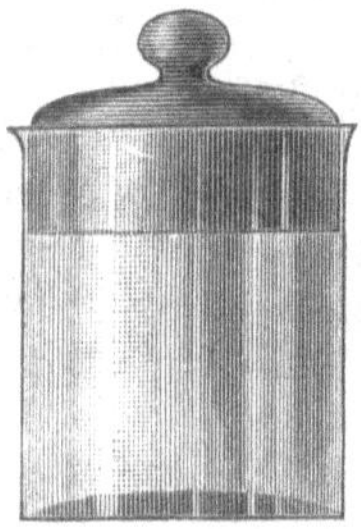

Figur 22.

Anm. 3. Der aus Flüssigkeiten ausgefallene Schwefel löst sich mitunter äußerst schwierig in Schwefelkohlenstoff auf, jedoch wieder leicht nach dem Erhitzen, daher es bei zu hohen Resultaten ratsam erscheint, das bei 100° getrocknete Quecksilbersulfid noch einmal damit zu behandeln.

[1] Bei Benutzung nicht mehr metallblanker Schränke faltet man Filtrierpapier darüber (S. 8).

[2] Am besten hierzu eignen sich seidene oder weiche leinene Tücher.

Einzelne Analytiker waschen das aus salzsaurer oder schwefelsaurer Lösung ausgeschiedene Quecksilbersulfid nur mit warmem Wasser aus. Dann ist aber zum mindesten jede Verbindung fernzuhalten, welche zersetzend auf Schwefelwasserstoff einwirkt, wie Salpetersäure, Chlor (vorangegangene Oxydation von Mercurosalz durch Kaliumchlorat und Salzsäure) und andere. Im allgemeinen dürfte man eine derartige Vereinfachung als ungenau verwerfen.

Anm. 4. Als Thermostaten für Temperaturen von 75—250° haben sich die folgenden zwei Konstruktionen, Figuren 23 und 24, als besonders einfach und vollkommen zuverlässig erwiesen:

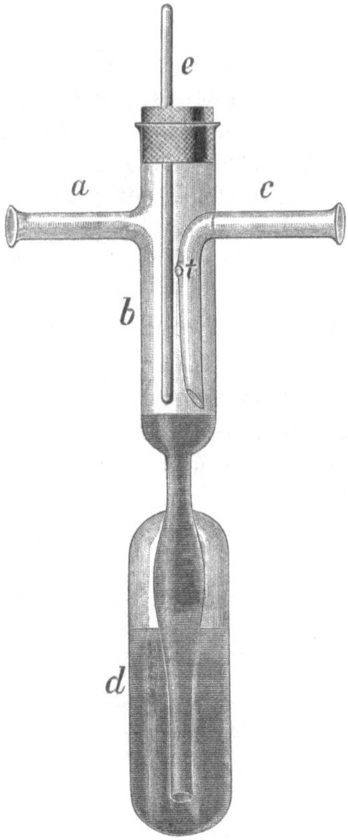

Figur 23.

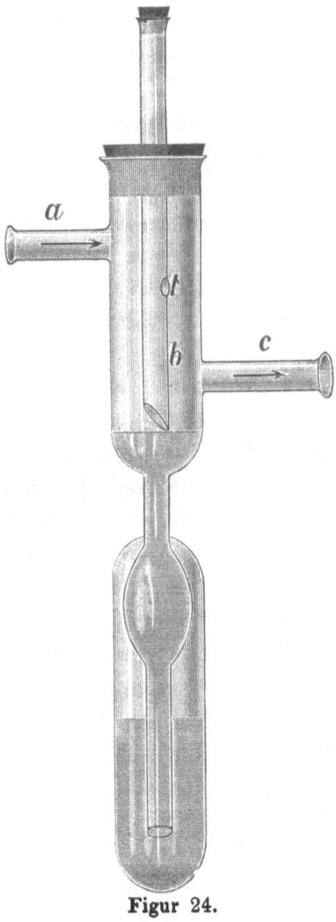

Figur 24.

Der mit Quecksilber von *d* an aufgefüllte Glasapparat ist vermittelst eines Korkes in dem einen Tubus des Trockenschrankes befestigt, während ein zweiter das Thermometer trägt. Das Gas strömt von *a* aus zu und entweicht durch *c* nach dem zum Erwärmen untergestellten Gasbrenner.

Durch Hineinschieben des Glasstabes *e* in verschiedene Quecksilbertiefen läßt sich der Eintritt nach *c* beliebig verengern und damit die Flammenhöhe für eine bestimmte Temperatur konstant regulieren $\triangle$. Ist *c* vollständig durch das Quecksilberniveau abgeschlossen, so entweicht durch die Rundöffnung *t* immer noch so viel Gas, daß dasselbe mit kleiner Flamme fortbrennen kann. Die Vereinfachung Figur 24 erklärt sich nach dem Gesagten von selbst.

V. Analyse von käuflichem, krystallisiertem Zinnsulfür[1] [LXV].

Die in den Apparat entweder direkt eingewogene oder sauber aus einem Wägeröhrchen eingefüllte gut verriebene Substanz verbrennt ebenfalls leicht unter lebhaften Erglühungserscheinungen. Man erhitzt so lange, bis das zurückbleibende Zinndioxyd keinerlei Veränderung mehr zeigt. Zum Schluß wird etwas kräftiger geglüht, aber nicht etwa bis zur Erweichung des Glases. Die gebildete Zinnsäure kann direkt im Apparate gewogen werden. Eine Probe davon im Platinschälchen oder -löffel mit Soda und Salpeter geschmolzen u. s. f. (S. 131) darf keine Reaktion auf Schwefelsäure wieder liefern.

VI. Analyse von käuflichem Mussivgold (SnS_2) [LXVI].

0.5—0.75 g zerriebenes Material werden in den gewogenen Einschliffapparat gebracht und vorsichtig im Sauerstoffstrome erhitzt, bis aller Schwefel in die Vorlagen, welche entweder 3—4 proz. ammoniakalisches Wasserstoffsuperoxyd, oder sehr verdünnte Salzsäure und überschüssiges Brom enthalten, übergetrieben ist.

Nach dem Erkalten im Sauerstoffstrome wägt man das Rohr mit der entstandenen Zinnsäure.

Der Inhalt der Vorlagen wird entsprechend konzentriert und mit Salzsäure angesäuert, kochend mit der berechneten Menge siedender Chlorbariumlösung gefällt. Nach Verlauf von 2 Stunden kann der Niederschlag abfiltriert und gewogen werden.

Zur Chlorbestimmung werden 1.5 g Mussivgold im hohen bedeckten Becherglase auf dem Wasserbade mit stark verdünnter Salpetersäure degeriert, dann filtriert und mit Silbernitrat gefällt.

Zur Wasserbestimmung trocknet man im Wägeglase 1.5 g Substanz bis zum konstanten Gewicht bei 95°.

Anmerkung. Das erhaltene Zinndioxyd darf mit der Soda-Salpeterschmelze keine Schwefelsäurereaktion mehr liefern. Der vielen Sulfid-

[1] Dasselbe bildet braunschwarze metallisch glänzende Blätter.

präparaten anhaftende Oxysulfidgehalt bedingt das häufig zu niedrig ausfallende Analysenergebnis derselben. Außerdem ist noch zu berücksichtigen das Vorhandensein von Wasser, Chlor, Alkali u. s. w.

Analytische Resultate (als Durchschnittsbeispiel).

	I.	II.	Diff.
Sn =	64·71 %	64·16 %	0·05 %
S =	33·15 „	32·99 „	0·16 „
Cl =	0·36 „	0·39 „	0·03 „
H_2O =	0·28 „	0·30 „	0·02 „
	98·50 %	98·34 %	

B. Durch anfängliches Glühen im Sauerstoffstrome und darauffolgendes Erhitzen in einem Salzsäurestrome.

I. Arsenkies [LXVII].*

Angewandte Menge = 0.6—0.75 g äußerst feines Pulver, da sich der Arsenkies schwierig zersetzt. Es erfolgt die Oxydation im Sauerstoffstrome wie bei Pyrit u. s. f. (S. 113) und zwar bis aller Schwefel in Form von SO_2 und SO_3 und der größte Teil des Arsens als As_2O_3 übergetrieben ist, worauf man im verlangsamten Strome erkalten läßt. Die Kugelvorlage ist mit 3 proz. Wasserstoffsuperoxyd gefüllt; für die folgenden zwei Péligots und den Erlenmeyer genügt ein mit dem gleichen Volumen Wasser verdünntes Präparat. Zur nunmehrigen Erhitzung des Rückstandes von Eisenoxyd und Arsensäure in einem Sauerstoffstrome ist das Sauerstoff-Gasometer incl. Trockner mit einem Kipp'schen Salzsäure-Entwickler und einem anderen, jetzt für den neuen Vorgang passenden Trockenapparat zu vertauschen. Derselbe besteht aus einer dreifach tubulierten konzentrierte Schwefelsäure enthaltenden, mit Schutzrohr und Chlorcalciumrohr versehenen Woulff'schen Flasche. Die Vorlagen bleiben jedoch dieselben wie in Fig. 20 S. 112, nur ist ein zweites Péligotrohr nicht mehr erforderlich. Den ganzen Apparat zeigt Fig. 25:

Nach beendeter Aufstellung der obigen Vorrichtung leitet man einen lebhaften trockenen Salzsäurestrom über den zu erhitzenden Glührückstand,[1] zu welchem Zwecke das Rohr in eine mit Wasser gefüllte tiefe Porzellanschale eingetaucht wird. Nach-

[1] Bei zu lebhafter Hitze im Anfang mengt sich dem früheren Sublimat von As_2O_3 eine Spur gelbes Arsensulfür bei, welches aber in der Flüssigkeit durch das Wasserstoffsuperoxyd völlig oxydiert wird.

dem das Wasser zum Kochen gekommen ist, läßt man den Salzsäurestrom noch $1^1/_2$—$2^1/_2$ Stunden einwirken, welche Zeitdauer sicher genügt, um alles bei dem Eisen befindliche Arsen als

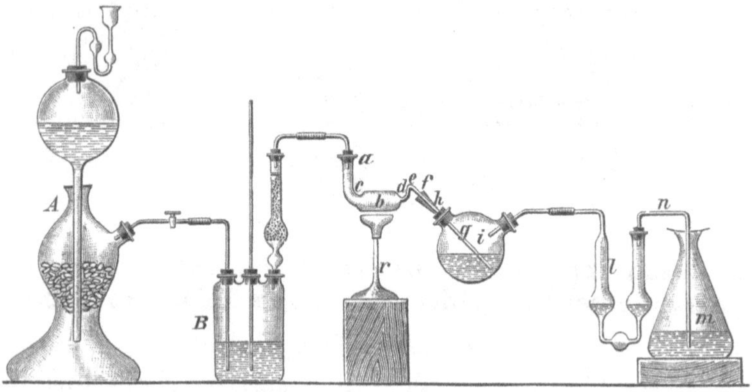

Figur 25.

Arsenchlorür überzutreiben. Ab und zu erhitze man vorübergehend mit einer Langflamme das Kniestück und die Schliffstelle des Apparates. Will man die Verflüchtigung des Arsens beschleunigen, so benutzt man an Stelle von Wasser flüssiges Paraffin und steigert allmählich die Temperatur bis auf 125°.

Nach Beendigung der Salzsäuredestillation nimmt man den ganzen Apparat auseinander und verdampft die in einer geräumigen Porzellanschale gesammelten Vorlageflüssigkeiten auf dem Wasserbade bis auf ein geringes Volumen (20—25 ccm) ein, wobei man ab und zu der verdampfenden Flüssigkeit kleine Mengen von konzentrierter Salpetersäure hinzufügt, um etwaige Verflüchtigungen von Arsen zu vermeiden. Der Rest wird darauf in einem Becherglase auf ca. 200 ccm verdünnt und in kochender Lösung mit einer ebenfalls kochenden, berechneten Bariumchloridmenge gefällt (für 0.5 g Arsenkies = 0.8 g $BaCl_2 + 2H_2O$, oder 8—9 ccm einer 10proz. Lösung). Der erhaltene Niederschlag von Bariumsulfat darf erst nach dem vollständigen Erkalten der Flüssigkeit abfiltriert werden. Die gleichzeitige Gegenwart von Salzsäure und Salpetersäure in der Flüssigkeit beeinträchtigt die Genauigkeit der Bestimmung in keiner Weise;[1] vor allem muß aber der erforderliche Überschuß an freier Säure vorhanden sein, um sicher alles Arsen in Lösung zu erhalten,

[1] Vgl. hierüber auch Ber. d. D. chem. Ges. **26**, 898 (Ref.).

was aber dann keinen Schwierigkeiten begegnet.[1] In dem Filtrate ist vor allem der geringe Überschuß an Bariumsalz mit einem gleichfalls möglichst geringen Überschuß an verdünnter Schwefelsäure zu entfernen etc., ehe man unter den vorher erwähnten Bedingungen die Flüssigkeit von neuem in einer Porzellanschale auf ein kleines Volumen zur Fällung des Arsens einengt. Hat sich hierbei etwas Kieselsäure abgeschieden, so verdünnt man zunächst mit möglichst wenig Wasser und filtriert davon ab. Die sodann deutlich ammoniakalisch gemachte Flüssigkeit wird schließlich kalt mit einer ebenfalls berechneten Menge von Magnesiumchlorid gefällt (für 0.6 g Substanz = 0.8—0.9 g $MgCl_2 + 6H_2O$, oder 4—5 ccm einer 25proz. Lösung) und die Fällung wenigstens 12—24 Stunden in der Kälte stehen gelassen. Tritt bei dem Übersättigen der sauren Flüssigkeit mit Ammoniak ein Niederschlag von Thonerdehydrat auf, so ist dessen Entfernung durch Filtration nicht zulässig, da er arsenhaltig sein kann, vielmehr anzuraten, von neuem in Salzsäure zu lösen und später die Arsenfällung bei Gegenwart von etwas Citronensäure (ca. 0.5 g), wobei Aluminium in Lösung bleibt, vorzunehmen. Das Sammeln und Auswaschen des Ammon-Magnesium-Arseniats geschieht unter genau den gleichen Bedingungen wie die des korrespondierenden Phosphates (S. 13). Den bei 90° vollkommen getrockneten Niederschlag schüttet man vorsichtig unter Fernhalten jeden Luftzuges (Verstäubung!) und ohne Auseinanderhaltung des Filters in ein flaches Porzellanschälchen (S. 10), setzt das Filter wieder in den früheren Trichter hinein und extrahiert es mit heißer verdünnter Salpetersäure vermittelst der Spritzflasche, welche Lösung unmittelbar in einen mittelgroßen gewogenen Tiegel (mit Deckel) aufgefangen wird, worauf man dieselbe eintrocknet, hierzu die Hauptmenge giebt und zuerst mit kleiner Flamme (sicherer Nickelbecher) erhitzt, am Schluß mit voller Flamme glüht. Weniger gut ist es, wenn auch bequemer, den gesamten Niederschlag direkt auf dem Filter in kochender Salpetersäure zu lösen und nun einzutrocknen, da dieser Rückstand beim weiteren stärkeren Erhitzen leicht spritzt.

Bei zu hohen Resultaten, herrührend von dem Mitreißen

[1] Die Schwefelsäure kann übrigens auch in der ursprünglichen, aber genügend verdünnten Gesamtflüssigkeit direkt gefällt werden. Diese Fällung muß jedoch sehr lange stehen bleiben, weil sonst etwas Bariumsulfat gelöst bleibt.

basischer Magnesia-Verbindungen, löse man das Magnesium-Pyro-Arseniat noch einmal in Salzsäure und wiederhole die Fällung durch Übersättigen der Flüssigkeit mit Ammoniak unter vorausgegangenem Zusatz von höchstens 1—3 Tropfen Magnesiumchlorid.

Die Berechnung des Arsens aus dem gewogenen Magnesium-Pyro-Arseniat erfolgt nach dem Ansatz:

$$Mg_2As_2O_7 : As_2 = a : x.$$

Der im Oxydationsgefäß verbleibende, nicht flüchtige Rückstand von Eisenoxyd und Gangart wird am zweckmäßigsten im Apparate selbst gelöst durch Zufügung von konz. Salzsäure und fortgesetztes Erwärmen im kochenden Wasser.[1] Die Lösung des Eisenoxyds erfolgt rasch, besonders unter gleichzeitiger Anwendung von Druck, wozu man einfach die Endröhren des Gefässes mit Glasstöpselschläuchen gut verschließt. Um Verlusten bei der Entleerung des Gefäßes vorzubeugen, öffne man dasselbe erst nach dem vollständigen Wiedererkalten, worauf man die Flüssigkeit in eine Porzellanschale spült, um sie darin unter Zusatz von konz. Salpetersäure (zur Oxydation des teilweise zu Chlorür reduzierten Eisens) etwas einzuengen und zu filtrieren. Nach Beseitigung der Gangart wird das Eisen in kochender Lösung mit einem großen Überschuß von Ammoniak gefällt. Man achte im ammoniakalischen Filtrat auf die event Gegenwart kleiner Mengen von Zink oder Nickel.[2] Das erhaltene Eisenoxyd sowohl wie das stark ammoniakalische Filtrat muß sich bei besonderen Prüfungen als völlig frei von Arsen erweisen. Die Reinheit des Eisenniederschlags wird einmal aus dem normalen Aussehen, dessen Verhalten beim Filtrieren etc. erkannt, sowie nach dem Wägen durch Behandlung der salzsauren Lösung mit Schwefelwasserstoffgas endgiltig nachgewiesen. Zu dem ammoniakalischen Eisenfiltrat fügt man Ammonsulfid und säuert darauf mit Salzsäure schwach an. Ein Teil dieser nur milchweiß getrübten Flüssigkeit wird mit Schwefelkohlenstoff im verschlossenen Zylinder geschüttelt und die völlige Abwesenheit von Arsensulfid durch Klarbleibung der Unterschicht konstatiert;[3] die Hauptflüssigkeitstrübung aber abfiltriert,

[1] Eine Erhitzung der Flüssigkeit mit der freien Flamme hat häufig ein Zerspringen des Rohres zur Folge.

[2] Nach S. 37 zu trennen. Hat die qualitative Prüfung des Minerals ihre Gegenwart bestätigt, so verfährt man am besten sogleich nach S. 55.

[3] Chem. Ztg. 18, 4 (Repert.).

auf dem Filter gewaschen und mit einer warmen Lösung von anderthalbkohlensaurem Ammon extrahiert, was ein Filtrat geben soll, welches beim Ansäuern nicht die geringste Spur Arsensulfid liefert.

II. Kobaltglanz [LXVIII].*

Man verwendet zur Analyse 0.6—0.75 g bleifreies Material, auf dessen Feinpulverung ganz besonders zu achten ist, worauf die Substanz im Einschliffrohr so lange im Sauerstoffstrome erhitzt wird, bis man sicher allen Schwefel oxydiert zu haben glaubt, um alsdann die vollständige Übertreibung des Arsens in einem kontinuierlichen lebhaften Salzsäurestrome zu vollenden. Bei bloßer Anwendung von Wasserbadhitze braucht man hierzu $2^1/_2$ bis 3 Stunden; im Parraffinbade bei 125° etwas weniger. Das nicht mehr abnehmende Volumen der Substanz, sowie ein gewisser Farbenton derselben deuten einem auch an, ob die Operation beendigt ist oder noch nicht. Jetzt läßt man im Salzsäurestrome erkalten und verfährt mit dem Destillate genau nach I. Der nicht flüchtige Rückstand wird mit kleinen Mengen konz. Salzsäure und Salpetersäure gelöst (Wasserwärme), in eine Porzellanschale gebracht, eingetrocknet, dieser Salzrest mit 10—15 Tropfen verdünnter Salzsäure durchfeuchtet, unter Zugabe von wenig warmem Wasser völlig gelöst, von einer etwa vorhandenen geringen Menge Kieselsäure (später im Porzellantiegel zu wägen) abfiltriert und das Kobalt vom Eisen durch bernsteinsaures Natrium getrennt. Zu letzterem Zwecke neutralisiert man die kalte Flüssigkeit so lange mit Sodalösung bis eine Kleinigkeit Niederschlag bei dem Umschwenken des Becherglases nicht meht verschwindet, setzt neuerdings 2—5 Tropfen Salzsäure hinzu bis wieder vollkommene Klarheit eingetreten und fällt nunmehr das Eisen mit einer annähernd abgewogenen Menge (1—2 g) von Natrium-Succinat, welche Fällung 1—2 Stunden auf dem Wasserbade erwärmt wird, bis sie sich gut abgesetzt hat. Erst nach dem Wiedererkalten der bei Seite gestellten Fällung filtriert man das herausgefallene Eisen-Succinat ab, wäscht es zunächst 5—6 mal mit kaltem Wasser und dann erst mit kochendem endgültig aus. Da dieser Niederschlag noch bestimmte, nicht unbeträchtliche Mengen von Kobalt einschließt, löst man ihn von neuem direkt auf dem Filter in heißer verdünnter Salzsäure (Spritzflasche), dunstet das Filtrat auf ein Minimum ein, verdünnt mit Wasser und fällt das Eisen abermals genau wie angegeben

u. s. f., trocknet, glüht und wägt als Fe_2O_3 (S. 16). Die vereinigten beiden Eisenfiltrate werden bis auf ca. 125—150° konzentriert und schließlich das Kobalt in einer geräumigen Porzellanschale mit reinem, frischgelösten Natron unter Vermeidung eines unnötigen Überschusses gefällt. Nach dem Absetzen des Kobaltrihydroxyds gießt man die heiße Flüssigkeit durch ein größeres Filter, überschüttet von neuem mit heißem Wasser (ca. 50 ccm) und filtriert nun allen Niederschlag ab, welcher anhaltend mit kochendem Wasser ausgewaschen werden muß (Filterrand! Platindeckelprobe). Nach dem völligen Trocknen desselben bei 90° verascht man zuerst das Filter für sich (Rosescher Tiegel) und glüht endlich bis zur Gewichtskonstanz (am Schluß Gebläse). Das gewogene Co_3O_4 wird zur Kontrolle im Wasserstoffstrome reduziert (S. 37) und das erhaltene Kobalt gewogen. Man prüfe dasselbe auf etwaige Verunreinigungen an Kieselsäure (Lösen in starker Salzsäure) uud Alkali (Lackmuspapier).

Anm. 1. Das Abfiltrieren des Eisensuccinats hat in der Kälte zu geschehen, weil es in warmen Bernsteinsäurelösungen etwas löslich ist.

Anm. 2. Im Besitz von destilliertem Wasserstoffsuperoxyd ist der Trennung des Kobalts vom Eisen durch dieses Reagens (S. 56) als ungleich sicherer und glatter der Vorzug zu geben.

Kobalt von Nickel [LXIX].*

Im Anschluß an die Analyse des Kobaltglanzes sei hier die Trennung von Kobalt und Nickel besprochen, da diese beiden Metalle in ihren Erzen fast regelmäßig einander begleiten.

1) Trennung in schwach essigsaurer Lösung durch Kaliumnitrit. Je 0.35—0.4 g Kobalt- und Nickelammonsulfat (S. 43) werden in 15—20 ccm H_2O gelöst, mit 3 ccm Essigsäure 1 : 1 angesäuert und mit einer gesättigten, frisch bereiteten schwach essigsauren Kaliumnitritlösung kalt ausgefällt unter Vermeidung eines unnötigen Überschusses. Hat man eine beliebige, aus nickelhaltigem Glanzkobalt etc. herstammende salz- und salpetersaure Kobaltlösung, so dampft man selbige auf wenigstens 5—10 ccm Volumen ein, versetzt zunächst mit konz. Natronlauge (Kalilauge) in geringem Überschuß, alsdann tropfenweise mit Eisessig bis zur Wiederauflösung des entstandenen Niederschlages und fällt sie nunmehr mit essigsaurem Kaliumnitrit. Der hierbei gebildete Niederschlag von Kaliumkobalt-Nitrit muß 24 Stunden in der Kälte unter öfterem Umschütteln stehen bleiben, ehe man

ihn abfiltriert und mit einer Lösung von 10 g Kaliumacetat auf 90 ccm H_2O, welche zugleich etwas essigsaures Kaliumnitrit enthält, völlig nickelfrei wäscht. Das rückständige Kobalt wird direkt auf dem Filter in heißer Salzsäure 1 : 1 gelöst, diese Lösung eingetrocknet (vollständige Zerstörung des Nitrits), der Rückstand wiederum mit Wasser und etwas Salzsäure aufgenommen und das Kobalt nach S. 57 mit wasserstoffsuperoxydhaltigem Natron gefällt u. s. f.

Mit dem Nickelfiltrat verfährt man ganz analog: Eintrocknung bei Gegenwart überschüssiger Salzsäure etc.

Anm. 1. Das Kaliumnitrit enthält häufig Thonerde oder Kieselsäure und muß daher bei den betreffenden Eintrocknungen hierauf Rücksicht genommen werden. Auch achte man auf eine etwaige Verunreinigung an Blei.

Anm. 2. Man hat in bloßer wässriger Lösung die absolut vollständige Ausfällung des Kobalts mit Kaliumnitrit nicht immer in seiner Gewalt. Sie gelingt aber sicher, wenn man der Flüssigkeit $^1/_5$—$^1/_4$ ihres Volumens an Alkohol zufügt. In dem letzteren Falle muß aber der Nickeltrockenrückstand nach vorherigem Erhitzen auf dem offenen Luftbade einige Zeit schwach geglüht werden u. s. f., weil sonst das Nickel infolge der Gegenwart organischer Substanz mit Natronlauge nicht vollkommen gefällt würde. Will man die letzteren Operationen umgehen und lieber das Nickel direkt mit Ammonsulfid ausscheiden, so vermeide man einen unnützen Überschuß desselben und erhitze den Niederschlag (unbedeckte Porzellanschale) so lange auf dem Wasserbade bis sich die in Lösung übergegangenen Nickelspuren wieder ausgeschieden haben (Verschwinden der braunen Farbe). Das abfiltrierte, nur mit warmem Wasser gewaschene Sulfid kann direkt durch Glühen im Sauerstoffstrome oxydiert und darnach im Wasserstoffstrome zu metallischem Nickel reduziert und gewogen werden, oder man löst es in verdünntem Königswasser unter Zusatz von etwas Wasserstoffsuperoxyd resp. Brom.

Bewerkstelligt man die Fällung mit polysulfidfreiem Ammonsulfid, also mit einer frisch bereiteten Lösung des letzteren, so geht kein Nickelsulfid in die Lösung. Ferner läßt sich in Schwefelammonium gelöstes Nickel auch durch Ansäuern der Flüssigkeit mit Essigsäure und darauffolgendes Erwärmen quantitativ wieder abscheiden.

Aus schwach essigsauren Nickellösungen kann das Nickel durch Schwefelwasserstoffgas vollständig gefällt werden. Ursprünglich noch vorhandene kleine Mengen von freien Mineralsäuren sind zweckmäßig zuvor durch Zusatz von überschüssiger Natriumacetatlösung zu beseitigen.

Anm. 3. Die Umsetzung der Kobaltsalze mit Kaliumnitrit ist die folgende:

$$CoSO_4 + 7KNO_2 + 2C_2H_4O_2 = Co(NO_2)_3 3KNO_2 + K_2SO_4 + 2C_2H_3O_2K + NO + H_2O.$$

2) Die Cyankaliummethode. Man fällt die saure Lösung beider Metalle mit überschüssiger Kali- oder Natronlauge und

fügt hierzu unter gutem Mischen frische Cyankaliumlösung (5—10proz.), bis sich wieder alles gelöst hat. In diese Flüssigkeit rührt man so lange tropfenweise Bromwasser oder Brom hinein (Tropftrichter und Zugschrank) bis alles Nickel als schwarzes Oxydhydrat, $Ni(OH)_3$, herausgefallen ist, indem man gleichzeitig durch wiederholten Zusatz kleiner Mengen Natronlauge dafür Sorge trägt, daß die Flüssigkeit stets alkalisch bleibt. Die Reaktion und das Absitzen des Niederschlages ist durch zweckmäßige Erwärmung der Flüssigkeit zu unterstützen. Das auf einem Filter gesammelte und mit heißem Wasser ausgewaschene Nickel muß seines Alkaligehaltes wegen neuerdings gelöst (im Becherglase [Filter dabei] mit warmer Salzsäure + etwas H_2O_2 resp. konz. HNO_3) und nochmals gefällt werden.

Die Kobaltlösung ist nach S. 60 weiter zu behandeln.

Anmerkung. Das Nickel kann auch mit Chlorgas oder Natriumhypochlorit, NaClO, niedergeschlagen werden unter Beachtung des Alkalischhaltens der Flüssigkeit.

3) Das Quecksilberoxydverfahren. Hierzu fällt man zunächst Beide mit einem mäßigen Überschuß an Kalilauge, löst wieder durch Zusatz von reichlich überschüssiger Blausäure,[1] kocht diese Flüssigkeit längere Zeit unter Erneuerung des verdampften Wassers, um sämtliches Kaliumkobaltcyanür ($Co(CN)_2 \cdot 4KCN$) in Kobaltikaliumcyanid ($Co(CN)_3 \cdot 3KCN$) überzuführen, und schließlich eine volle Stunde mit reinem aufgeschlämmten Quecksilberoxyd, wodurch alles Nickel in der Forn eines Gemenges von Oxyd und Cyanür gefällt wird, welches nach dem Abfiltrieren, Auswaschen mit kochendem Wasser und Glühen (Porzellantiegel) als NiO und Ni zu wägen ist.

Die isolierte Kobaltlösung ist wie bei 2) zu verarbeiten.

Anmerkung. Diese bei sorgsamer Ausführung gute Resultate liefernde Methode ist aber ihrer Gefährlichkeit halber (Blausäure- und Quecksilberdämpfe!) nur wirklich geübten und umsichtigen Analytikern zu empfehlen.

4) Fällung des Kobalts als Kobalti-Nitroso-β-Naphtol. Die schwach salzsaure Chlorid- oder Sulfatlösung von Kobalt und Nickel wird so lange mit einer Lösung von Nitroso-β-Naphtol in 50proz. Essigsäure versetzt, bis auf weiteres Zufügen keine Fällung mehr eintritt, worauf man mehrere Stunden stehen läßt,

[1]) Siehe ihre Darstellung: Lehrb. d. org. Ch. von VICTOR MEYER und P. JACOBSON I, 1001.

abfiltriert, anfangs mit kalter, später mit warmer 10—12proz. Salzsäure und endlich mit heißem Wasser auswäscht. Der in einem geräumigen Porzellantiegel recht behutsam verbrannte Niederschlag (Filter für sich einäschern) wird zunächst im Sauerstoffstrome geglüht (S. 33) zur vollständigen Oxydation des ihm beigemengten Kohlenstoffs und nun erst mit Wasserstoff zu metallischem Kobalt reduziert.

Anmerkung. Das sehr genaue Nitrosonaphtolverfahren[1] ist besonders dann zu empfehlen, wenn es sich darum handelt, kleinere Mengen von Kobalt in Nickelsalzen zu bestimmen. Bei größeren Mengen desselben erhält man ganz unverhältnismäßig voluminöse Niederschläge, zu deren Abfiltrierung sehr geräumige Filter zu nehmen sind.

Für die Isolierung des Nickels aus dem Filtrate vermeide man vor allem jeden unnötigen Überschuß des nicht ohne Umstände wieder entfernbaren Reagens. Alsdann dampfe man mit überschüssiger Schwefelsäure in einer dünnwandigen tiefen Porzellanschale ein, verjage darnach diesen Überschuß im offenen Luftbade, glühe am Ende u. s. f. (S. 46).

C. Durch Schmelzen mit Soda und Salpeter.

Pyrit nach der Methode von Fresenius [LXX].

1 g feingepulverter Kies wird in einem geräumigen Platintiegel (Schäumen der Schmelze!) mit 10 g einer Mischung von Potasche und Kalisalpeter (2 : 1 = 6.65 g K_2CO_3 und 3.35 g KNO_3) aufs Innigste gemengt, das Ganze noch mit einer niedrigen Schicht des Oxydationsmittels überdeckt und auf einer Berzelius-schen Weingeistlampe allmählich eine Zeit lang zusammengeschmolzen. Die darnach rasch abgekühlte Schmelze (S. 198) erwärmt man in einer Porzellanschale mit 200—300 ccm Wasser bis zum völligen Zerfall derselben, gießt sodann die abgeklärte Lösung durch ein Filter, kocht den Rückstand mit einer 5 bis 10proz. Kaliumkarbonatlösung wiederholt aus, filtriert nun alles ab und wäscht das restierende Eisenoxyd mit kochendem potaschehaltigem Wasser anhaltend aus (Schwefelsäureprobe). Das Filtrat säuert man alsdann mit konz. HCl reichlich an, dampft zur Trockne, durchtränkt das erhaltene Kaliumchlorid mit konz. Salzsäure, trocknet neuerdings zur möglichsten Entfernung der Salpetersäure, löst jetzt in 100—200 ccm Wasser und 1—2 ccm

[1] Berichte **18**, 699 u. Zeitsch. f. analyt. Chem. (Fresen.) **28**, 234.

konz. Salzsäure, filtriert event. von ausgeschiedener Kieselsäure ab und fällt die Schwefelsäure nach S. 12.

Das gewonnene Eisenoxyd ist noch feucht auf dem Filter in heißer verdünnter HCl zu lösen, um schließlich mit NH_3 gefällt zu werden (S. 16).

Anm. 1. Potasche und Salpeter müssen völlig frei sein von Sulfaten. Ein Schmelzen mit der Gasflamme ist ganz unthunlich, da durch die Schwefelverbindungen des Leuchtgases (Mercaptane, H_2S, CS_2 etc.) Schwefelsäure in die Analyse hineingelangen würde. Auch sind bei den diesbezüglichen Abdampfungen die von Ernst v. Meyer gemachten Erfahrungen (Journ. f. pract. Chem. **42**, 270) zu beherzigen.

Anm. 2. Das in Platintiegeln durch Nitratschmelzen isolierte Eisenoxyd erweist sich stets mehr oder weniger als platinoxydhaltig. Ich habe bei Pyritanalysen bis zu 0.75 Proz. darin aufgefunden (vergl. S. 52 u. 150).

Anm. 3. Kommen in einem Pyrit Sulfate wie Gyps, Eisenvitriol etc. vor, so ermittelt man deren Gehalt an Schwefelsäure dadurch, daß man 2.5 bis 5 g Kiespulver mit verdünnter Salzsäure 1 : 4 im Kohlensäurestrome auskocht,[1] filtriert, das Filtrat mit Ammon abstumpft und nun als Bariumsulfat fällt.

Ist nur auf Schwerspat Rücksicht zu nehmen, so reduziert man die aus der Nitratschmelze erhaltene Eisenchloridlösung mit Magnesiumpulver oder wenig reinem Zink zu Ferrosalz und fällt alsdann das Barium im CO_2-Strome durch verdünnte Schwefelsäure (Erlenmeyer-Kolben und Pipette), wobei schlimmstenfalls ein nur Spuren von Eisen einschließendes Bariumsulfat resultiert. Bei absolut genauen Bestimmungen muß vor dem Ausglühen der Fällung das mitgerissene Eisenoxyd und der Schwefelsäuregehalt durch Aufschmelzung mit kalc. Soda bestimmt werden (vgl. bei S-Bestimmung in Silikaten).

Anm. 4. Was die Begleiter des Schwefelkieses anlangt, so ist hier zu bemerken, daß sich bei der Schmelzmethode alles Arsen bei der Schwefelsäure befindet und daher nach S. 125 bestimmt werden kann. Etwa gelöstes Blei und Zink hat man gleich anfänglich aus der alkalischen Lösung durch Kohlensäure in der Kochhitze zu fällen und mit dem Eisen zu vereinigen. In der salzsauren Lösung des Eisens sind sodann Platin, Blei und Kupfer bei Gegenwart von wenigstens 2 ccm konz. Schwefelsäure mit Schwefelwasserstoff zu fällen, der Niederschlag durch Natriumsulfid von Schwefelplatin zu befreien (S. 97), darauf Blei und Kupfer mit Wasserstoffsuperoxyd (S. 88), Eisen, Nickel und Zink aber nach S. 55 zu trennen.

D. Auf nassem Wege, durch Lösen derselben.

I. Pyrit [LXXI].

1) 0.75 g feines Pulver werden mit 30 ccm kaltem Königswasser übergossen, eine Viertelstunde damit stehen gelassen und

[1] wozu man sich am vorteilhaftesten des auf S. 136 beschriebenen Kölbchens bedient.

nun vorsichtig bedeckt auf dem Wasserbade erhitzt. Nach dem Eintrocknen, Wiederaufnehmen mit salzsaurem Wasser und Abfiltrieren der Kieselsäure erfolgt die Bestimmung des Eisens und des Schwefels wie bei Eisenvitriol (III. S. 16), die der zufälligen Beimengungen wie S. 132.

Über das Mitreißen des Eisens durch Bariumsulfat vergl. Journ. f. pr. Chem. **39**, 321.

2) Desgleichen kann auch die Oxydation des Kieses durch Erwärmen mit Salzsäure 1 : 1 unter zeitweisem Zusatz kleiner Quantitäten von gepulvertem Kaliumchlorat allmählich erfolgen. Ganz besonders eignen sich hierfür geräumige hohe Meißener Tiegel mit kurzem dickem Glasstab und Uhrschalbedeckung (Glas mit einem Ausschnitt).

II. Zinkblende [LXXII].

0.75—1 g feines Pulver kommen in eine Porzellanschale, werden mit 10—15 ccm Königswasser übergossen und nach viertelstündigem Stehenlassen damit auf dem Wasserbade erwärmt. Da sich hierbei ein Teil des Schwefels als solcher abspaltet, hat man nun die vollständige Oxydation desselben durch Bromzusatz zu vollenden, zu welchem Zweck vorerst die Metalllösung mit etwas Wasser zu verdünnen ist. Nach erfolgter völliger Lösung des Schwefels dampft man zur Trockne, nimmt mit Wasser und einigen Tropfen Salzsäure auf, filtriert die Gangart ab, fügt zu dem erhaltenen Filtrat 5 ccm Eisessig und trennt Eisen und Zink mit Ammoniak-Wasserstoffsuperoxyd wie S. 55. Nach dem wiederholten Verdampfen nur auf dem Wasserbade wird nunmehr das Zink bestimmt, indem man die von zufälligen Beimengungen abfiltrierte wässrige (event. mit Essigsäure angesäuerte) Lösung in eine heiße Natriumkarbonatauflösung (5—10 g Sodakrystalle auf 100 ccm Wasser) tröpfelt, die Fällung so lange direkt erhitzt, bis sie nicht mehr nach Ammoniak riecht, abfiltriert, heiß auswäscht (Platinprobe), trocknet und als Zinkoxyd wägt.

Das Zinkfiltrat säuert man mit Salzsäure an und fällt daraus die Schwefelsäure nach S. 12. Zu dem kochenden Bariumsulfatfiltrate setzt man 15 ccm kochende verdünnte Schwefelsäure, filtriert die erkaltete Flüssigkeit von dem ausgefallenen Bariumsulfat ab und prüft sie mit Schwefelwasserstoff auf Spuren von Arsen.

Anm. 1. Das gewogene Zinkoxyd muß völlig löslich sein in verdünnter Essigsäure. Ein unlöslicher weißer Rückstand kann aus Thonerde oder Kieselsäure bestehen; besitzt er eine dunkle Farbe, so deutet dieses auch auf die Gegenwart von Kupfer und Nickel.

Anm. 2. Sind der Zinkblende Calcium- und Magnesiumverbindungen beigemengt, so befinden sich dieselben gleichfalls bei dem Zinkoxyd. Zur Prüfung darauf wird letzteres in ganz verdünnter kalter Essigsäure 1 : 6 gelöst, von Spuren von Filterasche, Thonerde, Kieselsäure, Kupferoxyd und Nickeloxydul abfiltriert (mit kaltem Wasser auswaschen), diese Lösung mit verdünnter Schwefelsäure in starkem Überschuß versetzt, sodann mit dem doppelten Volumen Alkohol 12 Stunden stehen gelassen und ein etwaiger Niederschlag abfiltriert und auf Gyps untersucht. Das alkoholische Filtrat dampft man auf ca. 50 ccm ein und tröpfelt diese Flüssigkeit in ein Gemisch von 30 ccm konz. Ammoniak, 25 Wasser, 5 konz. Salzsäure und 5 ccm Natriumphosphat. Ein nach längerer Zeit entstehender Niederschlag ist zu sammeln, mit verdünntem Ammoniak auszuwaschen, in Salzsäure zu lösen und unter Zusatz einiger Tropfen Natriumphosphat nochmals mit Ammoniak zu fällen $= Mg \cdot NH_4 \cdot PO_4 \cdot 6H_2O$.

Beabsichtigt man die Bestimmung des Schwefels getrennt von den Metallfällungen auszuführen, so ist zuvor das Eisen zu entfernen, da es von dem Bariumsulfat in beträchtlicher Menge mitgerissen wird (S. 133). Hierzu läßt man die 2—3 ccm konz. Salzsäure enthaltende Zinkeisenlösung in 50 ccm verdünntes Ammoniak (1 : 3) fließen, filtriert nach dem Erwärmen ab, verdampft im Filtrat das überflüssige Ammoniak, säuert reichlich mit Salzsäure an, verdünnt auf 150 ccm und fällt die Schwefelsäure nach S. 12. Vergl. auch bei Eisensulfat S. 16. Zink wird in verdünnter, ordentlich saurer Lösung von Bariumsulfat so gut wie nicht mitgerissen.

Zink und Eisen werden nun in einer zweiten abgewogenen Substanzmenge bestimmt.

III. Bleiglanz[1] [LXXIII].*

0.70—0.75 g fein gepulverten Bleiglanz befeuchtet man in einer Porzellanschale mit verdünnter Salpetersäure, läßt einige Minuten kalt stehen und fügt jetzt 10 ccm konz. Salpetersäure hinzu, erwärmt auf dem Wasserbade und dampft entsprechend ein. Man versetzt nun von neuem mit Salpetersäure und Wasser nebst 10—15 Tropfen Brom und erwärmt unter öfterem Umrühren so lange, bis aller Schwefel vollständig zur Schwefelsäure oxydiert ist.

Zur sicheren Zerstörung von nebensächlich gebildetem Bromat

[1] Ber. **28**, 1409.

dampft man die entstandene Salzmasse drei Mal für sich mit konz. Salpetersäure zur Staubtrockne ein. Ist dieses geschehen, so kocht man den Trockenrückstand mit 60 ccm Wasser und 20 ccm Salzsäure in der bedeckten Schale kurze Zeit auf, wodurch alles Bleisulfat leicht in Lösung geht. Die zurückbleibende Gangart filtriert man sofort ab (hohes Becherglas hierzu nehmen), wäscht Filter und Trichterrohr tüchtig mit kochendem Wasser aus, verascht und wägt (Porzellantiegel).

Zur Fällung des Bleies erhitzt man zunächst das Filtrat auf freier Flamme zum Kochen, bis wieder vollständige Lösung eingetreten ist, und gießt diese sofort in ein bereit gehaltenes Gemisch von 25 ccm Wasser, 50—100 ccm 3proz. Wasserstoffsuperoxyd und 50 ccm konz. Ammoniak. Das Blei fällt so als ein schön gelbroter, zum Teil krystallinischer Niederschlag aus, dessen Zusammensetzung noch nicht ermittelt ist. Man läßt nun die Fällung bedeckt unter zeitweiligem Umrühren 6—8 Stunden stehen, filtriert alsdann ab, wäscht sorgfältig mit kaltem Wasser aus, trocknet und wägt das Blei als Bleioxyd im Porzellan- oder im Platintiegel (vergl. S. 158).

Zur Bestimmung der Schwefelsäure dampft man zunächst das Filtrat des Bleiniederschlages auf dem Wasserbade bis zum Verschwinden des Ammoniakgeruches ein, giebt dann 5 ccm konz. Salzsäure und ebenso viel Alkohol hinzu und erhitzt einige Zeit ruhig weiter, um bestimmte Mengen von gebildeter Überschwefelsäure zu regenerieren, resp. etwa noch vorhandenes Wasserstoffsuperoxyd sicher zu zerstören. Man fällt jetzt erst die Schwefelsäure mit der berechneten Menge Bariumchloridlösung. Unterläßt man diese Vorsichtsmaßregel, so erhält man infolge der Löslichkeit des Bariumpersulfats viel zu niedrige Resultate.

Beispiel. 0.7134 g Bleiglanz gaben = 0.0061 g Gangart = 0.86 %; 0.6582 g PbO = 0.6110 g Pb = 85.65 % Pb und 0.6797 g $BaSO_4$ = 0.0934 g S = 13.09 %; in Summa = 99.60 %. Die Theorie verlangt 86.58 % Pb und 13.42 % S.

Geringe Verunreinigungen eines Bleiglanzes mit Kupfer, Nickel, Zink oder Arsen befinden sich bei der Wasserstoffsuperoxydmethode im ammoniakalischen Filtrat und können hier nach der Abscheidung der Schwefelsäure durch Bariumchlorid für sich bestimmt werden (vergl. bei Kupferkies S. 115).

Anmerkung. Das durch Oxydation des Bleiglanzes erhaltene Bleisulfat kann auch durch basisches Ammonacetat gelöst und diese Lösung mit Wasserstoffsuperoxyd gefällt werden (Journ. f. prakt. Chem. 1892 Bd. **45**, 111), desgleichen eine natronalkalische Lösung desselben durch direkten Zusatz von Brom (daselbst S. 110 und Berichte **28**, 1409).

E. Auf nassem Wege im Kohlensäurestrome [LXXIV]*, welche Methode den nachstehend in Figur 26 abgebildeten Apparat erfordert:

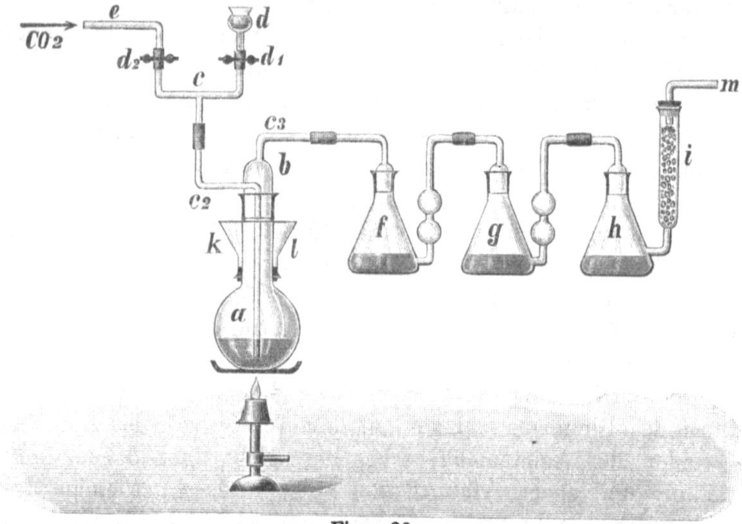

Figur 26.

a ist ein 200—250 ccm fassender Kochkolben mit dem Schliffstöpsel *b*, durch dessen Zuleitungsrohr c_2 vermittelst der *T*-Röhre *c* von *d* verdünnte HCl eingefüllt[1] und von *e* aus ein konstanter Kohlensäurestrom geleitet werden kann, während c_3 die Verbindung mit den ammoniakalisches Wasserstoffsuperoxyd (1 : $^1/_{10}$ Volumen verdünntes NH_3) enthaltenden Vorlagen *f*, *g* und *h* herstellt. Die Flüssigkeit in *h* schließt das gleichfalls davon durchtränkte, mit Glasperlen beschickte Ansatzrohr *i* nicht ab, um den Gasdruck nicht zu stark zu erhöhen. Die Vorlage *g* kann unter Umständen wegbleiben. Zur Ausführung der obigen Methode bringt man 0.5—0.75 g der betreffenden Substanz in Form eines feinen Pulvers in die Kochflasche *a*, übergießt mit 20—25 ccm H_2O, stellt den ganzen Apparat auf und verdrängt zuvörderst

[1] *d* wird durch einen Filtrierstativring festgehalten oder ist einzuklammern.

alle Luft durch einen mehrere Minuten hindurch streichenden Kohlensäurestrom. Nun schließt man die Klemmschraube d_2 und läßt durch den Trichter d ganz allmählich unter Öffnen und Schließen von d_1 50 ccm verdünnte Salzsäure (1 : 3) zur Substanz fließen, den Eintritt der Flüssigkeit event. durch vorsichtiges Ansaugen bei m bewirkend. Hat die freiwillige Gasentwickelung beinahe aufgehört, so setzt man neuerdings den Kohlensäurestrom

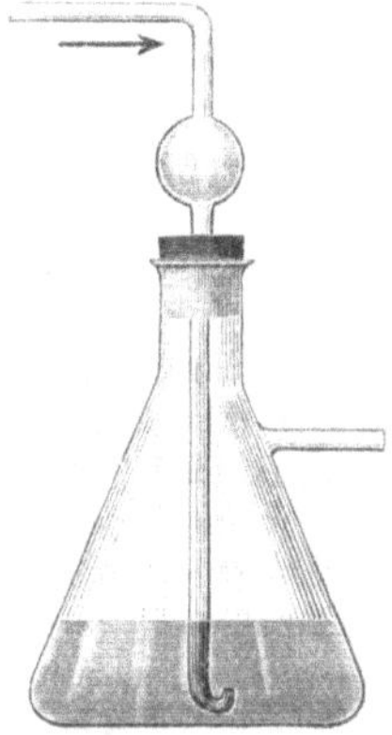

Figur 27.

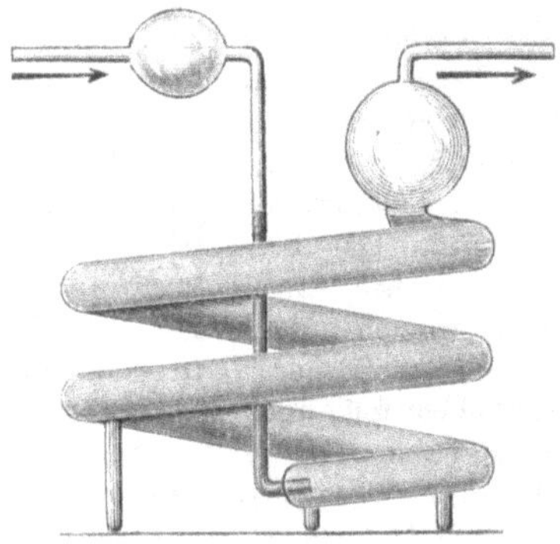

Figur 28.

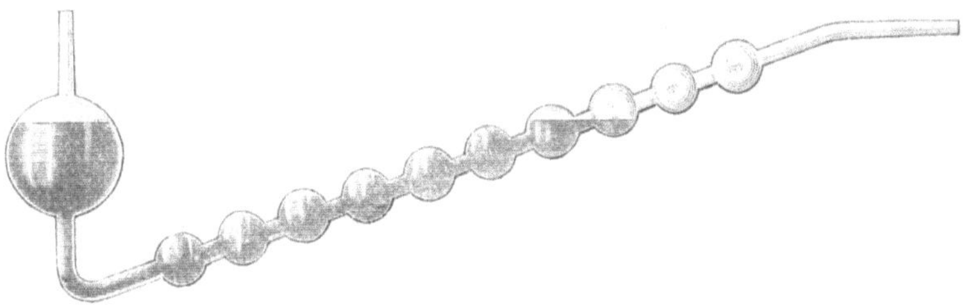

Figur 29.

in Gang, erhitzt bis eben zum Kochen und erhält die Flüssigkeit 5—10 Minuten darin, worauf man im Gasstrome erkalten läßt. Zur Kondensation der H_2Odämpfe schiebt man über den Kolbenhals von a unter Zuhilfenahme eines Kautschukschlauches etc. einen abgesprengten Erlenmeyerbecher in der Art wie es die Zeichnung andeutet und füllt ihn mit kaltem Wasser, welches ab und zu durch neues ersetzt wird (Pipette hierzu nehmen).

Die in den Vorlagen befindliche Flüssigkeit wird kunstgerecht in einer Porzellanschale gesammelt △, auf dem Wasserbade zur Zerstörung von etwas entstandenem Ammoniumhyposulfit stark eingeengt, dann mit Salzsäure angesäuert, genügend verdünnt und nach S. 12 mit Bariumchlorid gefällt.

Die Weiterverarbeitung der Eisenlösung erfolgt nach I. S. 113.

Anm. 1. Die obige Methode kann mit Vorteil zur Bestimmung des Antimons in einem Gemenge von $Sb_2S_3 + Sb_2S_5 + S$ benutzt werden, da diese beiden Sulfide mit Salzsäure eine gleiche Menge von Schwefelwasserstoff frei machen gemäß den Gleichungen:

$$Sb_2S_3 + 6HCl = 3H_2S + 2SbCl_3$$
$$Sb_2S_5 + 6HCl = 3H_2S + 2S + 2SbCl_3.$$

Zur Ausführung dieser Bestimmung bringt man den mit Schwefelwasserstoff erhaltenen, darauf gesammelten und ausgewaschenen Niederschlag von Schwefelantimon samt Filter noch feucht in den Kolben *a* u. s. f.

Da $Sb_2S_3 = 3BaSO_4$ entspricht, so ist bei der Ausrechnung des Antimongehaltes der Fällung $BaSO_4 = {}^2/_3Sb$ zu setzen.

Anm. 2. Das Schwefelwasserstoffbildungsverfahren findet auch bei vielen technischen Erzeugnissen Anwendung, z. B. bei der Analyse des Ultramins, wo neben der Bestimmung des Gesamtschwefels (nach S. 133) und der freien Schwefelsäure (Extraction einer abgewogenen Probe von 1 g mit Schwefelkohlenstoff) auch stets diejenige Menge von Schwefel zu bestimmen ist, welche bei dem Übergießen desselben mit verdünnter Salzsäure entweicht.

Anm. 3. Als weitere vortreffliche Absorptions-Apparate mögen hier noch die von Arnold, Winkler und Lunge konstruierten erwähnt sein, deren Handhabung die Figuren 27, 28, 29 ohne weiteres verständlich machen.

Anm. 4. Die Bestimmungen des Schwefels im Brom- oder Chlorstrome vgl. S. 139 u. s. w.

Sechster Abschnitt.

A. Die Bromstrom-Methode.
I. Bestimmung des Schwefels.
II. Metalltrennungen.

B. Die Salzsäurestrom-Methode.
I. Trennungen auf trockenem Wege.
II. Trennungen in der Flüssigkeit.

Bestimmungen und Trennungen im Bromstrome.

I. Bestimmung des Schwefels.

1. Bleiglanz[1] = PbS [LXXV]*.

Leitet man einen mit Bromdämpfen beladenen Kohlensäurestrom über schwach erhitzten Bleiglanz, so bildet sich flüssiges Schwefelbromür, das leicht überdestilliert, und nicht flüchtiges Bleibromid; ersteres zersetzt sich seinerseits mit dem in den Vorlagen vorhandenen Wasser und Brom in Schwefelsäure und Wasserstoffbromid, zwei Vorgänge, welche in den folgenden Gleichungen ihren Ausdruck finden:

$$1.\ 2PbS + 6Br = 2PbBr_2 + S_2Br_2;$$
$$2.\ S_2Br_2 + 10Br + 8H_2O = 2H_2SO_4 + 12BrH.$$

Zur Ausführung dieser Bestimmung bedient man sich des folgenden Apparates (S. 140).

Die Erhitzung von 0.6—0.75 g Bleiglanzpulver mit Brom erfolgt in einem Kohlensäurestrome, der durch konz. Schwefelsäure (*b*) und das mit Chlorcalcium, sowie zur Hälfte mit Doppelspatstückchen beschickten Rohr *c* völlig getrocknet wird. *d* ist zu ein Viertel mit wasser- und chlorfreiem Brom (s. Anm. 1) gefüllt, während das mit Glaswolle versehene Hahnenrohr *e* noch letzte Spuren von Feuchtigkeit zurückhalten soll. Die Spaltbrennerflamme *g* hat eine Entfernung von 5—6 cm zur Substanz in *f* und die zweite Gaslampe *h* ist zum Vorwärtstreiben des Schwefelbromürs bestimmt; ein drittes Flämmchen h^2 soll die Rückwärtsdestillation von Bromiden verhindern. Die Vorlagen *i*, *k* und *l*[2] enthalten

[1] Journ. prakt. Chem. **45**, 103 u. 113.

[2] Siehe diese in Figur 20 S. 112, wo die Vorlagen die Bezeichnungen *b*, *c*, *d*, *e* tragen.

mit etwas verdünnter Salzsäure versetztes Wasser und der mit einem durchbohrten Uhrglase bedeckte ERLENMEYER *m* gewöhn-

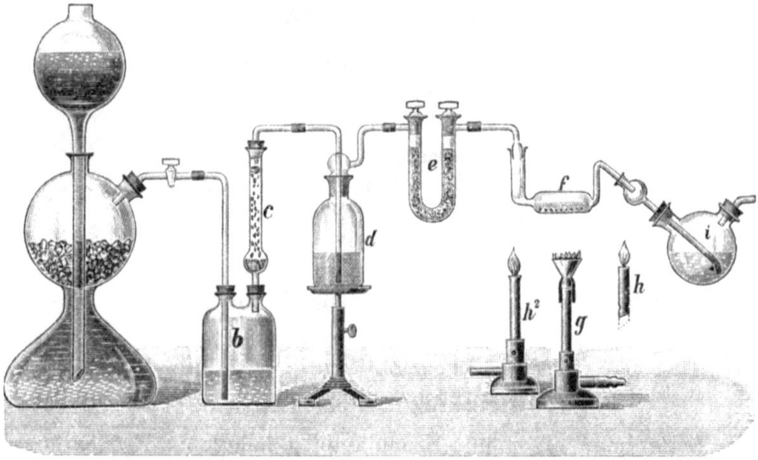

Figur 30.

liche Natronlauge zur Absorption von Brom und Bromwasserstoffsäure (s. S. 156).

Zur Verbindung der Vorlagen dürfen nur weich gepreßte, ausgezeichnet schließende Korkstöpsel genommen werden und die mit schwarzen Kautschukschläuchen zusammengehaltenen Röhren müssen einander dicht berühren.

Die Substanz ist in feinster Pulverform anzuwenden, im Gläschen abzuwägen, direkt in das zuvor genau gewogene Rohr zu schütten (S. 111), darin gut zu verteilen und alsdann im Kohlensäure-Bromstrome, den man im Anfange etwas lebhaft zu nehmen hat, $^1/_2$—1 Stunde zu erhitzen. Das Brom wirkt auf Bleiglanz äußerst leicht ein, indem sich schon in der Kälte eine deutliche Reaktion durch Auftreten von öligen Schwefelbromürtröpfchen bemerkbar macht. Bei mäßiger Hitze, erzeugt durch die kleingestellte, fächelnd hin und her bewegte Flamme *g*, geht die Zersetzung lebhaft von statten, und nur zum Schluß braucht man die Erhitzung bis zum Schmelzen des entstehenden Bleibromides zu steigern, worauf man noch so lange erhitzt, bis sich kein Anflug mehr in dem vorderen Teile des Rohres zeigt. Das Bleibromid selbst ist unter den gegebenen Verhältnissen absolut unflüchtig. Das Weitertreiben des Destillates mit dem Brenner *h* geschieht wie bei Bournonit (S. 143). Nach beendeter Einwirkung läßt man in dem verlangsamten Strome genügend erkalten, unterbricht nun denselben und schaltet die Bromflasche aus, um neuerdings bloß Kohlensäure durch den ganzen Apparat zu leiten zur möglichsten Verdrängung des überschüssigen Broms, was das spätere Entleeren der Vorlagen wesentlich erleichtert, welches, wie früher (S. 133), in eine große flache Schale erfolgt. Da sich in der Vorlage *i* etwas Schwefelbromür ansammelt, so achte man auch auf die quantitative Entfernung desselben aus der Kugel. Um den noch unzersetzten Bromschwefel vollständig und rasch zu Schwefelsäure zu oxydieren, wird eine reichliche Menge Bromflüssigkeit in die Schale geschüttet und während des Verdampfens (Zugschrank mit Lockflamme) zeitweilig umgerührt, bis eine klare Lösung vorliegt, event. der Bromzusatz erneuert. Die bromfrei gewordene Flüssigkeit fällt man mit Bariumchlorid wie bei I S. 12, unter Vermeidung jedes unnötigen Überschusses.

Das nichtflüchtige Bleibromid wird zunächst im Apparat gewogen;[1] man betrachtet aber diese Bestimmung bloß als Kontrole resp. vorläufiges Resultat. Hierauf schüttet man die losen Anteile in eine mittelgroße Porzellanschale und erwärmt den zurückgebliebenen Rest mit frisch bereitetem Chlorwasser (Anm. 3), wozu man sich aber nur eines Wasserbades (Porzellanschale mit heißem Wasser) und nicht der direkten Flamme bedienen darf, weil dabei der Apparat leicht zerspringt. Schließlich löst man das gesamte in die Porzellanschale gebrachte Bleibromid vollständig in Chlorwasser auf, unter zeitweiligem Zerdrücken mit einem dicken Glasstabe, fügt am Ende etwas Salzsäure oder Salpetersäure hinzu, filtriert von einer Spur Gangart (Kieselsäure), die später im Porzellantiegel für sich gewogen wird, ab und konzentriert das Filtrat auf ca. 100 ccm, um nun das Blei aus kochend heißer Lösung als Sulfat durch 5 ccm heiße verdünnte Schwefelsäure (s. S. 89) oder in überschüssigem ammoniakalischen Wasserstoffsuperoxyd zu fällen (S. 88). Im ersteren Falle versetzt man die Fällung wenigstens mit dem gleichen Volumen Alkohol, mengt, läßt mehrere Stunden bedeckt auf dem Wasserbade stehen, bis sich der Niederschlag vollkommen klar abgelagert hat, und sodann erkalten, wonach erst filtriert werden kann, und zwar hier unter schwachem Saugen (s. S. 5). Der Rest des Bleisulfates im Becherglase wird mit 50-volumenprozentigem kalten Alkohol auf das Filter befördert, der gesamte Niederschlag

[1] Dessen genaues Leergewicht (ohne Aufschliff- und Zuleitungsrohr) vor Beginn der Operation festgestellt worden war.

damit ausgewaschen, bei 95° scharf getrocknet, möglichst vom Filterpapier getrennt und zunächst das letztere behutsam im Porzellantiegel verascht. Diese Filterasche, welche Bleioxyd und sogar metallisches Blei einschließen kann, überschüttet man mit 2—3 ccm verdünnter Salpetersäure, trocknet auf dem Wasserbade zur Hälfte ein, versetzt jetzt mit 1 Tropfen konz. Schwefelsäure, verdampft vollständig und jagt den Überschuß an Schwefelsäure mit rotierender kleiner Flamme hinweg, worauf (etwas erkalten lassen!) die Hauptmenge des Sulfats hinzukommt und alles geglüht wird, zum Schluß 10 Minuten mit voller Flamme. Das Erhitzen vor dem Gebläse ist ausgeschlossen, weil bei hoher Temperatur das Bleisulfat unter Verlust von Schwefelsäure das Porzellan zersetzt.

Das alkoholische Bleifiltrat kann nach dem Verdampfen des Alkohols in einem großen Becherglase u. s. f. auf Spuren von Cu, Fe, Zn, Ni (Co) und Mn geprüft werden (s. S. 115). Spuren von Ag werden bei der Gangart und solche von Arsen in dem Bariumsulfat-Filtrate zu suchen sein.

Ebenso vorteilhaft ist auch die Fällung des Bleis durch Wasserstoffsuperoxyd. Hierzu kann man die gangartfreie, entsprechend konzentrierte Bleichloridlösung in überschüssiges Ammoniakwasserstoffsuperoxyd unter Umrühren langsam hineingießen, den Niederschlag mehrere Stunden stehen lassen (manchmal umrühren) u. s. f. (s. S. 88).

Anm. 1. Um sich chlorfreies Brom zu verschaffen, schüttelt man das käufliche, unter einer dünnen Wasserschicht aufbewahrte Präparat (50 bis 60 ccm davon) in einem starkwandigen, gut schließenden Stöpselglase andauernd mit 10—15 proz. Bromkaliumlösung und trennt dann beide Flüssigkeiten vermittelst des Kugelscheidetrichters. Das abgelassene Brom wird nun wiederholt mit Wasser gewaschen, bis verdampfte Proben des letzteren keinen Alkalibromid(chlorid)gehalt mehr ergeben. Läßt man endlich das Brom 2—3 mal durch eine vollständig trockene Tröpfelkugel bis auf einen geringen Rest ab und leitet nötigenfalls noch 5 Minuten trockene Kohlensäure hindurch, so ist es für den vorliegenden Zweck als genügend wasserfrei zu betrachten. Man hält sich eine reichliche Menge des Präparates in der für den Brom-Apparat bestimmten Einschliffflasche für eine größere

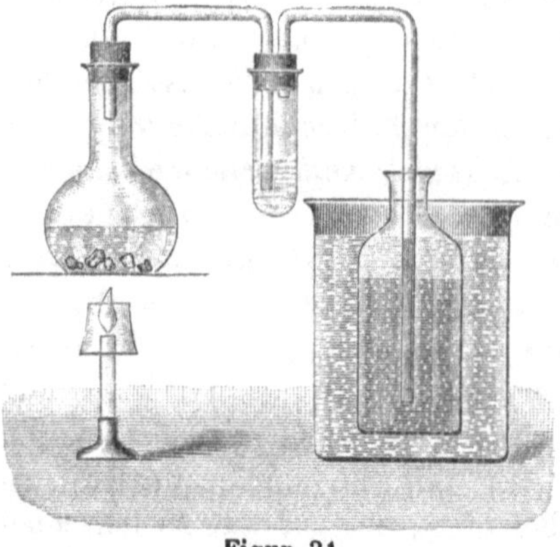

Figur 31.

Anzahl von Bestimmungen im Vorrat und verschließt das Zu- und Ableitungsrohr mit geschickt aus Asbestpapier gedrehten Stäben △. Die in dem Präparat etwa vorhandenen Wasserspuren verschwinden bei dem erstmaligen Gebrauch desselben vollkommen.

Anm. 2. Die Schwefelsäure darf nicht in freies Brom enthaltender Lösung gefällt werden, da die Halogene Spuren von Bariumsulfat auflösen.

Anm. 3. Zur Darstellung von frischem Chlorwasser dient der S. 142 Figur 31 abgebildete Apparat: Der 250 ccm fassende Kochkolben enthält 50 g Kaliumpyrochromat in groben Stücken und 75 ccm konz. Salzsäure, das damit verbundene Waschrohr etwas Wasser und die Absorptionsflasche destilliertes Wasser (kühlen).

2) Bournonit etc. siehe unter II.

II. Trennungen im Bromstrome.

A. Natürliche Sulfide.

1. Bournonit [LXXVI]*.

$$PbCuSbS_3 = [2PbS + Cu_2S] + Sb_2S_3 \text{ oder}$$

$$2\underbrace{[3PbS + Sb_2S_3]}_{\text{Schwefelantimonblei}} + \underbrace{[3Cu_2S + Sb_2S_3]}_{\text{Schwefelantimonkupfer}}.$$

Nach dieser Methode lassen sich aus den in der Natur vorkommenden Sulfiden Quecksilber, Arsen, Antimon, Zinn und Wismut als Bromide oder Bromüre resp. Gemische derselben mit Leichtigkeit verflüchtigen, während Silber, Kobalt, Nickel, Blei, Kupfer, Cadmium, Zink und Eisen unter den gleichen Bedingungen nicht flüchtig sind und somit zurückgehalten werden.[1] Die oben aufgeführten Metalle sind nach dem ungefähren Grade ihrer Flüchtigkeit geordnet; das spezielle Verhalten in dieser Richtung sollen nachstehend die Einzelheiten der analytischen Beispiele lehren und aufklären.

Alle diese Trennungen können auch in einem Chlorstrome ausgeführt werden, allein die größeren Schwierigkeiten und Mängel eines solchen Apparates, die im höchsten Grade lästigen Eigenschaften des Chlors und vor allem die Thatsache, daß die unter den gegebenen Versuchsverhältnissen gebildeten Chloride des Bleis, Kupfers, Cadmiums, Zinks und besonders des Eisens viel flüchtiger sind, als die korrespondierenden Bromide, sich also äußerst leicht dem Arsen etc. beimengen, sprechen zur Genüge zu Gunsten der Brommethode, welche daher im Vergleich zu jener nicht nur ein-

[1] Die Destillationen im Chlorstrome lassen sich am sichersten bei bestimmten Temperaturen ausführen unter Benutzung des Einschliffapparates (112) und geschlossenen Luftbades (172).

facher und angenehmer, sondern auch rationeller und genauer ist, weshalb das Chlorverfahren immer seltener Anwendung findet.

Zur Ausführung der Bournonit-Analyse löse man 5 g Weinsäure in 150 ccm verdünnter Salzsäure (1 : 4), fülle mit dieser Flüssigkeit die Vorlagen *i*, *k*, *l* (S. 140), gebe 0.75—1 g feinstes Pulver in das Destillationsrohr und erhitze alsdann in einem entsprechend lebhaften Bromstrome, dessen Wirksamkeit sich noch steigert, wenn die Bromflasche in eine mit warmem Wasser angefüllte Krystallisierschale zu stehen kommt. Die Erhitzung geschieht ebenfalls wie früher (S. 140) mit einer niedrigen Flamme durch Fächelbewegung, welche nur während der Zeit, wo man mit einer einfachen 6 ccm hohen Gasflamme das vollständige Hinübertreiben der flüchtigen Produkte besorgt, stabil unter der Substanz (in der oben angegebenen Entfernung) aufgestellt wird. Die Zeitdauer der Erhitzung beträgt durchschnittlich $^3/_4$—$^5/_4$ Stunden; man muß so lange erhitzen, als noch die Bildung eines leicht weiter zu treibenden hellgefärbten Sublimats zu beobachten ist; treten in den oberen Teilen des Sublimationsrohres schwer flüchtige, dunklere bezw. schwärzliche Anflüge auf, so sind sie entweder Anzeichen von zu starker Hitze oder die Vorboten der beendeten Destillation. Auch schmelze man die Substanz wie bei Bleiglanz (S. 139) nicht sogleich durch zu hohes Erhitzen zusammen, sondern warte damit bis zum Schluß der Reaktion, um die noch unzersetzten Teilchen möglichst vor Einschluß zu schützen.

Man läßt jetzt im gemäßigten Bromstrome erkalten, achte darauf, daß die Einschliffteile des Apparates vollkommen sublimatfrei sind, schaltet die Bromflasche aus und schickt schließlich einen viertelstündigen Kohlensäurestrom durch das Ganze. Hierauf wird der Apparat auseinander genommen, die Vorlagenflüssigkeit wie bei 1 S. 139 eingeengt und am Ende die Schwefelsäure mit einer berechneten Menge an Bariumchlorid gefällt (auf 1 g Bournonit = 1.6 g $BaCl_2 . 2H_2O$). Das erhaltene Bariumsulfat kann erst nach 2—3 stündigem Stehen der erkalteten Flüssigkeit abfiltriert und wie bekannt (S. 6) gewogen werden. Man dekantiere den Niederschlag 2—3 mal mit heißem schwach salzsäurehaltigem Wasser, ehe man ihn auf den Filter gießt.

Nach der Entfernung des überschüssigen Chlorbariums durch überschüssige verdünnte Schwefelsäure (S. 125), wobei nur ein geringer Niederschlag entstehen soll, Abfiltrieren u. s. f. wird das in dem Filtrat befindliche Antimon mit Schwefelwasserstoff in der Wärme gefällt. Man leitet das Gas so lange ein, bis sich das Schwefelantimon gut absetzt, bezw. erhitzt die Fällung bedeckt 1—2 Stunden auf dem Dampfbade und filtriert, unterstützt durch vorsichtiges Saugen, nun den rein orangerot gefärbten Niederschlag (ein Gemenge von Sulfür, Sulfid und Schwefel) durch ein gewogenes Asbestrohr (S. 11). War dieses vorschriftsmäßig hergestellt, so ist das Filtrat völlig klar, andernfalls muß man einige Male zurückgießen. Ausgewaschen wird das Sulfid mit warmem, schwefelwasserstoffhaltigem Wasser und am Schluß die Flüssigkeit nach Möglichkeit abgesaugt, worauf man zunächst bei 90° trocknet und dann das horizontal eingeklammerte Rohr in einem trockenen Kohlensäurestrome[1] mit beweglicher Flamme mäßig stark glüht bis keine Schwefeldämpfe mehr entweichen. Die nachfolgende Figur 32 möge die Handhabung der Asbeströhre verdeutlichen:

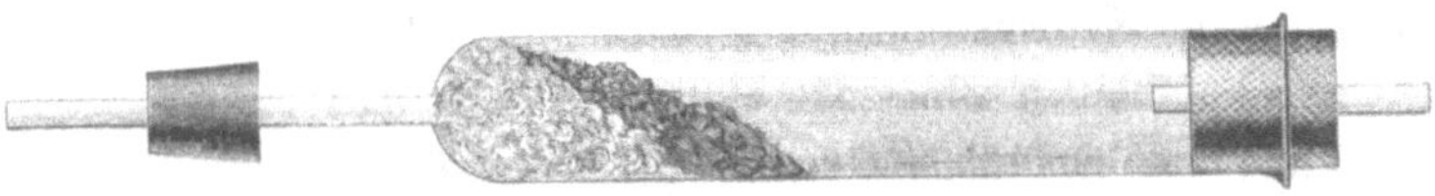

Figur 32.

Das Ende *a* ist durch einen durchbohrten Kork geführt, um das Rohr unbeweglich einzuklammern, und der Korkeinsatz *b* soll den Zutritt von Luft und die Entzündung des entwickelten Schwefeldampfes verhindern; am Schluß kann man ihn herausnehmen, um etwaige letzte Spuren von flüchtigen Produkten mit der Flamme zu vertreiben. Vor dem Beginn des Glühens muß der Kohlensäurestrom schon eine Zeit lang in Gang gesetzt sein; auch vergesse man nicht zuvor mit einem starken Draht die Glaswolle von der Rohröffnung hinweg zu schieben, weil es das Durchströmen des Gases verhindert. Bemerkt man keine Dämpfe mehr, so läßt man im Strom erkalten, stellt das Rohr verschlossen $^1/_2$ Stunde in den Glockenexsiccator und wägt das Antimon als Sb_2S_3. Es kann füglich behufs Feststellung der Gewichtskonstanz noch einmal geglüht werden.

Eine zweite Art Wägung des Antimons ist diejenige als $SbO_2 = Sb_2O_4$.[2] Zu diesem Zwecke sammelt man die Schwefel-

[1] Im allgemeinen wird hierzu ein Kippscher Entwickler in Verbindung mit einer, konzentrierte Schwefelsäure enthaltenden Waschflasche ausreichen.

[2] Vgl. S. 148.

antimonfällung auf einem nicht großen Filter und wäscht sie mit einer 5proz. schwefelwasserstoffhaltigen Ammonnitratlösung aus, um damit das sonst sich regelmäßig ereignende Trübedurchlaufen wirksam zu verhüten. Jetzt trocknet man vollständig bei mäßiger Hitze (80—90°), giebt alsdann den Filterinhalt recht vollständig vom Filter losgelöst in einen mit Deckel gewogenen Meißner Porzellantiegel von 50—75 ccm Inhalt und extrahiert schließlich das auf einer großen Uhrschale ausgebreitete, zuvor durch Anfeuchten (kochendes Wasser) festgeklebte Filter mit einer geringen, im Reagensrohr aufgekochten Menge Ammonsulfid (5—10 ccm)[1] unter Nachwaschungen mit heißem Wasser (Spritzflasche). Nun wird die Flüssigkeit im Tiegel, welcher bei geschickter Ausführung der Manipulation etwa bis zu zwei Drittel angefüllt ist, auf dem Wasserbade zur Trockne eingedampft, worauf man denselben in ein Glas-Dreieck über darunter befindliche rauchende Salpetersäure von 1.5 D. stellt △ und das Ganze, mit einem Becherglase bedeckt, 2—6 Stunden ruhig stehen läßt. Die zur allmählichen Oxydation des Schwefelantimons bestimmte Salpetersäure befindet sich zweckmäßig in einer Krystallisierschale und letztere selbst auf einem flachen glasierten Porzellanteller. Am Ende überschüttet man das entstandene völlig weiße Dioxyd direkt mit der starken Säure, verdampft auf dem Wasserbade, jagt die überschüssige Schwefelsäure im offenen Luftbade fort, glüht und wägt bis zur Gewichtskonstanz, event. nach erneutem Zusatz von etwas Säure.

Das im Glasrohr verbliebene Gemisch von Blei-Kupferbromid wird zunächst gerade so mit Chlorwasser behandelt, wie das bei dem Bleiglanz gebildetete Bleibromid (S. 141) und eine von der erhaltenen Lösung abfiltrierte geringe Spur Quarz etc. für sich im Porzellantiegel gewogen. Die auf ca. 100 ccm konzentrierte, am Schluss mit 5 ccm Eisessig versetzte Kupfer-Bleilösung schüttet man quantitativ noch heiß in einen Kugelglashahntrichter und läßt sie unter fortwährendem lebhaften Rühren in ein Gemisch von 40—50 ccm konz. Ammoniak und 50 ccm 3proz. Wasserstoffsuperoxyd tröpfeln, den Trichter mit heißem essigsauren Wasser nachspülend. Den erhaltenen dunkelbraunen Niederschlag von Bleihyperoxydhydrat und wahrscheinlich bleisaurem Ammon (weiße,

[1] Frisch aus reinem Ammoniak zu bereiten: von 50 ccm verdünntem Ammon die Hälfte mit Schwefelwasserstoff sättigen und darnach mit dem Rest vermischen.

schillernde Blättchen) läßt man erkalten und 3—6 Stunden ruhig stehen (zeitweise umrühren!), worauf man ihn abfiltriert, anfänglich mit kaltem verdünnten Ammoniak unter Wasserstoffsuperoxydzusatz und am Ende nur mit kaltem Wasser auswäscht. Nach dem vollständigen Trocknen bei 95^0 wird er vom Filter abgelöst, dieses vorsichtig im Porzellantiegel verbrannt, die Asche mit verdünnter Salpetersäure (3—5 ccm) erwärmt, eingetrocknet und nun mit der bei Seite gestellten Hauptmenge Niederschlag zusammen bis zur Gewichtskonstanz geglüht, indem man darauf achtet, daß das so gewonnene Bleioxyd nicht schmilzt, sondern nur eine homogene gelbe resp. rötliche Farbe annimmt.

Die feinste Art der Wägung des Bleioxyds im Platintiegel s. S. 158.

Das ammoniakalische Kupferfiltrat verdampft man zunächst so lange, bis es nicht mehr nach Ammoniak riecht, worauf es entweder als Rhodanür (S. 35) oder mit Schwefelwasserstoff (5 ccm konz. Schwefelsäure hinzugeben!) gefällt wird (s. S. 32). Die Fällung mit Schwefelwasserstoff erscheint hier ebenso vorteilhaft, weil eine kleinere Menge von Kupfersulfid sehr rasch durch Glühen im Sauerstoffstrome in Kupferoxyd überführt werden kann S. 33); eine Fällung des Kupfers aber mit Natron weniger lohnend, als zuvor eine größere Quantität von Ammonsalz durch Glühen zu verjagen ist.

Der Formel des Bournonits entsprechen 42,55 Blei, 13,02 Kupfer, 24,65 Antimon und 19,78 Prozent Schwefel.

Anm. 1. Bei Benutzung von chlorhaltigem Brom treten geringe Anflüge von flüchtigeren Verbindungen als Bromblei und Bromkupfer auf, welche sehr leicht mit überdestillieren. Sie bestehen aus den Chloriden dieser Metalle[1] und beweisen deutlich die Vorzüge der Brommethode gegenüber dem Chlorverfahren.

Anm. 2. Es empfiehlt sich vor Beginn der Destillation den Apparat auf den guten Schluß aller Teile zu prüfen, zu welchem Ende man ganz langsam Kohlensäure hindurchleitet, welche den ihr entgegenstehenden Druck sämtlicher Röhren überwinden muß. Nimmt man jetzt den Strom schneller und verschließt das zweite Péligotrohr mit einem Glasstabschlauch, so hat vollkommener Stillstand der immer langsamer kommenden Gasblasen einzutreten. Man suche sich im Interesse sauberer Arbeit gute gesunde Korke aus, presse sie weich und benutze zur Herstellung der Glasröhrenkanäle einen frisch geschärften Korkbohrer, der zum wirksamen Bohren in der Flamme heiß gemacht wird. Eine konsequente, dem Analytiker unentbehrliche Sorgfalt in der Vorbereitung der Versuche trägt ihren reichen

[1] Vgl. Berichte **25**, 737.

Lohn in sich, während ein leichtfertig aufgebauter Apparat zu nichts zu gebrauchen ist. Alles Verkleben und Verschmieren riechender oder dampfender Korkstellen mit Siegellack, Paraffin etc. ist bei der Ausführung quantitativer Arbeiten zu verwerfen, da solche Hilfsmittel gar keinen Schutz vor Verlusten gewähren können, denn die entweichenden Bromid-Dämpfe dringen nun in innere Teile des Korkes oder verbinden sich mit dem Lack und weiteres.

Anm. 3. Betreffend die Wägung des Antimons als SbO_2. Es hat sich als sehr praktisch herausgestellt, das bei 95° völlig getrocknete, vom Filter abgelöste Schwefelantimon zunächst in einem flachen Meißner Schälchen beiseite zu stellen, jetzt das Filter durch Ammonsulfid zu extrahieren, nur diese Lösung im gewogenen Tiegel einzutrocknen und nun erst die aufbewahrte Hauptmasse des Niederschlages zu dem Trockenrückstand zu geben und wie oben beschrieben mit Salpetersäuredämpfen zu oxydieren.

Anm. 4. Bezüglich der Unterbrechung des Brom-Stromes bei der Zersetzung des Bournonit-Pulvers im Apparate sind die folgenden Anhaltepunkte gegeben: Hat man nämlich $^1/_2$—$^3/_4$ Stunden behutsam erhitzt und abdestilliert, ohne dabei das gebildete Bromidgemisch zusammenzuschmelzen, so wird man kaum noch das Auftreten leicht flüchtigen Sublimats in dem Knierohr beobachten. Schmilzt man aber jetzt die Substanz völlig zusammen, so treten wieder zahlreiche, beim Erwärmen schnell verdampfende Öltröpfchen auf. Die Hauptsache ist nun, das Schmelzen baldigst zu unterbrechen, aber mehrmals zu wiederholen. Meist wird man bereits bei der dritten Schmelze keine Spur von Anflug mehr haben als ein Zeichen, daß die Reaktion vollkommen beendet ist. Bei richtiger Arbeit darf höchstens ein Hauch von schwärzlichem Sublimat (Kupferbromid) an der Oberfläche des Hauptrohres oder am Beginn des Knies erscheinen; allein es destilliert nicht die Spur von Kupfer oder Blei über, was man bei der Benutzung von Chlor gar nicht in seiner Gewalt haben würde.

Anhang. Analyse des Bournonits auf flüssigem Wege.

Hierzu giebt man 1 g des feinen Pulvers, sowie 3—5 g reine zerriebene Weinsäure in eine geräumige ca. 250—300 ccm haltende Porzellanschale, durchfeuchtet alles mit der gewöhnlichen konz. reinen Salpetersäure, fügt 20—25 ccm rote rauchende Salpetersäure hinzu, läßt bedeckt 10—15 Minuten in der Kälte stehen und erwärmt jetzt erst auf dem Wasserbade. Nach erfolgter Reaktion verdünnt man mit kaltem Wasser (50 ccm), schüttet zur Oxydation des freigewordenen Schwefels eine reichliche Menge Brom darauf (etwa 5 ccm) und vollzieht die Haupteinwirkung durch öfteres Umrühren zunächst ohne Erwärmung, am Schluß erst auf dem Wasserbade (Schale bedeckt halten). Ist noch unzersetzter Schwefel da (mattgelbe Pünktchen in dem weißen Bleisulfatpulver und sogen. Fettaugen in der Flüssigkeit), so hat man die Brombehandlung in geschickter Art zu wiederholen. Mitunter sind Schwefelspuren schwer fortzubekommen, und es empfiehlt sich alsdann der Zusatz von etwas Jod oder Jodwasser, was ganz vortreffliche Dienste leistet. Hat man endlich das Ziel erreicht, so verdampft man auf dem Wasserbade (Deckglas ordentlich abspritzen!) bis nur noch wenig Flüssigkeit da ist, verdünnt wieder durch Wasser und fügt unter Umrühren so lange stärkere Natronlauge hinzu, bis eine klare blaue Lösung entstanden ist, worauf die wenigstens auf 250 ccm gebrachte Mischung ohne Verzug abfiltriert und die gesammelte Gangart mit warmem Wasser ausgewaschen wird (im Porzellantiegel wägen). Das alkalische Filtrat versetzt man mit einem Überschuß von Natriumsulfid (s. S. 38) und erwärmt diese Fällung von schwarzem Blei- und Kupfersulfid auf dem Wasserbade so lange, bis sich der Niederschlag völlig abgesetzt hat, worauf abfiltriert und mit heißem Wasser, dem man jedesmal etwas Natriumsulfid zufügt, 10—15 mal ausgewaschen wird. In dem Filtrate befindet sich alles Antimon als Natriumsulfantimoniat, das daraus durch Zusatz von überschüssiger Salzsäure unter Schwefelwasserstoff-Entwicklung als unlösliches orangerotes Schwefelantimon gefällt wird. Man nehme zur Ausführung dieser Fällung konz. Salzsäure und gieße sie unter lebhaftem Umrühren in die in einem großen, nur bis zur Hälfte vollen Becherglase befindliche Flüssigkeit. Dieselbe wird noch einige Zeit auf dem Wasserbade erwärmt, damit sich der Niederschlag gut ablagert, worauf die Bestimmung des Antimons genau in der gleichen Art erfolgt wie weiter oben näher beschrieben wurde.

Das Filter mit dem Blei-Kupfersulfid wird ausgebreitet auf eine große Uhrschale gelegt, die Hauptmasse Niederschlag abgeklascht, der Rest mit heißem Wasser möglichst abgespritzt (dünner Strahl!) und das leere Filter mit heißer, im Probeglase aufgekochter Salpetersäure 1 : 1 (3—4 ccm) ein- oder zweimal übergossen, abgespritzt und sorgsam ausgewaschen. Die Lösung des Bleis und Kupfers erfolgt nun durch Kochen der Flüssigkeit, bis der dabei ausgeschiedene Schwefel keine dunkel gefärbte Partien mehr aufweist. In der abfiltrierten Lösung kann man Blei und Kupfer entweder mit ammoniakalischem Wasserstoffsuperoxyd oder mit verdünnter Schwefelsäure und Alkohol trennen (S. 86). Man vermeide bei dem Lösungsprozeß einen zu reichlichen Zusatz von konz. Salpetersäure, die man nachträglich nicht durch Eintrocknen entfernen darf, weil hierbei eine in Mineralsäuren und deren Gemischen ganz unlösliche Doppelverbindung von Kupferbleisulfat zurückbleibt, welche nur durch basisches Ammontartrat oder -acetat schließlich in Lösung gebracht werden kann.

Die Bestimmung des Schwefels hat man mit einer extra abgewogenen Menge feinen Pulvers vorzunehmen und zwar unter genau denselben Oxydationsverhältnissen wie oben. Den letzten, nur noch wenig salpetersäurehaltigen Abdampfrückstand löst man schließlich in 250—300 ccm Wasser unter Zusatz der dazu erforderlichen Menge konz. Salzsäure. Diese kochende Lösung wird nun mit einer abgewogenen Menge Bariumchlorid gefällt (S. 124) und der Niederschlag nach dem Erkalten abfiltriert (dekantieren!), geglüht und gewogen. Das so erhaltene Bariumsulfat kann kleine Mengen von Kupfer und Blei einschließen. Auch finden Nachfällungen in dem Filtrate statt (Löslichkeit von Bariumsulfat in Metallsalzlösungen),[1] daher diese Art der Schwefelbestimmung nicht so genau ist wie diejenige mit Zuhilfenahme der Brom-Methode.

Anm. 1. Das Bournonitpulver muß mit der Weinsäure gleich anfangs zusammen gemischt der Oxydation unterworfen werden, denn setzt man letztere erst im späteren Verlaufe einer Operation zu, so löst sich das erzielte Oxydationsprodukt nicht vollständig in Natronlauge auf.

Anm. 2. Der Schwefel im Bournonit ist nicht durch die Kaliumkarbonat-nitratschmelze wie bei dem Pyrit etc. (S. 131) bestimmbar, weil hier das Platin zu stark angegriffen wird, wohl aber im Porzellantiegel. Die wässrige Lösung muß dann mit überschüssiger Salzsäure versetzt und gehörig getrocknet werden (S. 180) zur Abscheidung der Kieselsäure vor der Fällung der Schwefelsäure.

Auch kann man sich zur Oxydation des Schwefels einer mehrere Prozente Kaliumchlorat (3—5) enthaltenden kalzinierten Potasche oder Soda bedienen und die Operation in einem 20—25 cm langen und 12 mm weiten einseitig geschlossenen Kaliglasrohr vornehmen (Mischung, Einfüllung und Erhitzen wie bei der Elementar-Analyse; vgl. Gattermanns Praxis des organ. Chem. II. Auflage. 81). Nach Ausführung der Schmelze taucht man das Rohr möglichst heiß in ein nicht zu dünnwandiges, bis zu zwei Drittel mit kaltem Wasser angefülltes Becherglas, so daß sie in kleine Stücke zerspringt, erwärmt das Ganze genügend lange auf dem Wasserbade, filtriert ab und behandelt die Sulfatlösung weiter wie oben vorgeschrieben wurde.

2. Rotgültigerz [LXXVII].

Man unterscheidet lichtes Rotgültigerz, Arsensilberblende oder Proustit = $Ag_3AsS_3 = 3Ag_2S + As_2S_3$ und dunkles Rotgültigerz, Antimonsilberblende oder Pyrargirit = $Ag_3SbS_3 = 3Ag_2S + Sb_2S_3$.

[1] Siehe S. 211 und Journ. f. prakt. Chem. **45**, 109.

Zur Analyse nimmt man 0.75—1 g sehr feines Pulver und verfährt wie bei Bournonit (S. 143), indem man anfänglich jede unnötig hohe Temperatur vermeidet und erst am Ende bis höchstens zum beginnenden Schmelzen des Silberbromids geht, am besten sogar dieses gänzlich vermeidet, um es später leichter in Lösung zu bekommen. Das restierende Bromsilber wird zur Kontrole zunächst im Apparate gewogen und darauf in einer kleinen Menge Kaliumcyanid (2—4 g in 20—25 ccm Wasser) zur Lösung gebracht, um es von der Gangart zu trennen. Ein angeschmolzenes resp. geschmolzenes Präparat muß dabei mit dem Glasstabe zerdrückt werden. Nach erfolgter Auflösung filtriert man ab, wäscht anhaltend mit warmem Wasser aus und verascht die unbedeutenden Spuren von Gangart in einem Porzellantiegel. Erheblichere Mengen davon sind einer besonderen Prüfung auf Silber u. s. f. zu unterziehen. Die Cyan-Silberbromidlösung gießt man aus der Porzellanschale in ein geräumiges Becherglas, verdünnt entsprechend, säuert stark mit Salpetersäure an und erwärmt den reingelb gefärbten, nicht violett werdenden Niederschlag unbedeckt längere Zeit unter dem Zugschranke (Lockflamme anzünden!) auf dem Asbestteller, um die Blausäure (Vorsicht!) zu vertreiben, Spuren von Silbercyanid zu zerstören und die Fällung zu klären, wonach erst abfiltriert und mit heißem Wasser ausgewaschen wird (S. 10). Die weitere Verarbeitung des Bromsilbers erfolgt wie im 8. Abschnitt (Wägung des Broms).

Handelt es sich um reinste arsenfreie Pyrargyritkrystalle, so füllt man die Vorlagen mit verdünnter Weinsäuresalzsäure (S. 144) und scheidet später aus ihr die Schwefelsäure und das Antimon genau wie bei Bournonit (S. 144) ab. Bei Arsensilberblende resp. bei Trennungen von Arsen und Antimon ist der citronensauren Lösung (3 g Säure auf die Vorlagenflüssigkeit) entschieden der Vorzug zu geben. In diesen Fällen muß auch derselben von vornherein eine kleine Menge konz. Salpetersäure (3—5 ccm) hinzugefügt werden. Hat man die gebildete Schwefelsäure mit einer berechneten Menge von Chlorbarium gefällt und den Überschuß an letzterem wieder entfernt, so dampft man jetzt die verbleibende Arsen-Antimonlösung bis auf ein geringes Volumen (50 ccm) ein, indem man ab und zu der Flüssigkeit einige Tropfen konz. Salpetersäure zufügt. Alsdann erfolgt die Ausscheidung des Arsens mit einer berechneten Menge von Magnesiumchlorid mit

6 Mol. Wasser (S. 125) und die Weiterbehandlung des gefällten Ammon-Magnesium-Arseniats wie früher (S. 62).

Erhält man ein zu hohes Resultat, so ist der Niederschlag nochmals in Salzsäure zu lösen und jetzt nur mit einem reichlichen Überschuß von Ammoniak niederzuschlagen unter Zusatz von 1—3 Tropfen Magnesiumchloridlösung. Alles Arsenfiltrat wird nach dem Ansäuern mit Schwefelwasserstoff gefällt = Schwefelantimon und dieses wie bei Bournonit in der Form von Sb_2S_3 gewogen (S. 145).

Die Trennung von Arsen und Antimon in citronensaurer Lösung durch Magnesiumchlorid liefert sehr zufriedenstellende Resultate.

Theoretische Zusammensetzung von Pyrargyrit = 59.97 Ag, 22.21 Sb und 17.82 % S und von Proustit = 65.40 Ag, 15.17 As und 19.43 S.

Anmerkung. Eine zu reichliche Menge von Citronensäure wirkt störend auf die Arsen-Antimontrennung ein, insofern das Arsen nicht vollständig herausfällt. Man gehe ja nicht über die größte notwendige Menge von 3 g hinaus und beschränke sie entsprechend bei niedrigerem Arsengehalt. Auch sorge man gerade bei der Trennung des Arsens von Antimon für eine längere gute Abkühlung der Fällung und wiederhole sie erforderlichenfalls. Man achte besonders bei der Abscheidung des Antimons in dem Arsenfiltrat auf ein etwaiges Vorhandensein von Arsen (Farbe des Niederschlags und nachträgliche gelbe Flocken im Antimonfiltrat).

3. Ullmannit [LXXVIII].

$NiSbS$ oder $NiSb_2 + NiS_2$.

0.75—1 g feinstes Pulver werden bis zur vollständigen Überdestillation des Schwefels und Antimons erhitzt, wobei man am Schluß verhältnismäßig kräftiger glühen darf, da der Rückstand nicht schmilzt und nur sehr schwer flüchtig ist. Er löst sich leicht in Salzsäure und Salpetersäure unter Erwärmen zu einer grünen Flüssigkeit auf, in der man zuerst die Gangart wie bei Pyrit, Zinkblende etc. (S. 113) bestimmt und darnach das Nickel durch Fällen mit Natron oder Natron und Wasserstoffsuperoxyd (S. 45). Die gleichzeitige Bestimmung kleiner Mengen von Kobalt neben Nickel s. S. 128.

Die Behandlung der im Bromstrome flüchtigen Produkte (S + Sb) ist wie bei Bournonit (S. 144) oder mit gleichzeitigem Arsengehalt wie bei Rotgültigerz (vergl. 2).

4. Fahlerz [LXXIX].*

Man nimmt hierzu wenigstens 0.75 g äußerst feines Pulver, durchschnittlich jedoch 1 g, trage aber alsdann auch für eine ordentliche Verteilung der Substanz im Rohre Sorge. Die Zersetzung im Bromstrome erfolgt fast unter denselben Erscheinungen wie bei dem Bournonit; man richte sich also genau nach den dort angegebenen Verhältnissen, erhitze zunächst nur so gelinde, daß kein Verschmelzen der nicht flüchtigen Bromide erfolgt u. s. f. Das erst am Ende der Operation vorzunehmende Zusammenschmelzen des Rückstandes bietet wiederum einen in jeder Hinsicht zuverlässigen Anhaltepunkt zur richtigen Beurteilung des Endpunktes der Reaktion (s. S. 144).

Die Vorlagefüllung besteht aus einer höchstens dreiproz. citronen- oder weinsauren Salzsäure (1 : 4), welcher auf 100 ccm, der annähernd erforderlichen Menge Lösung, 5 ccm konz. Salpetersäure zugemischt werden.

In den Vorlagen befindet sich Arsen, Antimon, die gebildete Schwefelsäure, sowie etwa in dem Erz vorkommendes Quecksilber. Der Trennungsgang dieser Verbindungen, welcher im Hinweis aut das Vorausgegangene hier nicht mehr ausführlich erörtert zu werden braucht, wird der folgende sein: 1) Fällung der Schwefelsäure nach Verjagung des Broms und der Wiederverdünnung auf 250 bis 300 ccm etc. mit einer berechneten Menge von Bariumchlorid; 2) Entfernung der überschüssigee Spuren an letzterem durch Schwefelsäure; 3) Konzentration des Filtrates unter zeitweiligem Zusatz einiger Tropfen konz. Salpetersäure (Arsenverflüchtigung!) bis auf mindestens 10 ccm; 4) Zusatz von 25 ccm Wasser und Übersättigung mit konz. Ammoniak, worauf man völlig abkühlt; 5) Fällung des Arsens mit einer berechneten Menge Magnesiumchlorid u. s. f. (S. 125); 6) Ansäuerung des reichlich verdünnten Arsenfiltrates mit starker Salzsäure (bei Vorhandensein von sehr viel freiem Ammoniak kann dieses zuvor größtenteils verdampft werden) und Fällung von Antimon und Quecksilber mit Schwefelwasserstoffgas; 7) Trennung der letzteren nach S. 105.

Mitunter scheidet sich das Quecksilber durch die reduzierende Wirkung organischer Verbindungen in ammoniakalischer Lösung metallisch aus und findet sich alsdann dem Ammon-Magnesiumarseniat beigemengt. In diesem Falle löst man den gesammelten Niederschlag direkt auf dem Filter in verdünnter kalter Salzsäure 1 : 4, wobei das Quecksilber ungelöst zurückbleibt. Durch Erwärmen dieses Filters mit Salpetersäure 1 : 2 unter Zusatz von Wasserstoffsuperoxyd oder Bromwasser wird das Quecksilber in Lösung gebracht, filtriert, eingetrocknet, abermals aufgenommen und mit Schwefelwasserstoff gefällt (S. 117).

Die Arsenlösung wird nochmals mit Ammon gefällt (S. 126) u. s. f., was auch deshalb vorteilhaft erscheint, als sich unter den zuvor gegebenen Verhältnissen dem Niederschlage leicht basisches Magnesiumsulfat beigemischt haben kann.

Der im Bromstrome nicht flüchtige Teil besteht meist nur aus den Bromiden von Kupfer und Eisen nebst Spuren von Silber und Gangart. Man löst ihn mit warmer schwacher Salpetersäure, verdünnt ordentlich, filtriert das Silberbromid etc. ab und trennt es von Quarz etc. durch wiederholtes Auswaschen mit warmem Ammon 1 : 2, worauf der ungelöste Rest im Porzellantiegel verascht und gewogen wird = Gangart. Durch Ansäuern des ammoniakalischen Filtrates mit Salpetersäure fällt Silberbromid heraus, welches man nach vorschriftsmäßiger Behandluug filtriert, samt Filter verascht, mit Salpetersäure und Brom regeneriert und als solches wägt (S. 151).

Behandlung der Kupfer-Eisenlösung. 1) Eintrocknung und Wiederaufnahme mit 20 ccm salzsaurem Wasser + 15 ccm Eisessig und Fällung des Eisens in ammoniakalischem Wasserstoffsuperoxyd (S. 54); 2. Verjagung des überschüssigen Ammoniaks und Ammonacetats im Filtrat und Fällung der schwach essigsauren Lösung mit Rhodankalium (S. 35); 3. gemeinschaftliche Fällung von Nickel und Zink im Kupferrhodanürfiltrat durch Natriumcarbonat (S. 37); 4. Trennung von Nickel und Zink nach S. 37.

Enthält das niedergeschlagene Eisentrihydroxyd weder Blei noch Wismut, so wird es direkt gewogen (S. 16), sonst löst man es in 50 ccm heißem Wasser, dem 5 ccm konz. Schwefelsäure zugefügt sind (Spritzflasche), verdünnt auf 150 ccm Volumen und fällt kochend heiß mit Schwefelwasserstoffgas. Der so erhaltene Niederschlag von Blei und Wismut wird nach S. 85 oder S. 155 getrennt, während das abfiltrirte Eisen wie bei III S. 16 zu behandeln ist.

5. Grauspießglanz (Antimonglanz) = S_2S_3 [LXXX].

Hier ist in dem Destillate der Hauptsache nach nur Schwefelsäure und Antimon wie bereits bekannt zu ermitteln, und zwar mit besonderer Rücksicht auf das gleichzeitige Vorhandensein von Arsenspuren, welche aber behufs ihrer Wägung im Salzsäurestrom auf flüssigem Wege zuvor isoliert werden müssen (S. 177).

In dem nichtflüssigen Rückstande befinden sich außer der Gangart Spuren von Blei, Kupfer und Eisen, welche nach dem Verfahren bei 4. zu trennen sind.

B. Künstlich gewonnene Sulfide.

a) Metalltrennungen durch Erhitzen der mit Schwefelwasserstoff gefällten Sulfide im Bromstrome.

α) Sammlung des Sulfidgemenges auf einem gewogenen Filter, Bromierung der Trockensubstanz unter Zurückwägung des Filters mit Rest.

1. Wismut und Blei[1] [LXXXI].*

Metallisches Wismut (0.3—0.35 g) resp. Wismutoxyd und reines Bleinitrat (ca. 0.4 g) werden in verdünnter Salpetersäure gelöst (geräumiges Becherglas), die Metallsalze zur Trockne verdampft, mit 100—125 ccm Wasser und der nötigen Menge starker Salzsäure aufgenommen, warm mit Schwefelwasserstoff gefällt, die niedergeschlagenen Sulfide auf einem nicht zu kleinen, gewogenen Filter (s. S. 120) gesammelt und mit warmem Schwefelwasserstoffwasser ausgewaschen, sodann von neuem bei 100° getrocknet, gewogen, zur Zurückwägung des Filters[2] behutsam auf ein flaches

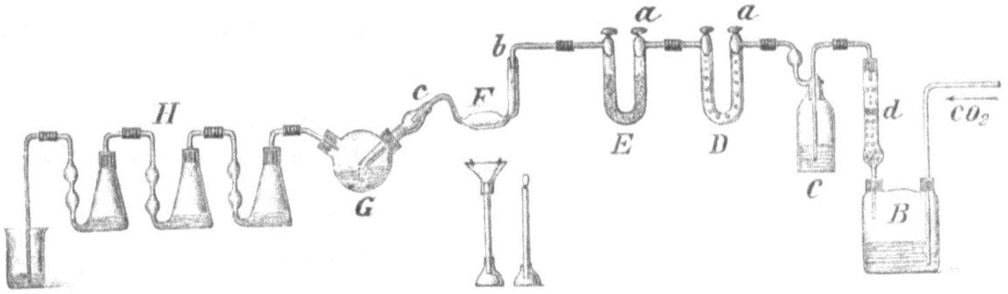

Figur 33.

Meißner Schälchen und von da in das Einschliffdestillierrohr gebracht. Bei der nunmehrigen Erhitzung im Brom-Kohlensäurestrome[3] destilliert alles Wismut als geschmolzenes Bromwismut über, während Bleibromid zurückbleibt. Für derartige Metall-

[1] Litteratur: Ber. **24**, 3746; **25**, 124 und 736; **26**, 1422; Z. f. anorg. Chem. **9**, 194 und Chemiker Z. 1895. Repert. 290.

[2] 1·5 g Hauptniederschlag liefern im Mittel 0·005—0·02 g Restsubstanz.

[3] Desgleichen auch in einem trockenen mit Brom beladenen Luftstrome.

trennungen hat sich die folgende Modifikation des Brom-Apparates (Figur 33) als sehr praktisch bewährt (vgl. S. 140).

Zur absolut sicheren Trocknung des Broms ist vor dem mit Glaswolle angefüllten U-Rohr *E* ein solches (*D*) mit Glasperlen, die mit konz. Schwefelsäure benetzt sind, eingeschoben. Man lasse höchstens 10—15 Tropfen der Säure mittelst Trichters in jeden Schenkel eintröpfeln und erneuere nach einigen Analysen die Füllung. Nunmehr dient das sich anschließende Glaswollerohr zum Zurückhalten etwaiger im Gasstrome mechanisch mit übergerissener Schwefelsäurespuren.

Als Vorlagen neben der Hauptkugel *G* dienen drei mit eingeschliffenen Stöpseln verschließbare Volhard'sche Absorptionskölbchen *H*, von denen das letzte, desgleichen das am Ende noch aufgestellte Bechergläschen Alkohol zur Aufnahme des überschüssigen Broms enthält, während die vorausgehenden mit verdünnter Salpetersäure[1] (1 : 2 Wasser) beschickt sind.

Zum Gelingen der vorliegenden Trennung sind die im Nachfolgenden zusammengefaßten Vorsichtsmaßregeln unerläßliche Bedingung. Zunächst ist es notwendig, die mit Schwefelwasserstoff erhaltenen Sulfide nicht längere Zeit stehen zu lassen, weder in der Flüssigkeit, noch in den Trichtern u. s. f., sondern thunlichst bald zu verarbeiten. Es drängt sich hier die Erfahrung auf, daß eine zu lange andauernde Einwirkung der Luft auf das Sulfidgemisch schädlich ist, ja sogar zu unbrauchbaren Resultaten führen kann, indem solche Präparate bei der späteren Erhitzung im Bromstrome nicht glatt die reinen Bromide, sondern auch Oxy-Verbindungen liefern, ein Umstand, welcher die vollständige Verflüchtigung des Wismuts durch diese Bildung von nicht flüchtigen Oxy-Bromiden beeinträchtigt. Man richtet es deshalb immer so ein, daß man abends die Lösung zum Einleiten des Schwefelwasserstoffgases fertig stellt, am anderen Morgen ohne Verzug die Fällung vornimmt, dieselbe sofort abfiltriert, darauf vorsichtig aus dem Trichter herauszieht und schließlich den Niederschlag zunächst auf einer flachen Porzellanschale und dann erst im Filterglas trocknet, damit man also jedes Mal am folgenden Nachmittag nach Beginn der Analyse die Erhitzung im Bromstrome auszuführen in der Lage sich befindet. Am allerschönsten gelingt die Austreibung des Wismuts durch Brom, wenn sich der

[1] Unter Umständen Salzsäure.

Schwefelwasserstofffällung eine ziemlich reichliche Menge Schwefel beigemengt hat, und erscheint es somit vorteilhaft, der salzsauren Metalllösung vor dem Einleiten des Schwefelwasserstoffgases einige Tropfen roter rauchender Salpetersäure zuzufügen.

Vor dem Hineinbringen des zuvor auf ein Meißener Flachschälchen geschütteten Sulfidgemisches in das Kaliglasrohr berücksichtige man auch eine passende Zerkleinerung, sowie am Ende eine gleichmäßige Verteilung der Substanz, um damit eine recht durchgreifende und rasche Einwirkung des Broms zu erzielen. Ferner beachte man, den Bromstrom gleich vom Beginn der Operation an ziemlich geschwind zu nehmen (ca. 300 Gasblasen in der Minute aus einem 6 mm weiten Glasrohr), da ein gewisser Brom-Mangel die Bildung von leicht flüchtigem Wismuttribromid benachteiligt. Man steigere daher auch im ersten Verlauf der Reaktion die Verdampfung des Broms, indem man den Bromentwickler in eine warmes Wasser enthaltende Krystallisierschale stellt. Außerdem gilt es besonders anfänglich einer Rückwärtssublimation wirksam vorzubeugen, wozu man gleichzeitig unter dem Rohr *b* ein ganz kleines Flämmchen aufstellt (s. Figur S. 140 u. 155). Erst am Schluß der Bromierung und während des Erkaltens des Rohres wird man natürlich den Gasstrom entsprechend mäßigen.

Das Trocknen der Fällung bei 100° kann unterbrochen werden, wenn sich nach viertelstündiger Erhitzung die Gewichtabnahme in den Grenzen weniger Milligramme bewegt (Verdampfung von Schwefel!). Desgleichen ist es vorteilhaft, vor Beginn der Bromierung einen trocknen Kohlensäure-Strom über das Sulfidgemenge zu leiten und dabei äußerst gelinde zu erwärmen bis Spuren von hygroskopischem Wasser wieder vertrieben sind. Man umgeht damit sicher jede nachträgliche Bildung von Oxybromiden.

In dem Grade, in welchem Bromwismut abdestilliert, treibt man dasselbe auch mit einer ca. 10 cm hohen Gasflamme in die Vorlage,[1]

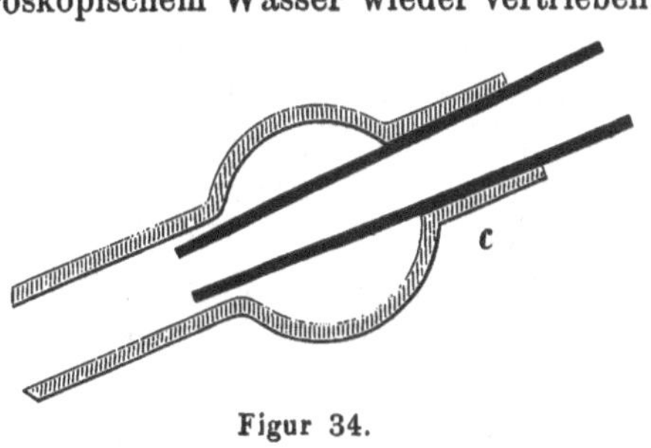

Figur 34.

[1] Die dem Destillierrohr angeblasene Kugel darf nicht zu dünn im Glase sein, damit sie sich beim Erhitzen nicht aufbläst. Ihre spezielle Konstruktion verdeutlicht am klarsten die Figur 34.

währenddessen die Spaltflamme unter das Glasrohr gestellt wird (s. S. 139). Geht aber bei der Schmelztemperatur des Bleibromids nichts mehr über, so erhitze man keinesfalls stärker, sondern lasse jetzt ruhig im Bromstrome erkalten. Die Destillationsdauer beträgt $^3/_4$—1 Stunde. Die nachträglich im Kohlensäurestrome möglichst entbromten Vorlagefüllungen werden in einer geräumigen Porzellanschale gesammelt und bis auf ein ganz kleines Volumen (5—6 ccm) abgedampft (s. S. 75), worauf man diese klare, mit etwas Wasser verdünnte Wismutlösung[1] in ein Gemisch von 30 konz. Ammoniak, 25—30 Wasserstoffsuperoxyd und 25 bis 30 ccm Wasser schüttet, die Schale hinterher mit verdünnter Salpetersäure nachspritzend. Der erhaltene mattgelbe Niederschlag von Wismuthyperoxydhydrat setzt sich rasch zu Boden und kann sofort abfiltriert werden. Er ist vollkommen unlöslich in Wasser, Ammoniak und Ammonsalzlösungen, filtriert sehr gut und läßt sich rasch auswaschen, besitzt also in jeder Hinsicht analytisch vorzügliche Eigenschaften und ist jetzt diese Art der Wismutausfällung die beste, welche wir besitzen. Man wäscht ihn mit kaltem Wasser unter anfänglichem Zusatz von etwas Ammoniak aus (Platin-Probe) und trocknet ihn dann vollständig bei 95°.

Hierauf löst man den Niederschlag möglichst vollständig vom Filter ab, zerlegt dasselbe vorsichtig in kleine Schnitzel und giebt diese in einen Platintiegel. Dieser wird sodann bedeckt in einen Nickelbecher (s. S. 29) gestellt, welchen man seinerseits ebenfalls und zwar mit einer Asbestschale verschließt, um auf diese Weise eine allmähliche Veraschung der organischen Substanz erzielen zu können. Die Erhitzung geschieht vermittelst eines sogenannten Siebbrenners (Fletscher-System), dem man zur Vergrößerung der Flamme das Gas aus 2 Hähnen zugleich zuführt. Zunächst wird erhitzt, bis das Filter ordentlich verkohlt ist, was meist 10—15 Minuten dauert. Hierauf entfernt man die Asbestdecke und den Platindeckel, wobei in der Regel das verkohlte Filter von selbst zu erglühen beginnt. Jetzt muß man zeitweise die Flamme unter dem Luftbade entfernen, der glimmenden Asche vorsichtig mit

---

[1] Hat man den sich ausscheidenden Schwefel nicht wieder durch neuen Bromzusatz oxydiert, so filtriert man nach entsprechender Verdünnung mit Wasser jetzt davon ab, jedoch dafür Sorge tragend, das Filter mit der warmen Säure so lange nachzuwaschen, bis ein auf Platin verdampfter Tropfen keinen Rückstand mehr hinterläßt.

dem Deckel Luft zufächeln und zum Schluß durch Rühren mit einem langen Platinstabe den Oxydationsprozeß möglichst zu fördern suchen. Auch ist das Flachhinlegen des heißen Tiegels auf ein Thondreieck oder einen Asbestteller unter Luftzufächelung vermittelst der Hand sehr wirksam. Eine absolut vollständige Verbrennung erreicht man nicht immer, sondern es können noch kleine Kohleflitterchen zurückbleiben, was aber ganz ohne Belang ist, denn man durchtränkt nunmehr den Tiegelrückstand mit ein paar Tropfen konz. Salpetersäure, dampft auf dem Wasserbade oder im Luftbade bis zur Trockne ein, setzt von neuem wie früher starker Luftbadhitze aus, wobei alle Kohle verschwindet, giebt schließlich den früher bei Seite gestellten Hauptniederschlag hinzu und erhitzt abermals im völlig geschlossenen Luftbade.[1] Nach kurzer Zeit ist jetzt alles vollständig verascht und oxydiert, so dass man ohne jedes Bedenken mit der freien Gasflamme schwach glühen und schmelzen darf, wobei das Platin nicht im mindesten leidet. Man wiederhole das Glühen und die Wägung des gewonnenen Wismutoxyds, um sich von dessen Gewichtskonstanz zu überzeugen.

In Ermangelung eines Platintiegels muß der Wismutniederschlag im Porzellantiegel gewogen werden (Filter für sich etc., S. 147). Allein diese Wägung ist gewiß nicht so genau wie diejenige im Platintiegel, da das schmelzende Oxyd die Tiegel stark angreift und damit jede nachträgliche Prüfung und Korrektur äußerst erschwert bezw. direkt verhindert.

Das im Apparat vorhandene Bleibromid wird nach seiner provisorischen Wägung durch frisches Chlorwasser gelöst und darnach entweder in ammoniakalischem Wasserstoffsuperoxyd oder mit Schwefelsäure und Alkohol gefällt (S. 86).

β) Sammlung des Sulfidgemenges auf einem nicht gewogenen Filter und Veraschung desselben im Apparate selbst.

Hierzu verfährt man genau nach der bei der Trennung von Quecksilber und Zinn ausführlich beschriebenen Weise (S. 104).

[1] Im allgemeinen dürfte es noch praktischer sein, die Hauptmenge des einstweilen aufbewahrten Niederschlags direkt zu dem im Tiegel gebildeten trocknen Wismut-Nitrat hinzuzugeben und nicht zuvor dieses durch Sondererhitzung im Nickelbecher in Wismutoxyd überzuführen, denn es ist beim Abreiben des Wismutniederschlags vom Filter kaum zu vermeiden, daß

Man nehme das betreffende Filter nicht größer als unbedingt nötig, trockne scharf und löse den Niederschlag möglichst vollständig vom Filter ab. Die schließliche Verbrennung der Kohlereste im Sauerstoffstrome vollende man durch mäßige Fächelflammenhitze, um jede Verschmelzung der Oxydationsprodukte (Sulfate etc.) mit der Glasmasse zu verhüten. Nach dem Erkalten giebt man 1—2 g Schwefelpulver in den Apparat, schüttelt gut durch und sulfuriert das rückständige basische Metallsulfat durch Erhitzung in einem trockenen Schwefelwasserstoffstrome unter langsamer Abdestillation des überschüssigen Schwefels (S. 162). Das in einem großen Kippschen Apparate am besten aus Calciumsulfid entwickelte Schwefelwasserstoffgas passiert zum Trocknen eine mit konzentriertem Glycerin beschickte Woulffsche Flasche, deren Ausgangstubus ein Chloralcalciumrohr trägt (S. 124). Zu dem auf trockenem Wege regenerierten Sulfidgemisch bringt man nunmehr den inzwischen aufbewahrten Hauptniederschlag, schaltet das Destillierrohr in den Brom-Apparat ein und führt die Abscheidung des Wismuts wie S. 157 aus.

2. Wismut und Cadmium [LXXXII].*

Der Gang dieser Analyse ist der folgende. Als Ausgangsmaterial benutzt man metallisches Cadmium und Wismut oder deren Oxyde. Je 0.3—0.4 g davon werden in Salpetersäure gelöst, die Lösung auf dem Wasserbade eingedampft und der Rückstand mit soviel Salzsäure aufgenommen, als eben nötig ist, damit bei dem Zusatz von ca. 100 ccm Wasser kein basisches Wismutchlorid ausfällt. Aus dieser bis zur Kochhitze erwärmten Lösung werden die Metalle durch Einleiten von Schwefelwasserstoff als Sulfide gefällt, auf einen nicht zu großen Filter gesammelt, mit warmem Schwefelwasserstoffwasser ausgewaschen und darnach im Luftbade vollständig getrocknet. Sodann erfolgt die Destillation im Bromstrome entweder nach Grundlage β oder auch α. Schon in der Kälte wirkt das Brom auf die Substanz ein, bald muß man jedoch die Reaktion unterstützen und vollenden durch mäßiges Erhitzen (niedrige Fächelflamme), wobei man im Rohr

einzelne Fasern des Filtrierpapieres sich dem Niederschlag zumengen, welche jetzt unter gleichzeitiger Mitwirkung der bei voller Luftbadhitze aus dem Wismutnitrat entweichenden Stickstoffoxyde rasch oxydiert werden und so ihrerseits keine neuen reduzierenden Wirkungen mehr ausüben können.

das zeitweilige Auftreten einer fahlgelben Flammenerscheinung beobachtet.

Nach etwa $^1/_2$ Stunde ist alles Wismut in die mit Salzsäure 1 : 2 angefüllten Vorlagen gedrängt, während alles Cadmium als Bromid im Schiffchen zurückbleibt.

Man hat bei der Trennung von Wismut und Cadmium besonders zu berücksichtigen, daß am Schlusse des sich vollziehenden Trennungsvorganges nicht zu stark erhitzt wird, wo alsdann kleine lebhaft flimmernde Blättchen von Cadmiumbromid sich dem Gasstrome beizumengen beginnen, und endlich muß man wissen, daß bei der Schwefelwasserstofffällung sehr gern geringe Mengen (0.0010—0.003 g) von Cadmiumoxyd gelöst bleiben, was sich aber durch entsprechende Abstumpfung der freien Salzsäure durch Natriumkarbonat im Verlaufe der Fällung erfolgreich vermeiden läßt.

Das in den Vorlagen befindliche Wismut wird nach Verdampfung der meisten überschüssigen Salzsäure mit Wasserstoffsuperoxyd-Ammoniak gefällt u. s. f. (S. 158) und das rückständige Cadmiumbromid zunächst im Apparat gewogen, darnach in wenig verdünnter Salzsäure gelöst, mit Kaliumkarbonat nach S. 69 gefällt und als Oxyd bestimmt.

b) Direkte Sulfurierung des Analysenmaterials durch Zusammenschmelzen mit Schwefel oder mit Jodschwefel in einem trocknen Schwefelwasserstoff-Strome.

Man destilliert sich hierzu eine größere Menge arsenfreie Schwefelblumen (50—100 g) in einer geräumigen Retorte, den übergehenden Schwefel in einer flachen Porzellanschale auffangend. Nach völliger Erhärtung zerstößt man ihn zu einem feinen Pulver und verwahrt es in einem Stöpselglase. Eine Probe davon auf dem Platindeckel verdampft, darf absolut keinen Rückstand hinterlassen.

Einen ca. 15 proz. Jodschwefel erhält man, indem man 10 g reines Schwefelpulver mit 1.5 g zwischen Uhrschalen sublimiertem Jod innig in einem Porzellanmörser verreibt. Das Präparat wird in einer gut schließenden Glasstöpselflasche vorrätig gehalten.

In Form eines durchweg feinen Pulvers (ohne gröbere Teilchen) oder blattdünner Folie lassen sich die Metalle bereits durch bloßes Schmelzen mit Schwefel sulfurieren, desgleichen die Sulfate (inkl. der Ammondoppelsalze), Nitrate und Halogenide,[1] sowie die Oxyde. Liegt aber nur wenig kompakteres Metall-Material (feine Zinnschnitzel, zinnreichere Legierungen etc.), sowie geglühte Zinnsäure und dergleichen vor, so ist eine vollkommene Sulfurierung nur durch Jodschwefel zu erreichen. Resultatlos verliefen bisher eine Reihe von Sulfurierungsversuchen mit Phosphaten und solche der Thonerde und Titansäure; allein es glückte die Umwandlung von Wolframsäure, Metallchromaten und selbst des Chromsäureanhydrids in Sulfide.

In der Hauptsache verfährt man bei einer Sulfurierung nach der obigen Methode in der Weise, daß man die im Apparate befindliche abgewogene Substanz mit der 6—10fachen Menge fein zerriebenen Schwefels bezw. Jodschwefels überschüttet und durch geschicktes Schütteln und Aufklopfen des Rohres auf die Handfläche ordentlich mischt, einen nicht zu langsamen, getrockneten Schwefelwasserstoffstrom (S. 160) darüber leitet und nun durch Darunterstellen einer Breitflamme das Ganze zum Schmelzen bringt, worauf die Abdestillation des überschüssigen Schwefels und Jods mit einem zweiten gewöhnlichen Gasbrenner ganz allmählich vorzunehmen ist. Der Prozeß muß ruhig und ohne alles Spritzen oder starkes Aufblähen vor sich gehen. Die oberen Glasflächen des Apparates erscheinen nach beendeten Versuchen klar und kaum ersichtlich beschlagen. Es empfiehlt sich, die Sulfurierung mit einer zweiten Portion Schwefel oder Jodschwefel zu wiederholen. Die Durchschnittsdauer einer Sulfurierung beträgt 15—20 Minuten. Nach diesem Verfahren gelingt es beispielsweise 0.5 g ziemlich gröbliche mit dem Messer zerschnittene Zinnschnitzel vollständig in eine schön blättrige Musivgoldmasse zu verwandeln, die im Bromstrome ohne jedweden Rückstand flüchtig ist.

3. **Zinn und Blei** [LXXXIII].*

Angewandt werden zu dieser Trennung je 0.35 g Bleinitrat und Zinnsäureanhydrid (vorher ausgeglüht), welche man im Apparate mit der 6—8fachen Menge Jodschwefel zusammenschmilzt. Das Bleinitrat spritzt sehr leicht bei der Sulfurierung, was sich aber vermeiden läßt, wenn man es vor der Abwägung sehr fein pulvert. Die Sulfurierung ist der Sicherheit wegen

[1] **Die Sulfurierung von sehr flüchtigen Salzen wie Ammoniumzinnchlorid (Pinksalz) für quantitative Zwecke ist natürlich ausgeschlossen.**

stets zweimal vorzunehmen. Die Bromierung erfolgt nun genau nach S. 157. Das im Rohr zurückbleibende geschmolzene Bleibromid kann bereits als solches gewogen werden. Dasselbe muß sich vollständig klar in frischem Chlorwasser auflösen. Zur Kontrole fällt man das Blei am besten aus dieser Lösung in ammoniakalischem Wasserstoffsuperoxyd, um es schließlich als Bleioxyd im Platintiegel zu bestimmen (S. 158). Das so erhaltene Oxyd darf bei seiner Lösung in verdünnter Salpetersäure keinen Rückstand von Zinnsäure hinterlassen.

Die Bestimmung des Zinns in den mit verdünnter Salpetersäure versehenen Vorlagen siehe die folgende Trennung.

4. Trennung von Zinn und Kupfer [LXXXIV].*

Je 0.35—0.5 g zerriebener Kupfervitriol und Zinnoxyd werden zunächst nach der Abwägung im Apparate gemengt, darnach eine Stunde auf 150—170° erhitzt zur Verjagung des Krystallwassers (offenes Luftbad), nun 2 mal sulfuriert und schließlich im Bromstrome geglüht. Zuerst geht wesentlich Bromschwefel über, dem rasch das sehr flüchtige Zinnbromid folgt. Nach etwa $^1/_2$ Stunde fängt die Substanz im Schiffchen zu schmelzen an und die Dampfbildung hört nach und nach auf, wodurch sich das Ende der Reaktion anzeigt. Es ist ratsam, jetzt den Bromentwickler auszuschalten und einige Zeit nur trocken Kohlensäure durch den Apparat zu leiten, um danach die Vorlagenflüssigkeit ohne zu starke Belästigung durch Bromdämpfe sammeln zu können. Letztere in einer großen Porzellanschale vereinigten Lösungen werden zunächst bis auf ein kleines Volumen eingedampft,[1] dann zusammen mit der ausgeschiedenen Zinnsäure in einen größeren gewogenen Berliner Porzellantiegel von 40—50 ccm Inhalt gebracht, auf dem Dampfbade von Wasser und im offenen Luftbade von Schwefelsäure befreit, worauf man den Rückstand von Zinnsäure bis zur Gewichtskonstanz glüht, nötigenfalls unter einer vorausgehenden Durchfeuchtung mit konz. Salpetersäure. Hält man unter gegebenen Verhältnissen die Fällungsmethode zur Bestimmung des Zinns für unfehlbarer, so übersättigt man die erhaltene Lösung (unmittelbar nach deren Aufsammlung) mit Ammoniak, fügt überschüssiges Ammonsulfid hinzu und säuert wieder mit verdünnter Salzsäure an. Das ausgeschiedene Zinn-

[1] Die Gegenwart überschüssiger Salpetersäure immer vorausgesetzt.

sulfid wird filtriert, mit schwefelwasserstoffhaltigen fünfprozentigen Ammonnitrat gewaschen, getrocknet, geglüht und als Zinndioxyd gewogen (S. 174).

Das im Schiffchen befindliche Kupferbromid löst man in verdünnter absolut reiner Salpetersäure und dampft diese Flüssigkeit in einem geräumigen Porzellantiegel so lange unter erneuter Aufnahme des restierenden Salzes mit der konz. Säure ein, bis alles Bromid vollständig in Nitrat verwandelt ist, worauf man glüht (anfänglich im offenen Luftbade) und wägt; oder man fällt die ursprüngliche salpetersaure Lösung direkt mit Natron, am vorteilhaftesten bei Wasserstoffsuperoxydgegenwart (S. 96). Eine direkte Wägung des Kupfers im Schiffchen ist unmöglich, da es nicht in der Form von reinem Bromid zurückbleibt, sondern vermischt mit gewissen Mengen von Bromür.

5. Antimon und Blei [LXXXV].*

Bei der Sulfurierung des hier zur Verwendung gelangenden Gemisches von Antimonpulver (0.25—0.3 g) und Bleinitrat (0.4 g) muß man entsprechend behutsamer verfahren als bei den analogen Zinntrennungen, weil sich sonst minimale Mengen von Schwefelantimon verflüchtigen können, erkenntlich an kleinen rötlichen Flecken im Knierohr. Am besten stellt man eine möglichst niedrige Flamme entfernt unter das Sulfurierungsgemenge und verjagt den überschüssigen Schwefel recht langsam. Obwohl sich das metallische Antimon leichter als geglühtes Zinndioxyd sulfuriert, ist trotzdem anzuraten, die Sulfurierung der angewandten Substanz auch hier zu wiederholen. Das gebildete Antimonbromid geht sehr leicht als gelber Dampf über und löst sich in der Vorlage völlig auf. Man erhitze so lange, bis keine Dämpfe mehr entweichen. Die Vorlageflüssigkeiten werden analog behandelt wie bei den Trennungen des Zinns von Blei und Kupfer. Nach dem Verdampfen des Wassers, der Salpetersäure und dem Abrauchen aller überschüssigen Schwefelsäure muß man den Rückstand zwei- bis dreimal mit starker rauchender Salpetersäure von 1.5 D. eintrocknen, ehe man glüht und als Antimonylmetaantimoniat wägt. Hat man das Antimon aus den vereinigten Vorlageflüssigkeiten als Antimonsulfid abgeschieden, so führt man entweder die auf einem Filter gesammelte und mit einer 5 proz. schwefelwasserstoffhaltigen Ammonnitratlösung ausgewaschene

Fällung in Antimonylantimoniat über (S. 146) oder man sammelt sie auf einem Asbestfilter und wägt als Sb_2S_3 (S. 145).

Das nichtflüchtige Bleibromid ist wie bei den vorhergehenden zwei Trennungen zu bestimmen.

6. Antimon und Kupfer [LXXXVI].*

Zur Verwendung gelangt ein Gemisch von metallischem Antimon und von Kupfervitriol. Nach der Vertreibung des Wassers und der Ausführung der Sulfurierung leitet man so lange Brom über die erhitzte Substanz, bis das zurückbleibende Bromkupfer geschmolzen ist und sich keine Antimonbromiddämpfe mehr entwickeln. Man vermeide bei dem Destillationsprozesse jede unnötige Überhitzung, da das Kupferbromid etwas flüchtiger ist als das Bleibromid. Kupfer und Antimon werden wie vorher bestimmt.

Die im Vorausgehenden beschriebenen Metalltrennungen können unter Umständen in dem nachstehend abgebildeten Apparat (Figur 35) ausgeführt werden, wenn auch nicht so vorteilhaft und angenehm.

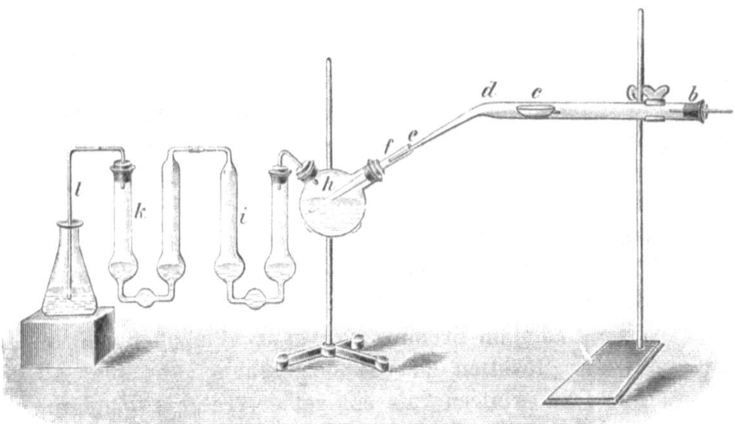

Figur 35.

Die zur Benutzung gelangende Kaliglasröhre besitzt eine Gesamtlänge von 34.5 cm bei einer Innenweite von 15 mm und einer Glasdicke von 1 mm. Der stumpfwinklig abgebogene Teil derselben beträgt 19.5—20 cm, wovon auf das stabile Obenende 5 cm bei $4^3/_4$—5 mm Lichtenweite am Endpunkte kommen, während das ca. 15 cm lange Aufschliffrohr oben 10 und unten 8 mm

Weite hat. Die Schliffstelle[1] selbst mißt 23 mm und ragt 2.5 cm aus dem Verbindungskork hervor. Das die angewandte Substanz enthaltende, 7.2 cm lange (ohne Griff) und mindestens 5 ccm Raum fassende Porzellanschiffchen *c* steht vor der Bugstelle *d* 7.5 cm entfernt, so daß für den leeren Teil der Röhre 18—19 cm verbleiben. Die Stelle der Volhardschen Absorptionskölbchen wird durch 2 Péligot-Röhren ersetzt, während den Schluß des Ganzen ein mit Natronlauge beschickter Erlenmeyer bildet. Die Vorlagen *h*, *i* und *k* enthalten verdünnte Salpetersäure (1 : 2).

Die der Bromierung vorausgehende Sulfurierung kann in jedem beliebigen anderen Glasrohr erfolgen, worauf man das Schiffchen mit einem Metallhäkchen herausnimmt und nun in den Bromierungsapparat einschiebt. Vergleiche das im Speziellen bei der Sulfurierung und Bromierung von Antimon event. zu Beachtende in der Zeitr. f. anorg. Chem. **9**, 201 und 202.

7. Woodsches Metall[2] [LXXXVII]*,

bestehend aus einer Legierung von Bi, Pb, Sn und Cd, meist in dem Verhältnis 15 : 8 : 4 : 3 = 50 : 26,7 : 13,3 : 10 % auf 100.

Ein größeres Stück der Legierung wird möglichst von der Oxydschicht durch Abschaben befreit und davon ca. 1 g in Form kleiner und dünner Schnitzelchen mit einem scharfen Federmesser abgeschnitten. Gewogen kommt die Metallmischung sodann in den Apparat, worin sie nach Vorschrift durch eine zweimalige Jodschwefelschmelze vollkommen zu sulfurieren ist. Hierauf erfolgt die mit der erforderlichen Umsicht zu leitende Abdestillation des Zinns und Wismuts in einem Bromstrome, welche Operation etwa 1 Stunde Zeit beansprucht. Die Vorlagen sind mit verdünnter Salpetersäure (1 : 2) gefüllt. Das Schmelzen des rückständigen Blei-Cadmium-Bromids soll ganz allmählich, mehr der Beendigung der Reaktion zu vor sich gehen. Von hier ab ist noch so lange zu erhitzen, als ein gelber, rasch sublimierbarer, ölig schmelzender Anflug entsteht. Jetzt erst läßt man erkalten, leitet Kohlensäure zur Bromentfernung durch den Apparat und trennt nun die erhaltenen flüchtigen und nichtflüchtigen Produkte weiter.

[1] Ich empfehle auch hier die Anbringung einer Kugelerweiterung wie bei 1 (S. 155) als eine vortreffliche Sicherheitsvorkehrung für die Abdestillation der flüchtigen Bromide.

[2] Sehr lohnend ist auch hier die Methode auf S. 159 *β*.

I. Direkte Trennung von Zinn und Wismut.

Hierzu spült man zunächst die das Zinn und das Wismut enthaltenden Vorlageflüssigkeiten in eine geräumige Berliner Schale und dampft sie bis auf ein kleines Volumen ein. Darauf bringt man den Eindampfrückstand quantitativ in einen großen Porzellantiegel (von 65 ccm Inhalt), verdampft zuerst auf dem Wasserbade und später in einem offenen Luftbade (Verjagung der freien Schwefelsäure). Zur gänzlichen Beseitigung der letzteren wird der Tiegel schließlich direkt mit voller Flamme geglüht. Die vollständige Entfernung der Schwefelsäure durch Glühen[1] ist unbedingt notwendig, weil erst hierbei alle Zinnsäure in den unlöslichen Zustand übergeht und umgekehrt alles Wismutoxyd auch vollständig in heißer Salpetersäure löslich wird. Den anhaltend geglühten Rückstand erwärmt man dann längere Zeit und wiederholt mit Salpetersäure auf dem Wasserbade (unter Zerdrücken mit einem knopfförmig verbreiterten dicken Glasstäbchen), um alles Wismutoxyd in Lösung zu bringen. Die in verdünnter Salpetersäure (1 : 3) vollkommen unlösliche Zinnsäure filtriert man am besten auf einem doppelten Filter ab, damit sie nicht trübe durchläuft und wäscht sie am Ende so lange mit salpetersäurehaltigem Wasser, bis alles Wismut extrahiert ist. Das Wismut wird aus der salpetersauren Lösung mit Ammoniak und Wasserstoffsuperoxyd gefällt u. s. f. (S. 158), wobei größere Überschüsse an freier Salpetersäure vorher durch Abdampfen entfernt sein müssen, das abfiltrierte Zinndioxyd bei 90° getrocknet und im Porzellantiegel mit voller Flamme (nicht Gebläse) geglüht (Filter für sich veraschen).

Das geglühte Wismutoxyd kann unter Umständen kleine Mengen von Kieselsäure beigemengt enthalten, da es die Porzellantiegel gern angreift, infolge dessen dann die ermittelten Werte zu hoch ausfallen. In einem solchen Falle ist das geglühte Oxyd nochmals in Salpetersäure zu lösen, die Lösung von der Kieselsäure abzufiltrieren und die Wismutfällung event. zu wiederholen. Es erweist sich als vorteilhaft, das Glühen des Gemisches von Zinnsäure und Wismutoxyd nur in guten Berliner Tiegeln mit noch unversehrter Glasur vorzunehmen und ferner die Zinnsäure

[1] Nicht ohne Nutzen erscheint hier eine nachträgliche Durchtränkung des Rückstandes mit einer Ammonkarbonatlösung, Eintrocknung und Glühen.

in demselben Tiegel zu wägen, worin das Gemisch von Wismut- und Zinndioxyd geglüht wurde.

II. Die Lösungstrennung von Wismut und Zinn.

Zu diesem Zweck übergießt man die fast salpeterfreie Eindampfung von Zinn und Wismut mit 100 ccm Wasser, fügt einen reichlichen Überschuß von Natriumsulfidlösung hinzu, verdünnt auf 250—300 ccm und erwärmt bedeckt unter häufigem Umrühren mehrere Stunden auf dem Wasserbade bis sich alle Zinnsäure als Sulfostannat gelöst und das sich gut absetzende Wismutsulfid ein homogenes Aussehen angenommen hat. Die Einzelbestimmungen erfolgen sodann nach S. 158 und 174, wo auch die offenbar exaktere umgekehrte Fällungsart beschrieben ist.

Die im Apparat restierende Blei-Cadmiumbromidschmelze hat man in Chlorwasser zu lösen (S. 141) und darnach beide Metalle entweder mit Wasserstoffsuperoxyd-Ammoniak (S. 86) oder mit Schwefelsäure und Alkohol (S. 86) zu trennen.

Die Prüfung der nach dem Bromverfahren dargestellten Verbindungen von Bleioxyd resp. Bleisulfat, Cadmiumoxyd, Zinnsäure und Wismutoxyd liefert durchweg sehr zufriedenstellende und gewiß zu Gunsten der großen Genauigkeit der Destillationsmethode sprechende Resultate. Aus dem erhaltenen Bleioxyd oder Bleisulfat kann man vermittelst verdünnter Salpetersäure kein Wismut extrahieren; das in Salpetersäure gelöste Cadmiumoxyd wird als Sulfid in reinster hellgelber Farbe gefällt; ebenso wenig giebt die gewonnene Zinnsäure an Salpetersäure Wismut, resp. ein anderes Metall ab und das Wismutoxyd enthält nur bei Verwendung von chlorhaltigem Brom Spuren von Blei.

Außer den genannten Metallscheidungen im Bromstrome unter Zugrundelegung der Sulfurierung auf trocknem Wege sind noch die Trennungen des Wismuts von Kobalt und Nickel erfolgreich durchgeführt worden (vgl. dieselben Z. f. anorg. Chem. **9**, 194).

Die zu den „Methoden auf trockenem Wege“ zu zählende Sulfidbromierungsmethode hat insofern noch den Charakter des Neuen, als es sich hierbei um quantitative Trennungen handelt, bei welchen weder ein Lösen des angewandten Gemisches, noch eine darauffolgende Ausfällung stattfindet; es sind also in ihrem

Grundprinzip Analysen ohne Auflösung, Fällung und Filtration, welche in letzter Linie nur Verdampfungen und Glühoperationen erfordern. Freilich ist dieses Ideal vorläufig nur für Einzelfälle praktisch erreichbar, was einerseits in den die Analyse begleitenden Nebenumständen, wie Abfiltrieren von Beimengungen (SiO_2 etc.), begründet liegt, andererseits bis auf weiteres in der Bevorzugung der genauesten und sichersten Bestimmungsform des flüchtigen oder des nichtflüchtigen Metalles, wie derjenigen des Wismuts durch Ausfällung als Hyperoxydhydrat, gegenüber dem bloßen Abdampfungs- und Ausglühverfahren.

Die wissenschaftliche Genauigkeit der Brom-Methode sichern derselben eine ausgedehnte Anwendung. Die Unvollkommenheiten der Lösungsmethode, Abscheidung des Zinns mit rauchender Salpetersäure, Fällung des Wismuts durch sehr verdünnte Ammonnitratlösung u. s. f. bestehen im wesentlichen darin, daß es nur selten glückt, wismut-, blei- und cadmiumfreie Zinnsäure direkt auszuscheiden; ferner bleibt etwas Wismut bei dem Blei und auch schließlich bei dem Cadmium, so daß beispielsweise die Schwefelwasserstofffällung des letzteren zu Anfang regelmäßig braun gefärbt aussieht.

Metalltrennungen im Salzsäurestrome.[1]

A. Auf trockenem Wege.

Dieselben beruhen auf der größeren Flüchtigkeit des Arsenchlorürs, Zinnchlorids und Wismutchlorids gegenüber den anderen, unter den gegebenen Versuchsbedingungen in einem Salzsäurestrome nicht flüchtigen Metallchloriden.

I. Arsen-Trennungen.

1. Arsen und Blei [LXXXVIII].*

Zur quantitativen Trennung der obigen Metalle wird ein Gemisch von Bleinitrat und arseniger Säure in die S. 110 näher beschriebene Destillationsröhre aus Kaliglas gegeben, mit möglichst wenig Salpetersäure und Wasser darin gelöst und nun die überschüssige Säure vorsichtig verjagt durch Überleiten von

---

[1] Litteratur: Zeitschr. f. anal. Chem. Fresenius **33**, 598; Ber. d. D. chem. Ges. **27**, 3335; Zeitschr. f. anorg. Chem. **9**, 274 und **12**, 398.

trockner Luft bei einer Temperatur von 120°, wozu man sich eines Paraffinbades (am besten in einer tiefen Porzellanschale) bedient. Die zurückbleibende Salzmasse unterwirft man jetzt der Einwirkung eines trocknen Salzsäurestromes unter Benutzung des in Figur 36 S. 172 abgebildeten Apparates. Die sämtlichen Vorlagen enthalten 10proz. Salpetersäure. Man kann anfänglich das vorliegende Gemisch von Arsensäure und Bleinitrat annähernd 1 Stunde im Wasserbade und sodann zwei weitere Stunden im Paraffinbade bei einer Temperatur von 150—160° erhitzen. Rationeller ist es aber, gleich von Beginn an flüssiges Paraffin zu nehmen und die Temperatur allmählich bis auf 200° zu steigern, eine Abänderung, welche in der Hälfte der angegebenen Zeit zum Ziele führt. Dabei geht alles Arsen als Chlorarsen über. Nach Beendigung und Unterbrechung der Destillation werden die Vorlageflüssigkeiten in einer geräumigen Porzellanschale gesammelt. unter zeitweiser Zugabe von konz. Salpetersäure auf dem Wasserbade völlig eingedampft, der Rückstand von Arsensäure mit etwas Wasser aufgenommen, von mechanischen Verunreinigungen abfiltriert und das Filter mit heißem Wasser ausgewaschen. In dem Filtrat fällt man das Arsen mit der berechneten Menge von Magnesiumchlorid (wenigstens 2 ccm einer 25proz. $MgCl_2 . 6 H_2O$-Lösung auf 0.3 g angewandtes As_2O_3) und behandelt den erhaltenen Niederschlag wie bekannt (S. 62).

Das im Destillationsapparat zurückgebliebene Chlorblei spült man mit heißem Wasser in ein Becherglas, fügt etwas konz. Salzsäure hinzu und löst bei Kochhitze, aus welcher Flüssigkeit das Blei entweder mit ammoniakalischem Wasserstoffsuperoxyd (S. 86), oder mit verdünnter Schwefelsäure etc. (S. 87) gefällt werden kann. Auch ist eine direkte Wägung des Bleis als Bleichlorid in dem Destillationsrohr selbst möglich, wenn man vorher die noch darin vorhandenen Salzsäuredämpfe unter schwacher Erwärmung durch einen trocknen Luftstrom verdrängt.

Anm. 1. Will man sich des stattgefundenen normalen Verlaufes der Trennung vergewissern, so ist das Filtrat von der Bleifällung auf Arsenvorhandensein zu prüfen. Desgleichen hat man eine Verunreinigung des Arsens mit Blei in dem Filtrate der arsensauren Ammon-Magnesia aufzusuchen, obwohl sie bei den zur Trennung verwandten relativ niedrigen Temperaturen als kaum denkbar erscheint.

Anm. 2. Bei Benutzung des im Nachstehenden beschriebenen Luftbades, sowie Steigerung der Temperatur auf 250° läßt sich die Trennung des Arsens von Blei in kürzester Zeit bewirken.

2. Arsen und Kupfer [LXXXIX].*

In analoger Weise wie Arsen und Blei werden Kupfer und Arsen getrennt. Als Ausgangsmaterial benutzt man reines metallisches Kupfer und arsenige Säure. Die Vorbehandlung ist dieselbe wie bei Blei und Arsen, allein die Temperatur für die Abdestillation des Arsens eine höhere, nämlich 290—310°. Da hierzu das flüssige Paraffin seines lästigen Rauches und der Entzündungsgefahr halber nicht wohl in Frage kommen kann, wurden die ersten Versuche in einem Phosphorsäurebade ausgeführt (vgl. a. a. O.), welches sich bequem auf 250—320° ohne Dampfbildung und sicher erhitzen läßt. Dieselben glückten vollkommen in einer Zeitdauer von 2 vollen Stunden bei einer Temperatur von ca. 300°. Nach beendetem Versuch sind die Vorlageflüssigkeiten genau so weiter zu behandeln, wie oben bei der Trennung von Arsen und Blei. Das gebildete, nicht flüchtige Chlorkupfer wird mit Wasser und ein paar Tropfen Salpetersäure aus dem Destillationsgefäß in eine Berliner Porzellanschale gebracht, darin dreimal mit reiner konz. Salpetersäure zur Trockne verdampft, dann mit wenig Wasser und Säure wieder aufgenommen, in einem gewogenen Porzellantiegel gegeben, eingetrocknet, längere Zeit bedeckt im Nickelluftbade erhitzt und nach Verflüchtigung der meisten Salpetersäure mit der freien Gasflamme erst äußerst gelinde, zum Schluß kräftig geglüht (S. 30). Noch besser dürfte hier die S. 96 beschriebene Fällung des Kupfers mit Natron + Wasserstoffsuperoxyd angebracht sein.

Bei der Verwendung von syrupdicker Phosphorsäure stellte es sich heraus, daß diese Flüssigkeit Temperaturen bis zu 300° ohne auffällige Zersetzung verträgt; allein sie besaß die große Unannehmlichkeit, daß sie von 250° ab das Glas stark angriff. Um den mancherlei Übelständen flüssiger Heizbäder zu entgehen, konstruierte ich deshalb zur Aufnahme des gläsernen Destilliergefäßes ein besonderes Luftbad (Fig. 36).[1] Dasselbe besteht aus starkem Nickelblech, hat die Form einer tiefen Mulde (Höhe = 11.2 cm, Länge = 14.8 cm und Breite = 4.5 cm) und ist zur Beobachtung der sich im Apparate vollziehenden Reaktion mit zwei einander gegenüber liegenden Glimmerfensterchen versehen. Rechtsseitig befindet sich ein Einschnitt für das Schliffende des

[1] Von der Firma Desaga nach meinen Angaben hergestellt.

Destillators. In dem abnehmbaren Deckel sind die Öffnungen für das Zuleitungsrohr des Destillationsgefäßes und für das Thermometer angebracht. Ein im Innern des Kastens parallel durchgeführter Nickeldraht trägt eine Drahtnetzdecke als Stütze des

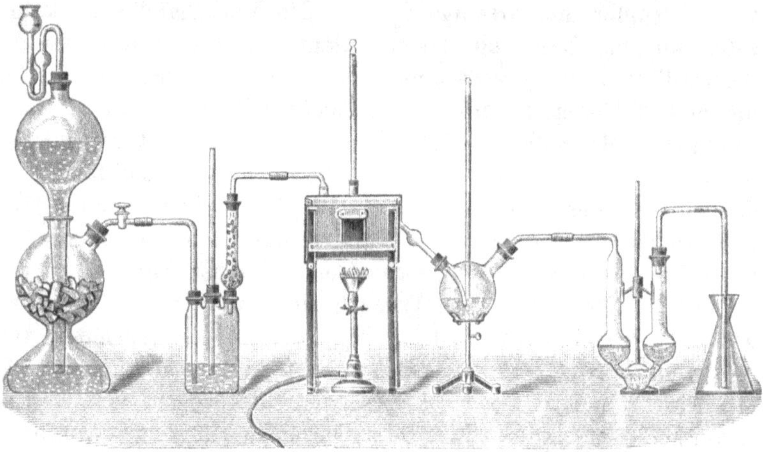

Figur 36.

Glasapparates. Es lassen sich in diesem Luftbade mit einem einzelnen Flachbrenner bequem Temperaturen von 100—360° erreichen. Für noch höhere Grade bis 450° genügen zwei einfache Gasflammen.

3. Arsen und Eisen.

Das Versuchsmaterial besteht aus arseniger Säure und reinstem Eisendraht (Klavierdraht). Die abgewogenen Mengen werden in dem Destillationsgefäß mit nicht zu stark verdünnter Salpetersäure aufgelöst, worauf die Vertreibung aller Flüssigkeit im Luftstrome bei 120—130° erfolgt. Für letztere vorbereitende Operation kann überdies das Phosphorsäurebad beibehalten werden. Die Destillation im Salzsäurestrome nimmt man wieder am besten in dem eben beschriebenen Luftbade vor. Sie vollzieht sich speziell bei der Trennung des Arsens von Eisen bei 110—120°, wozu man durchschnittlich $1^1/_4$—$1^1/_2$ Stunden braucht. Schon unter 100° treten stromweise übergehende Dämpfe von Chlorarsen auf. In der ersten halben Stunde ist ersichtlich alles Arsen überdestilliert; zur Sicherheit wird indes die oben angegebene Zeit eingehalten. Nach Beendigung der Destillation bleibt das

Eisen in schönen braungrünen, metallisch glänzenden Schuppen von Chlorid zurück. Dieselben lösen sich in kleinen Mengen kalten Wassers völlig klar auf. Die Eisenlösung wird vor ihrer Fällung mit Ammoniak erst unter Zusatz von etwas Salpetersäure gekocht, da sie stets nicht unerhebliche Mengen von Eisenchlorür enthält (vgl. weiter unten bei 2).

Außer den im Vorausgehenden besprochenen Metallscheidungen habe ich neuerdings noch die Trennungen des Arsens von Silber, Cadmium, Kobalt, Nickel, Mangan, Zink, Chrom und Aluminium ausführen lassen, und zwar durchgehends mit sehr genauen Resultaten. Bei den zunächst genannten Metallen erfolgt die glatte Verflüchtigung des Arsens in 2 bis höchstens 3 Stunden zwischen 200—325° liegenden Temperaturen, bei den an letzter Stelle aber aufgeführten Aluminium und Chrom absolut vollständig erst gegen 400°, zur Feststellung welcher Hitzegrade ein mit Stickstoff gefülltes Thermometer benutzt wird.

Anmerkung. Will man sich zur Vertreibung des bei der Lösung der Substanz restierenden Säureüberschusses eines flüssigen Bades bedienen, so ist in erster Linie die konz. Phosphorsäure zu empfehlen, welche man durch zeitweisen Zusatz von etwas Salpeter oder rauchender Salpetersäure immer schön hell und durchsichtig erhalten kann. Nächstdem käme das in den Apotheken stets erhältliche flüssige Paraffin, während alle in der Kälte wieder erstarrende Verbindungen mehr oder weniger unbrauchbar sind.

II. Zinntrennungen.

1. Zinn und Blei [XC].*

Zur Verwendung gelangt Zinnfolie und Bleinitrat. Das Gemenge derselben wird mit schwachem Königswasser (10 Volumen HNO_3 : 2 Volumen HCl) in dem Destillationsgefäß vollständig oxydiert und die überschüssige Säure im trocknen Luftstrome bei 120° verjagt. Hierbei muß aber die Kugelvorlage mit dem Destillator verbunden sein.[1] Die restierende trockne weiße Substanz gelangt nur zur Destillation im Salzsäurestrome bei 200°. Die von der Salzsäure ausgeübte Reaktion macht sich schon bei 50° bemerkbar und es erscheint nach etwa $^1/_2$ Stunde die Ab-

[1] Bei der Verflüchtigung der überschüssigen Lösungssäuren im Luft- oder CO_2-Strome muß die zweifach tubulierte Absorptionskugel, mit nur wenig Wasser beschickt, vorgelegt werden zur Festhaltung von etwa mit übergegangenem Zinn. Nach Zusatz von mehr Wasser wird sie später zur Aufnahme des Gesamtzinns von neuem benutzt.

destillation des gebildeten Zinnchlorids als beendet, so daß man sich also für die Trennungen von Zinn und Blei durchschnittlich mit einer fünfviertelstündigen Erhitzung wird begnügen können. Da eine Konzentration des erhaltenen Destillates, der großen Flüchtigkeit des Zinnchlorids wegen, nicht angeht, bestimmt man das Zinn darin auf die folgende Art: die nicht in unnötigem Überschuß anzuwendenden Vorlageflüssigkeiten werden sorgfältig in ein großes Becherglas gespült und mit überschüssigem Ammoniak versetzt, wobei sich das Zinn teilweise als Hydroxyd ausscheidet. Dieser flockige Niederschlag löst sich sofort auf durch ein weiteres Hinzufügen von reinem Ammonsulfid, aus welcher Lösung man jetzt das Zinn durch Ansäuern mit konz. Salzsäure als bräunlich gefärbtes Schwefelzinn herausfällt. Die erhaltene Fällung läßt man bedeckt noch einige Zeit auf dem Wasserbade stehen, bis sich der Niederschlag ordentlich abgesetzt hat, worauf man unter fortwährendem Heißhalten der Flüssigkeit abfiltriert und schließlich mit warmem, ammonnitrathaltigem (10prozentigem) Schwefelwasserstoffwasser auswäscht.

Den Niederschlag trocknet man recht vollständig bei 90°, löst ihn sauber vom Filter, verascht dieses für sich in einem gewogenen Porzellantiegel mit Deckeldurchbohrung (S. 45), fügt die bei Seite gestellte Hauptmenge hinzu, zerkleinert alle groben Stückchen mit einem Glasstäbchen und röstet endlich das Ganze längere Zeit unter Luftzutritt bis keine schwefelige Säure mehr entweicht. Nun erst darf die Hitze etwas gesteigert werden. Zum Schluß endlich glüht man mäßig stark im Sauerstoffstrome bis zu einem konstanten Gewicht.[1] Das von uns erhaltene Präparat besaß eine graue Farbe und war vollkommen unlöslich in Salpetersäure.

Die Bestimmung des nichtflüchtigen Bleis erfolgt genau nach 1.

2. Zinn und Kupfer [XCI].*

Die angewandte Substanz besteht aus einem Gemenge von Zinnfolie und reinem metallischen Kupfer. Die zur Lösung derselben genommene Flüssigkeit ist Königswasser (5 Vol. Salpetersäure + 1 Vol. Salzsäure). Die Verjagung der überschüssigen Säure etc. geschieht wie sonst. Die so entstandene trockene

[1] Bei zu hoher Glühhitze verflüchtigt sich etwas Zinnoxyd.

Salzmasse wird im Nickelluftbade bei einer Temperatur von 250 bis 300° zwei volle Stunden der Wirkung von Salzsäuredampf ausgesetzt (vgl. Trennung 2. Arsen und Kupfer). Beim Übergehen der Zinnchloriddämpfe kann man im Beginn der Operation das Sublimieren von Krystallen beobachten. Die Vorlageflüssigkeiten werden, wie es bei der vorhergehenden Trennung angegeben wurde, verarbeitet.

Das im Destillationsrohr zurückgebliebene Kupferchlorid löst sich glatt in warmem Wasser. Es wird durch wiederholtes Eindampfen mit konz. Salpetersäure in Nitrat übergeführt und am Ende als Kupferoxyd gewogen, oder mit wasserstoffsuperoxydhaltigem Natron gefällt (vgl. bei I. 2.).

Es möge an dieser Stelle hervorgehoben sein, daß das in dem Destillator gebildete Kupferchlorid mitunter kleine Mengen von Kupferchlorür enthält, wahrscheinlich entstanden durch Chlorabspaltung bei anhaltend hoher Temperatur im Salzsäurestrome ($CuCl_2 = CuCl + Cl$). Es bleibt dasselbe beim Übergießen des Reaktionsproduktes mit bloßem Wasser als grauweißes bis rötliches Pulver zurück; doch löst es sich leicht in verdünnter Salpetersäure mit hellblauer Farbe auf. Es läßt sich damit auch die Gasentwickelung erklären, die man bei letzterer Behandlungsweise der Verbindung stets beobachtet, und zwar auf Grund der folgenden Gleichung:

$$CuCl + 2HNO_3 = Cu(NO_3)_2 + HCl + H,$$

wonach also eine Entwickelung von Wasserstoff stattfindet.

Anmerkung. Genau in derselben Weise läßt sich auch die Bronce analysieren, nur muß dieselbe hierzu eisenfrei sein, da sich letzteres Metall bei 300° teils verflüchtigt und teils bei dem Kupfer verbleibt. Eine Reihe von Versuchen, welche ich gegenwärtig anstellen lasse, sollen die hier einzuhaltenden Versuchsbedingungen noch feststellen.

3. Zinn und Eisen [XCII].

Die angewandte Substanz von Zinnfolie und Klavierdraht wird mit schwachem Königswasser (5 : 1 HCl) im Destillator gelöst, alle Flüssigkeit bei 120° im Luftstrome unter Vorlegung von Wasser vertrieben und der Rückstand im Salzsäurestrome bei 120° während mindestens einer Stunde erhitzt. Schon bei 70° treten die erwähnten Chlorzinnkrystalle auf etc. Das Eisen hinterbleibt in Form von krystallisiertem Chlorid (chlorürhaltig). Es löst sich völlig klar in kaltem Wasser.

Die Bestimmung des Eisens wie des Zinns geschieht in der bereits beschriebenen Weise.

Anm. 1. Es möge am Schluß noch darauf aufmerksam gemacht sein, daß sich Arsen und Zinn auch zusammen von den genannten Metallen im trockenen Salzsäurestrome trennen lassen, um alsdann nach S. 178 von einander isoliert zu werden.

Anm. 2. Die sämtlichen bislang mit Arsen oder Zinn bewerkstelligten Trennungen von Schwermetallen haben sich nicht nur als vollkommen genau, sondern auch als verhältnismäßig einfach in ihrer Ausführung erwiesen und bewährt.

III. Wismuttrennungen.

Bei der Ausführung einer größeren Anzahl Trennungen des Arsens von den Metallen der Kupfer- und der Eisen-Gruppe auf dem Wege der trockenen Destillation wurde die Beobachtung gemacht, daß sich auch das Wismut unter den betreffenden Versuchsbedingungen aus Metallsalzgemischen in einem trockenen Salzsäurestrome äußerst leicht und vollständig schon bei relativ niederen Temperaturen verflüchtigen läßt und somit ein dem Zinn ganz gleiches Verhalten zeigt. Diese durch den Versuch festgestellte Thatsache ermöglicht es nunmehr, das Wismut von einer Reihe viel schwerer flüchtiger Metallchloride quantitativ zu trennen, und habe ich bereits derartige Analysen ausführen lassen.

B. Auf flüssigem Wege.

1. Arsen und Antimon [XCIII].*

Verflüchtigung des bei 134° siedenden Arsenchlorürs in einem Salzsäuregasstrome.

Diese von E. Fischer[1] herrührende Methode wird zweckmäßig in dem folgenden Apparate (Figur 37) ausgeführt, bestehend aus einem Kipp'schen Salzsäure-Entwickeler *a*, der mit konz. Salzsäure gefüllten Dreitubenflaschen *b* für Zuleitungs-, Schutz- und Ableitungsrohr, dem 350—400 ccm fassenden Destillierkolben *c* und den nur mit Wasser versehenen Vorlagen *e* (zur Hälfte [250 ccm] damit angefüllt) und *g*, welches [in *e*] während des Verlaufes der Destillation tüchtig durch Zu- und Abfluß (Heber) zu

[1] Lieb. Ann. **208**, 182.

kühlen ist. Das den Destillierkolben abschließende Vorstoßrohr *d* taucht in die Flüssigkeit ein.

Zur Ausführung der Trennung löst man 0.25—0.3 g Arsentrioxyd und ebenso viel metallisches Antimon oder 0.75 g der

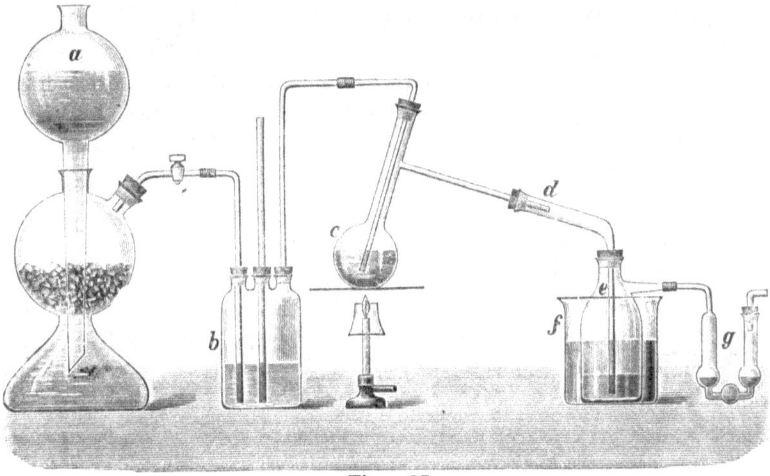

Figur 37.

Legierung von Arsen und Antimon in einem kleinen Porzellanschälchen durch verdünntes Königswasser 1 : 1, trocknet auf dem Wasserbade ein, nimmt mit einigen Cubikcentimetern verdünnter Salzsäure 1 : 1 auf und bringt unter Zuhilfenahme einer kleinen mit konz. Salzsäure gefüllten Spritzflasche die erhaltene klare Lösung in den zuvor mit 25 g zerstoßenem Normalsalz,[1] $Fe(NH_4)_2(SO_4)_2 \cdot 6H_2O$, beschickten trocknen Kolben, welchen man hierzu einklammert und mit einem langstieligen Trichter versieht, so daß der Auslauf unter dem Destillierrohr liegt (das schließliche Abspritzen der Außenpartien des Rohrendes △ darf nicht verabsäumt werden). Alsdann schüttet man noch so viel konz. Salzsäure hinzu, daß der Kolben annähernd 200 ccm Flüssigkeit enthält, leitet durch den nunmehr vollständig aufgestellten Apparat in der Kälte Salzsäure, bis die Blasen im Destillierkolben unabsorbiert wieder entweichen, erwärmt jetzt die Arsenantimonlösung (Asbestdrahtnetz) allmählich bis zum richtigen Kochen und destilliert schließlich wenigstens die Hälfte des Kolbeninhaltes

[1] Oder 20 g Eisenvitriol, bezw. 25 ccm konz. Eisenchlorürlösung.

in einem lebhaften Gasstrome ab. Hierauf nimmt man den Apparat auseinander, spült die Vorlagenflüssigkeit in ein $1^1/_2$ Liter großes Becherglas, verdünnt auf 1000 ccm und fällt das Arsen mit H_2S als As_2S_3. Dasselbe wird auf einem gewogenen Filter genau wie das Quecksilbersulfid behandelt und bestimmt (S. 117). Bei absolut genauen Bestimmungen verdient die endgiltige Wägung des Arsens als Magnesiumarseniat den Vorzug. Zu diesem Zweck trennt man Niederschlag und Filter, oxydiert letzteres mit rauchender Salpetersäure von 1 : 5 Dichte (Porzellanschale), das später hinzugefügte gesamte Arsentrisulfid mit Königswasser und am Ende allen ausgeschiedenen Schwefel unter gleichzeitiger Zugabe von Brom, worauf auf ein kleines Volumen eingedampft, mit Wasser gelöst, event. filtriert und nach S. 62 mit Magnesiumchlorid gefällt wird.

Die in dem Kolben verbleibende Antimonlösung wird auf mindestens 300 ccm verdünnt, mit Schwefelwasserstoff gefällt und das Gemisch von Schwefelantimon und Schwefel nach S. 145 weiter verarbeitet.

2. Arsen und Zinn [XCV].

Diese Trennung ist im Prinzip genau die gleiche wie diejenige von Arsen und Antimon in 1, nur hat man bei den Vorbereitungsoperationen die früher nicht richtig erkannte, ungemeine Flüchtigkeit des Zinnchlorids (vgl. Litteratur S. 169) ängstlich zu berücksichtigen. Darnach dürfen Arsenzinnlegierungen nach ihrer Lösung in Königswasser nicht auf dem Wasserbade konzentriert resp. eingetrocknet werden, vielmehr ist der Lösungsprozeß direkt im Destillierkolben selbst unter Zusatz von 2—3 g Ferrisulfat zu bewerkstelligen und die schließliche Beseitigung der überschüssigen Säure in einem Kohlensäurestrome bei Wasserbadhitze.

Der so erzielte Salzrückstand kann nunmehr wie bei 1 weiter behandelt und das Arsen überdestilliert werden.

Nach den bisherigen Erfahrungen scheint das Zinn bei Gegenwart von Eisensalzen, resp. Schwefelsäure unter den vorliegenden Verhältnissen vollkommen unflüchtig zu sein, da sonst die früheren Analysen keine so gute Übereinstimmung zeigen würden, wie dies thatsächlich der Fall war. Ob auch die Doppelsalze des Zinns mit Chlorkalium, Natrium-, Ammonium-Chlorid etc. seine Verdampfung auf dem Wasserbade u. s. f. sicher zu verhindern im stande sind, ist analytischerseits noch nicht bewiesen worden, indes zu erwarten.

3. Arsen, Antimon und Zinn [XCVI].*

Die Isolierung des Arsens erfolgt zunächst nach 2 und darauf die Trennung von Antimon und Zinn nach S. 101.

Anm. 1. Einzelne Analytiker oxydieren das gegebene Gemenge von Arsen, Antimon und Zinn nur mit Salzsäure + Kaliumchlorat und nicht mit Königswasser wegen der nachherigen Einwirkung der letzten Reste desselben auf das Eisenoxydulsulfat. Dampft man indessen die Metalllösung völlig zur Trockne, so kommt dies gegenüber der großen Menge des vorhandenen Eisenoxydulsalzes gar nicht in Betracht. Allein eine ebenso große Menge von Eisenoxydul wird oxydiert, wenn bei Anwendung von Kaliumchlorat und Salzsäure das erstere nicht vollkommen zersetzt war, und ohne immerwährenden Überschuß von chlorsaurem Kali regeneriert sich Arsenchlorür, so daß man bei dem Verdampfen der Salzsäure Arsenverluste erleidet. In Anbetracht der letzteren Möglichkeit halte ich die Auflösung mit Königswasser für sicherer. Für Übungsanalysen empfiehlt es sich, je 0.5 g Magnesiumpyroarseniat und 0.5 g Brechweinstein unter Zusatz von Salzsäure in einem verschlossenen Wägegläschen auf dem Wasserbade bei gelinder Wärme zu lösen und diese Flüssigkeit nach dem Erkalten in den Kolben zur Destillation zu geben.

Anm. 2. Bei der Trennung von Arsen und Antimon gewährt es einen entschiedenen Vorteil, wenn man die Lösung der gegebenen Mischung ebenfalls wie bei 2 unmittelbar im Destillierkolben vornehmen kann und darnach die überschüssige Säure im Kohlensäurestrome (Wasserbad) verjagt.

4. Arsen von Kupfer [XCVII].

Diese annähernde Trennung geringer Arsenmengen wurde kürzlich von Gooch ausgeführt und mit genauen Angaben der Versuchsbedingungen in der Zeitschr. f. anorg. Chem. **7**, 127 veröffentlicht.

Anmerkung. Bei gleichzeitiger Gegenwart von Methylalkohol zur leichteren Verflüchtigung des Arsens liegen neuere Versuche von Friedheim und Michaelis vor (Ber. d. D. chem. Ges. **28**, 1414).

Siebenter Abschnitt.

Die Silikatanalyse.

1. **Analyse der Zeolithe.**
2. **Bestimmung und Trennung der alkalischen Erden.**
3. **Aufschließung der Silikate durch bloßes Schmelzen derselben, sowie durch HCl unter Druck.**
4. **Die Aufschmelzungsmethode.**
   a) Mit B_2O_3. [Bestimmung und Trennung von SiO_2; TiO_2; ZrO_2; Al_2O_3; Fe_2O_3; MnO; CaO; MgO; K_2O; Na_2O; Si_2O; $(NH_4)_2O$ und P_2O_5).
   b) Mit NH_4F [Verwandlung von Sulfaten in Chloride durch B_2O_3].
   c) Mit kalz. Soda etc.
   d) Mit FH + H_2SO_4.
   e) Mit $PbCO_3$.
   f) Die Bestimmung des H_2O; P_2O_5; B_2O_3; F; FeO; S und Cl.

Vom Standpunkte des Analytikers aus hat man zwei Arten von Silikaten zu unterscheiden, solche, welche sich durch Salzsäure, Salpetersäure oder Schwefelsäure vollkommen aufschließen lassen und solche, die durch starke Mineralsäuren entweder nur theilweise oder davon überhaupt nicht zersetzt werden. Zur Gruppe der in Säuren unmittelbar löslichen Silikate gehört die zahlreiche Familie der Zeolithe, desgleichen eine sehr beschränkte Anzahl Siliciumverbindungen aus anderen Abteilungen.

Analyse der Zeolithe [XCVIII].*

Unmittelbare Aufschliefsung durch Salzsäure.

Als Ausgangsmaterial benutzt man Skolecit, Stilbit (Heulandit), Desmin, Brewsterit und andere. Eine größere Anzahl von Krystallen oder Krystallaggregaten homogenen Aussehens wird zunächst mit dem Hammer auf einer dicken Stahlplatte (Stahlblock, Ambos etc.) in kleinere Stücke zerschlagen, unreines und zweifelhaftes Material auf Glanzpapier ausgeschieden △ und schließlich alle Reinsubstanz in einer geräumigen Achatschale ziemlich fein gepulvert. Von dieser Hauptmenge wägt man sich wenigstens ein volles Gramm ab und pulvert dasselbe in 3—4 Anteilen (vgl. S. 197) äußerst fein, läßt darnach das Pulver eine halbe Stunde an der Luft und schließlich zwei Stunden im Sandexsiccator (S. 183) stehen, wonach man es in ein Wägegläschen giebt und auf der feinen Wage tariert.

Da die Genauigkeit der nunmehr folgenden Kieselsäurebestimmung von zahlreichen in richtiger Reihenfolge auszuführenden Kautelen abhängig ist, so stelle ich die Einzelheiten der ganzen Methode der besseren Übersicht wegen numeriert zusammen:

1. Man schüttet die abgewogene Substanz in eine geräumige Platin- oder Porzellanschale, läßt behutsam vom Rande des schräge gehaltenen Gefäßes aus zur Durchtränkung der Masse wenige Cubikcentimeter Wasser hinzufließen (Bechergläschen oder Reagensrohr benutzen), um jedes Verstäuben hierbei zu vermeiden, und alsdann 25—30 ccm reine konz. Salzsäure, wonach unter häufigem Umrühren mit einem Platinspatel (oder einem nicht viel über den Schalenrand hinausreichenden Glasstab) auf dem Wasserbade völlig eingedampft wird. Dieses Verfahren ist 3—4 mal zu wiederholen und am Ende der Rückstand zur Staubtrockne zu bringen unter Zuhilfenahme eines Platin- oder eines zweiten Glasstabes $\triangle$.

2. Man stellt die erhaltene Salzmasse bedeckt in einen Trockenkasten und erhitzt sie darin $^1/_2$—1 Stunde auf 108—110°.

3. Der erkaltete Rückstand wird mit 5—7.5 ccm konz. Salzsäure durchtränkt, wieder mit der Uhrschale bedeckt und so 10 Minuten ruhig stehen gelassen.

4. Man schüttet 75 ccm H_2O hinzu und erwärmt bedeckt $^1/_2$ Stunde auf dem Wasserbade.

5. Abfiltration der unlöslich zurückbleibenden Kieselsäure auf einen nicht zu kleinen Doppelfilter[1] und Auswaschung mit kochendem Wasser, dem man anfänglich etwas Salzsäure hinzufügt.

Das Auswaschen hat mit ganz besonderer Sorgfalt zu geschehen (unter Umständen 20—30 mal), bis ein Tropfen Filtrat auf Platin verdampft keinen ersichtlichen Ring mehr giebt. Man soll aber die Auswaschoperation nicht auf die Spitze treiben, da immerhin Spürchen von Kieselsäure mit durchlaufen, event. sich lösen können. Bei wissenschaftlichen Arbeiten ist es jedenfalls geboten, das Kieselsäure-Filtrat wieder einzudampfen, den Rückstand unter vorherigem Zusatz von konz. Salzsäure[2] nochmals scharf zu trocknen und den endgiltigen Trockenrückstand neuer-

[1] Die äußerst feine Zeolithkieselsäure läuft sonst trübe durch.

[2] Chemische Entziehung von Wasser zur Überführung des löslichen Siliciumhydroxyds in unlösliches Anhydrid.

dings wie oben weiter zu behandeln, um daraus alle noch vorhandene Kieselsäure zu isolieren und auf einem zweiten einfachen Filter zu sammeln.

6. Die erste Kieselsäureausscheidung bringt man entsprechend getrocknet in einen nicht zu kleinen Platintiegel und äschert das Doppelfilter nach S. 158 ein, dann erhitzt man mit einfacher Flamme, giebt nach dem Wiedererkalten das zweite Kieselsäurefilter hinzu, verbrennt und glüht am Schluß vor dem Gebläse bis zur Gewichtskonstanz. Zieht man es vor, mit direkter Flamme zu veraschen, so steigere man die Verkohlungshitze recht allmählich, damit keine nur schwierig verbrennenden Kohlenreste bei der Kieselsäure verbleiben; oder man trennt den Niederschlag von dem Doppelfilter und verascht es für sich, welche Manipulation indes sehr peinlich und an einer luftzugfreien Stelle zu geschehen hat, infolge der ungemeinen Verstäubbarkeit trockener Kieselsäure.

Allein die auf diesem Wege erzielte Kieselsäure ist niemals einschlußfrei (Verunreinigung der Zeolithe, Zurückbildung unlöslicher Silikate u. s. f.), daher man sie wie auf S. 203 mit Flußsäure verflüchtigen muß etc. zur Ermittelung ihrer nicht flüchtigen Bestandteile.

Das Filtrat von der Kieselsäure wird nach seiner Konzentration auf 125—150 ccm kochend heiß mit einem ganz geringen Überschuß von Ammoniak versetzt (S. 206) und die gefällte Thonerde sogleich abfiltrirt unter nachheriger Auswaschung mit kochendem Wasser, worauf man alle Flüssigkeit mit Essigsäure ansäuert, von Neuem einengt, etwa ausgeschiedene Thonerdeflöckchen auf einem kleinen Extrafilter sammelt, nunmehr den Kalk mit alkalifreiem Ammonoxalat niederschlägt (S. 23), nach 6 Stunden filtriert und endlich die letzte Lösung in einer Porzellanrundschale vollständig eintrocknet zur Verjagung der Ammonsalze.

In dem verbleibenden Rest von $MgCl_2$, KCl und NaCl trennt man das Magnesium vermittelst Glühens mit Quecksilberoxyd und darnach Kali und Natron mit Platinchlorid. Die mannichfachen Einzelheiten für die Durchführung des vorerwähnten Analysenganges sind genau dieselben, wie die auf S. 214 zur Bestimmung von Aluminium u. s. f. (nach erfolgtem Silikataufschluß durch Borsäure) ausführlich beschriebenen.

Anm. 1. Enthält ein Zeolith geringe Mengen Eisen, so erhitzt man die im Platintiegel gewogene Thonerde bedeckt längere Zeit mit konz. Salzsäure (Wasserbad), verdünnt, filtriert die aluminiumhaltige Eisenlösung ab, engt stark ein und gießt sie in frisch bereitete, überschüssige heiße Natronlauge. Nach starker Verdünnung und Abfiltration des gefällten Eisens unterwirft man letzteres noch einer zweiten derartigen Ausscheidung, um es am Ende als Oxyd zu wägen [209].

Anm. 2. Man beachte, daß das Aluminiumhydroxyd Spuren von den alkalischen Erden und Alkalien festhält. Will man also absolut genau sein, so hat man den Thonerdeniederschlag nach 4—5 maligem Auswaschen abermals in heißer Salzsäure zu lösen und zu fällen (vgl. S. 210).

Bestimmung des Wassers.

1. Die Gesamtmenge Wasser.

a) Indirekt durch Glühverlust. — 0.75—1 g gewöhnliches, noch nicht besonders fein zerriebenes Pulver wird zuerst mit kleiner, später mit voller Flamme und zum Schluß vor dem Gebläse bis zum konstanten Gewicht geglüht. Man bedient sich hierzu am besten eines Platintiegels, weniger gut der Porzellantiegel. Die ganze Operation des Ausglühens nimmt $^1/_2$—1 Stunde in Anspruch. Meist schmilzt das Pulver bei Gebläsefeuer zu einem weißen Email zusammen, in einzelnen Fällen jedoch sintert es am Ende nur stark zusammen.

b. Direkt durch Auffangen des ausgetriebenen Wassers in einem gewogenen Chlorcalciumrohr. Diese speziellen, einen besonderen Apparat voraussetzenden Methoden s. S. 243 u. s. f.

2. Krystall- und Konstitutionswasser.[1]

Zur Feststellung der richtigen Wasserverhältnisse eines Zeolithes u. s. w. hat man vor allem auf die Verwendung eines im lufttrocknen Zustande befindlichen feinen Pulvers Rücksicht zu nehmen. Da ein solches Material stets geringe Mengen von Feuchtigkeit (0.1—0.25 Proz. im Mittel) aus der Luft aufnimmt, so ist dasselbe vor der Analyse in einem Porzellanschälchen ca. 2 Stunden über getrockneten Sand zu stellen.

Zur Herstellung einer wirksamen Sandfüllung erhitzt man gereinigten feinen Sand in einer größeren Krystallisierschale auf 200°, läßt etwas erkalten, überdeckt mit einem Drahtnetz und stellt ihn unter eine geräumige aufgefettete Glasglocke; oder man

[1] Litteratur: N. Jahrb. f. Miner. 1882 Bd. II, 269; 1884 Bd. II, 206; 1885 Bd. I, 92; 1887 Bd. II, 24 und 39; 1892 Bd. I, 12, 21, 24 und 26; ferner Ber. d. D. chem. Ges. **20**, 346.

schüttet das Präparat direkt in einen Handexsiccator. Nach 15—20 maliger Benutzung ist ein erneutes Austrocknen erwünscht.

Alles Trocknen von feingepulvertem Zeolith, Glimmer etc. über $CaCl_2$, H_2SO_4 etc. ist direkt falsch, weil obige Wasseraufnehmer den genannten Silikaten auch bestimmte Mengen von Konstitutionswasser entziehen (s. die betreffenden, diese Thatsache klar legenden exakten Versuche a. a. O. und RINNE's schönen mineralogisch optischen Beweis N. J. der M. 1892. Bd. I. 24). Weiterhin wäre noch zu bedenken, daß die bei dem lebhaften Pulvern des Minerals freiwerdende Wärme zu kleinen Wasserverlusten Veranlassung geben kann. Man lasse daher das Feinpulver vor seiner Unterbringung über Trockensand $^1/_4$—$^1/_2$ Stunde unbedeckt an der Luft stehen, wobei sich sehr bald ein vollständiger Wiederersatz des mechanisch ausgetriebenen Wassers vollzieht.

Zur genauen Ermittelung der Konstitution eines Zeolithes hat man zunächst festzustellen, wie viel chemisch gebundenes Wasser über einem oder mehreren Trockenmitteln, resp. über einem chemisch wirkenden Trockner im Vakuum entweicht. Zur Ausführung dieser Versuchsreihen benutzt man gekörntes Chlorcalcium, konz. Schwefelsäure, Stangenkali, Phosphorsäureanhydrid u. s. f., und zwar in absolut sicher schließenden Glocken- oder Handexsiccatoren befindlich.

Das Mineralpulver selbst giebt man in ein kleines Wägestehglas (S. 120), verschließt es vor jeder auszuführenden Wägung möglichst geschwind und wägt ohne allen Verzug in Pausen von 2—12 Stunden bis zur Gewichtskonstanz. Dieser Bestimmung reiht sich alsdann das Trocknen bis zu einem genügend konstanten Gewicht bei verschiedenen Temperaturen, meist 75, 100, 125, 150, 200, 250, 300 und 350°, an. Bei den letzteren und event. noch höheren Wärmegraden bedient man sich vorteilhaft des von mir konstruierten, auf S. 172 näher beschriebenen Ovalschränkchens aus Nickelmetall und. speziell bei den über 350° hinausliegenden Temperaturen eines GEISSLERschen Kohlensäure- oder Stickstoffthermometers. Man richte in erster Linie seine Aufmerksamkeit auf die Ermittelung derjenigen Grade, bei denen eine gewisse größere Menge Wasser fortgeht. Den je nach dem vorliegenden Zweck mehr oder weniger umfangreichen Versuchsreihen im Exsiccator und Luftbad folgt das eigentliche Ausglühen. Alle unter 360° austreibbaren Wassermengen werden durchschnittlich als Krystallwasser aufzufassen, alle nur durch späteres Glühen über einer kleinen, mittelhohen und vollen Flamme, sowie schließlich vor dem Gebläsefeuer erzielten Verluste dem Konstitutionswasser zuzurechnen sein.

Einen speziellen Einblick in derartige wissenschaftliche Aufgaben mögen die a. a. O. zitierten Abhandlungen gewähren und einen Gesamtüberblick bieten sodann die großen mineralogischen Sammelwerke von Rammelsberg, Hintze und Dana.

Zum Schluß möge nicht unerwähnt bleiben, daß bloße indirekte Gewichtsverluste allein niemals absolute Gültigkeit beanspruchen dürfen, sondern daß diese Resultate unter Umständen auch durch direkte Absorptionen des zuvor gereinigten Wassers im gewogenen Chlorcalciumrohr zn kontrolieren sind.

Die alkalischen Erden.

I. Trennung von Barium, Strontium und Calcium [XCIX].*

1. Die Ammonchromatmethode.

Da verschiedene Zeolithe neben Kalk auch wechselnde Mengen von Strontium (Heulandit von Berufjord, Andreasberg und vom Fassathale vgl. a. a. O.), ja sogar alle drei alkalischen Erden (Brewsterit) enthalten, so läßt sich hier zweckmäßig die Trennung dieser Gruppe einschalten.

Die ausgedehnten und gründlichen Untersuchungen von R. Fresenius stellten fest, daß die sämtlichen früher zur Trennung von Barium, Strontium und Calcium gebräuchlichen Fällungs- (Chromat- und Kieselfluoridmethode) und Umsetzungsarten (Erhitzen der Sulfate mit Ammoncarbonat oder mit einem Gemisch von Kaliumsulfat und Kalium- oder Natriumcarbonat) mehr oder weniger unbrauchbar sind. Gleichzeitig ist daraus das ganz vortreffliche Ammonchromatverfahren hervorgegangen, mit dessen Hilfe das Barium durch eine zweimalige Fällung als Chromat von Strontium und Calcium glatt getrennt werden kann.

Fresenius führt diese Trennung wie folgt aus:

1. Darstellung des Ammoniumbichromates, $(NH_4)_2Cr_2O_7$. — 25 g gelöstes reines Chromsäureanhydrid werden mit Ammoniak bis zur hellen Gelbfärbung, darauf mit einer zweiten Menge von 25 g CrO_3 versetzt, entsprechend konzentriert und auskrystalli-

sieren gelassen. Die auf dem Platinkonus gesammelten und unter starkem Saugen 2 mal mit eiskaltem Wasser abgewaschenen Krystalle löst man in Wasser 1 : 10 unter sorgfältigster Neutralisation mit starkem Ammon (die Lösung soll weder sauer noch alkalisch reagieren).

2. Vorbereitendes. — Die alkalischen Erden können als Chloride, Nitrate oder Acetate vorhanden sein; freie Salz- oder Salpetersäure ist durch Eintrocknen völlig zu verjagen, dagegen eine sehr geringe Menge nicht gebundener Essigsäure gestattet; kleine Mengen freier Salz- oder Salpetersäure dürfen somit auch durch Zusatz von Ammoniumacetat entfernt werden:

$$NH_4 . C_2H_3O_2 + HCl = NH_4Cl + C_2H_4O_2.$$

3. Die Fällung. — Eine neutrale Lösung von Barium- und Strontiumchlorid[1] wird mit einigen Tropfen Ammonacetat, sowie verdünnter Essigsäure versetzt und heiß mit überschüssigem Ammoniumbichromat ausgefällt. Nach 1—2 stündigem Stehen dekantiert man 2—3 mal, bringt auf ein kleines Filter und wäscht zunächst mit einer sehr stark verdünnten Ammonbichromatlösung aus bis das Filtrat mit Ammoncarbonat + Ammoniak keine Trübung (Sr-Ca-Carbonat) mehr zeigt, worauf mit warmem Wasser das zurückgebliebene Ammonchromat verdrängt wird. Der noch strontiumhaltige Niederschlag muß neuerdings (teils abgepritzt, teils auf dem Filter) in erwärmter verdünnter Salpetersäure gelöst werden unter Vermeidung jedes unnützen Überschusses, um ihn nach Zusatz von Ammonacetat (Bindung der freien Säure) und Ammonchromat bis zum Verschwinden des Essigsäuregeruches nochmals zu fällen. Nach einstündigem Stehen filtriert man das jetzt reine Bariumchromat ab und wäscht es vollständig mit Wasser aus (Farblosigkeit des Filtrates und Platinprobe), um es schließlich zu trocknen, im Platintiegel einzuäschern (Filter für sich) und schwach zu glühen, weil es bei zu hoher Temperatur Reduktion zu Chromoxyd und Baryt erleidet.

Anmerkung. Zur Oxydation von reduziertem Chromoxyd kann man über der Filterasche etwas ammoniakalisches Wasserstoffsuperoxyd verdampfen.

Die vereinigten Filtrate werden entsprechend konzentriert, mit wenig Salpetersäure angesäuert, durch einen mäßigen Überschuß von Ammoncarbonat + Ammoniak resp. Sodalösung wasser-

[1] Je 0·3—0·4 g Doppelspat und reines Strontiumkarbonat werden in HCl gelöst, eingetrocknet und in 25—50 ccm Wasser aufgenommen.

badheiß gefällt, filtriert und mit warmem Wasser ausgewaschen, worauf man Sr und Ca nach III trennt. Man beachte, daß der Carbonatniederschlag kleine Mengen von Chrom zurückhält.

Anmerkung. Ein gegebenes Gemisch von Sulfaten kann entweder durch die Soda- (vgl. 2.) oder die Borsäureschmelze (S. 234) in Chloride übergeführt werden. Liegen Karbonate vor, so löst man sie zweckmäßig unmittelbar in Essigsäure.

2. Die Ätheralkohol-Methode.

Die zweite zuverlässige Methode, welche wir noch für die Trennung von Ba, Sr und Ca besitzen, geht von den Nitraten aus. Liegen Carbonate vor, so sind dieselben in verdünnter Salpetersäure zu lösen und darnach einzutrocken. Die Sulfate werden mit der 4—5fachen Menge calcinierter Soda im Platintiegel geschmolzen, alsdann mit warmem Wasser behandelt, die gebildeten Carbonate $\left(BaSO_4 + Na_2CO_3 = BaCO_3 + \frac{Na_2SO_4}{\text{löslich}}\right)$ abfiltriert und heiß ausgewaschen.

In Betreff der Chloride ist die von mir wiederholt gemachte Erfahrung zu beachten, daß diese selbst durch wiederholtes Abdampfen mit großen Mengen von stärkster Salpetersäure nur unvollkommen in Nitrate übergehen, weshalb hier die Notwendigkeit vorliegt, sie zu lösen und durch Ausfällen mit Natriumcarbonat in Carbonate zu verwandeln etc.

Phosphate wird man genau wie Sulfate zu zersetzen haben, nur ist in letzterem Falle das kohlensaure Kali dem Natriumcarbonat vorzuziehen und auch in größerer (der 7—8fachen) Menge anzuwenden.

Die auf die eine oder andere Weise gewonnenen Nitrate werden genau wie auf S. 221 mit Äther-Alkohol (gleiche Volumenteile) extrahiert, wobei das Calciumnitrat völlig gelöst wird, während Ba und Sr zurückbleiben und nunmehr nach 1. weiter zu scheiden sind.

Das Calciumnitrat fällt man nach Verjagung von Äther und Alkohol in einem großen Becherglase (H_2O-Bad) wie auf S. 23.

Auch liefert die Extraktion der Chloride mit Äther-Alkohol zufriedenstellende Resultate. Es geht Strontium- und Calciumchlorid in Lösung, welche schließlich in der Form der Nitrate voneinander zu trennen sind. Wandelt man andererseits ein

Nitratgemenge von Ba und Sr in Chloride um, so läßt sich jetzt auch Ba und Sr durch das Extraktverfahren trennen.

Über die Bestimmung des Ba neben Sr auf indirektem Wege im Anschluß an eine vorausgegangene Extraktion des Calciumnitrats (Wägung der beiden unlöslichen Nitrate und darnach ihres Sulfatgemisches) vgl. S. 304.

II. Barium und Calcium.

1. Nach der Chromat-Methode wie oben.

2. In sehr verdünnter kochender und reichlich salzsaurer Lösung mit heißer verdünnter Schwefelsäure, wobei nur Bariumsulfat fällt. Dasselbe wird nach dem Erkalten sofort filtriert, mit heißem Wasser dekantiert und damit sehr anhaltend ausgewaschen. Es ist nicht ausgeschlossen, daß das Bariumsulfat gypshaltig bleibt.

III. Strontium und Calcium.

Man führt sie in die reinen Nitrate über und trennt sie mit einem Gemisch gleicher Volumenteile von absolutem Alkohol und wasserfreiem Äther (vgl. S. 187).

Das auf dem Filter ungelöst zurückgebliebene Strontiumnitrat wird durch Aufspritzen von warmem Wasser gelöst, die etwa 50—60 ccm betragende Flüssigkeit kochend heiß mit siedender verdünnter Schwefelsäure gefällt, sodann das gleiche Volumen Alkohol hinzugegeben, 6 Stunden stehen gelassen, filtriert, mit 50proz. Alkohol gewaschen, geglüht und gewogen (S. 6).

Anm. 1. Gooch hat den Amylalkohol als ein sehr gutes Extraktionsmittel für Calcium- und Magnesiumchlorid vorgeschlagen (siehe Zeitschr. f. anal. Chem. **26**, 354).

Anm. 2. Die großen Ungenauigkeiten der früheren Trennungsarten in der Gruppe der alkalischen Erden wurden mir bekannt, als mich 1889 F. Rinne um eine Analyse des Brewsterits ersuchte, bei welcher mir alle direkten Methoden zur Isolierung von Ba neben Sr und Ca versagten, was ich schon damals meinem Kollegen brieflich mitteilte. Bald darauf unternahm ich eigene Versuche in dieser Richtung und war gerade bis zu einer einmaligen Fällung des Bariums (bei Gegenwart von Strontium) durch reines Ammoniumchromat gelangt, als die ausführliche Arbeit von Fresenius erschien, welche alle weiteren Pläne überflüßig machte. Meine Brewsteritanalyse ist dann später in den N. Jahrbüchern für Min. etc. 1892 Bd. I, 26 erschienen.

Anm. 3. Die Äther-Alkoholmethode gelingt nicht immer vollkommen und ist dann eine zweite Extraktion erforderlich. Man untersuche daher stets die erzielten Präparate spektralanalytisch auf ihre Reinheit.

IV. Trennung des Magnesiums von den alkalischen Erden [C].*

Ein möglichst neutrales Gemisch derselben wird bei Wasserbadwärme mit überschüssigem Ammoncarbonat + Ammoniak versetzt, bis zum Absetzen des Niederschlags erwärmt, abfiltriert und mit warmem Wasser ausgewaschen = $Ba(Sr,Ca)CO_3$.

Das Filtrat wird in einer Schale konzentriert und nach dem Erkalten im Becherglas mit Ammon und Natriumphosphat (12) gefällt.

V. Magnesium von Barium.

1. In schwach salzsaurer Lösung mit Schwefelsäure (3).
2. Mit Ammoncarbonat + Ammoniak.

VI. Magnesium von Strontium.

1. Mit Schwefelsäure und Alkohol = $SrSO_4$ (S. 188).
2. Wie in V. 2.

VII. Magnesium von Calcium.

1. Nach der Oxalsäure-Methode (S. 215).
2. Wie in V. 2.

Anmerkung. **Bei der Fällung der Erden als Karbonate hat man darauf zu achten, daß keine zu große Menge von Ammonsalz vorhanden ist und die Flüssigkeit nicht zu lange (höchstens eine halbe Stunde) erwärmt, eventuell gekocht wird (fünf Minuten), weil sich sonst Erdkarbonat mit Salmiak wieder umsetzt, entsprechend der Gleichung:**

$$BaCO_3 + 2\,NH_4Cl = BaCl_2 + (NH_4)_2CO_3.$$

Aufschließung geschmolzener Silikate mit Salzsäure.

Eine Reihe von Silikaten besitzt das analytisch sehr bemerkenswerte Verhalten, nach dem Schmelzen mit Salzsäure zu gelatinieren, d. h. vollkommen zersetzt zu werden. Hierher gehört der Vesuvian, der Kalk-Thongranat, der Axinit und der Prehnit. Zur Aufschließung solcher Mineralien für die Zwecke der Analyse verfährt man in der folgenden Weise:[1]

Man schmilzt 1—1,25 g des gepulverten Minerals einfach im

[1] Neues Jahrbuch f. Min. 1883 Bd. II, 123; 1884 Bd. I, 270; ferner Zeitschrift f. anorg. Chem. **8**, 356; **11**, 40 und **6**, 57.

Platintiegel vermittelst der Gebläseflamme zusammen, was sehr leicht und in kürzester Zeit ($^1/_4$—$^1/_2$ Minute) bei Anwendung einer 2—3 Zoll hohen, senkrecht von unten auf den Tiegel gerichteten Spitzflamme erfolgt. Nach dem Erkalten giebt man den Hauptteil der Schmelze in eine geräumige Platinschale, indem man das Herausfallen der Masse aus dem Tiegel durch vorsichtiges Drücken desselben und besonders vorteilhaft durch leichtes Beklopfen seines Bodens mit einem breiten und schweren Platinspatel befördert. Die in der Platinschale befindliche Schmelze wird nun annähernd mit 100 ccm heißem Wasser und 50 ccm konzentrierter Salzsäure überschüttet und auf dem Wasserbade unter fortwährendem Umrühren (mit einem Platinspatel) erwärmt, wobei die vollständige Lösung der größten Stücke in 5—10 Min. erfolgt. Die so erhaltene Lösung ist zunächst vollkommen klar, gelatiniert aber bald durch die Ausscheidung gallertförmiger Kieselsäure. Den noch kleine Anteile der Schmelze enthaltenden Platintiegel füllt man etwa zur Hälfte mit Salzsäure 1 : 2, erwärmt ihn ebenfalls einige Zeit auf dem Wasserbade und vereinigt diese Lösung mit der Hauptmenge.

Ähnlich rasch und glatt läßt sich auch der Kalk-Thongranat aufschließen, etwas langsamer der Axinit, wo zur völligen Lösung der Schmelze meist 20 Minuten und mehr erforderlich sind; auch ist es bei letzterem Mineral vorteilhaft, einige Minuten länger zu schmelzen, als bei dem Vesuvian.

Für den Vesuvian, Axinit etc. ist wie bei der Gesteinsanalyse u. s. f. eine viel größere Anzahl von Bestimmungen, z. B. TiO_2, FeO, F etc. zu berücksichtigen, als bei den meisten Zeolithen. Das Nähere hierfür ist weiter unten bei dem allgemeinen Gange der Silikatanalyse nachzulesen.

Aufschliefsung der Silikate unter Druck.

I. Durch Salzsäure.[1]

Diese Art der Aufschließung von Silikaten besitzt in mehr als einer Hinsicht wissenschaftliches Interesse, für die praktische Verwertung ist jedoch die Methode noch zu wenig einfach und allgemein durchführbar.

Aufschließungsversuche unter Druck im bloßen zugeschmolzenen

[1] Litteratur: Ber. d. D. chem. Ges. **24**, 2734 u. 3206; ferner Zeitschr. f. anorg. Chem. **6**, 72.

Glasrohr sind schon früher[1] angestellt worden, mußten aber für die quantitative Analyse bedeutungslos bleiben, insofern ja das Glas selbst ein Silikat ist und in variablen Mengen ebenfalls mit angegriffen wird. Ich habe mich von diesen Nebenwirkungen dadurch völlig unabhängig gemacht, daß ich die Aufschließung in einem besonderen Platingefäß vornehme und das Glasrohr nur als Umhüllungsrohr benutze.

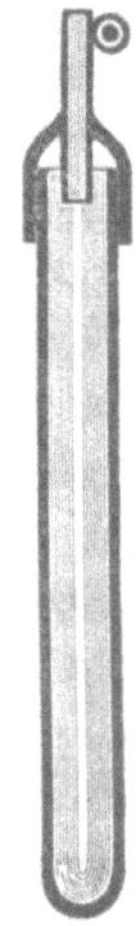

Figur 38. 1/3 natürlicher Größe.

Der von mir für die Ausführung der Analyse konstruierte Apparat (vgl. nebenstehende Zeichnung desselben, Figur 38) stellt ein unten geschlossenes und oben mit einer besonderen Aufsatzkapsel versehenes, nach unten zu ein wenig konisch verlaufendes Platinrohr dar. Das Rohr wird offen gehalten durch eine in der Verschlußkapsel eingelötete Platinröhre, welche etwa bis zur Hälfte in den Innenraum derselben hinabreicht. Die Gesamtlänge der Platinröhre ist 178 mm, wovon 151 mm auf das Hauptrohr allein und 43 mm auf die Kapsel kommen, und greift letztere bei dem geschlossenen Apparate 16 mm über. Das Kommunikationsrohr mißt 32 mm (nach außen 23 mm und nach innen 9 mm) und schließlich beträgt die Weite des Hauptrohres im obersten Teile 15 mm, die der Kapsel 17 mm, sowie diejenige der angebrachten Mittenröhre 5 mm im Lichten. Der ganze Apparat wiegt 57,5 g (das bloße Rohr 39,4 g, die Kapsel 18,1 g). Der Fassungsraum der Platinröhre (ohne Verschluß) ist = 26 ccm.

Die Art der Ausführung der Analyse, die Füllung des Platinapparates u. s. w. geschieht in der folgenden Weise:

Vorausgesetzt wird ein vollkommen fein gepulvertes Material. Verfügt man über eine große Achatschale, so erreicht man diesen Zweck bei ausdauerndem und geschicktem Zerreiben in einer halben bis einer Stunde, so daß man das immerhin mißliche Beuteln der Substanz umgehen kann. Man spannt sodann das Hauptplatinrohr in eine eiserne Klammer lose ein, giebt das Silikat durch einen Einfülltrichter hinein und fügt hierauf 10 ccm Salzsäure von der Konzentration 4 Vol. Salzsäure zu 1 Vol. Wasser hinzu. Die innige Mischung des Pulvers mit der Säure erfolgt nun vermittelst eines langen, starken, am Ende kreisförmig um-

[1] Vgl. A. Mitscherlich: Journ. f. prakt. Chem. 1860 Bd. **81**, 116.

gebogenen Platindrahtes, den man beim Herausziehen mit 5 ccm derselben Säure abspritzt. Als Spritzflasche habe ich mir für diese Zwecke einen kleinen engen, graduierten Maßcylinder eingerichtet. Das mit der Kapsel dichtverschlossene Rohr läßt man jetzt behutsam in das unten zugeschmolzene Kaliglasrohr gleiten, was bei einiger Aufmerksamkeit und bei passender Neigung der beiden Röhren leicht und sicher von statten geht, worauf man in das Glasrohr soviel Salzsäure füllt, daß sich das Hauptplatinrohr bis zur Hälfte etwa in der Säure befindet. Beabsichtigt man das Kaliglasrohr zwei- oder dreimal in Gebrauch zu nehmen, so ist hierzu die Platinkapsel dicht unter ihrer Spitze mit einer Öse versehen für einen daran zu befestigenden Platindraht, woran der ganze Apparat nach Beendigung des Versuches und Öffnung des Glases mit der erforderlichen Vorsicht herausgezogen werden kann. Das Kaliglasrohr, welches für die Aufnahme des Platinapparates bestimmt ist, muß eine passende Weite und Glasdicke besitzen; auch hat man auf eine gute Qualität des Glases[1] Rücksicht zu nehmen. Die durchschnittliche Weite im Lichten ist 22 mm und die geringste Glasdicke etwas über 2 mm. Die Salzsäure im Glasrohr darf sich nicht kapillar bis an den Rand der Kapsel hinaufziehen. Das mit dem gefüllten Platinapparat versehene Rohr wird weiterhin an der erforderlichen Stelle durch Ausziehen vor der Gebläseflamme stark verengt und schließlich alle Luft durch Kohlensäure[2] vollständig verdrängt, wobei zu beachten ist, daß man auch zeitweilig das Glas direkt in den Platinapparat hineinleitet. Nach Erledigung dieser letzteren Operation wird das Rohr mit allergrößter Sorgfalt zugeschmolzen und endlich im Bombenofen wenigstens 10—12 Stunden auf 190—250° erhitzt.

Nach Beendigung der eintägigen Erhitzung des beschickten zugeschmolzenen Rohres und dem Erkalten desselben bricht man dessen Spitze ab, wozu es keiner Vorsichtsmaßregeln bedarf, da in dem Rohr so gut wie kein Druck vorhanden ist. Der Inhalt des Platinapparates läßt sich leicht quantitativ in eine Platinschale entleeren unter Zuhilfenahme einer Federfahne und eines Gummischlauch-Glasstabes, worauf man auf dem Wasserbade vollständig zur Trockne verdampft, am Schluß unter Umrühren. Ein nachheriges Erhitzen des Rückstandes im Luftbade auf 108° ist über-

[1] Das milchblaue Jenenser Glas hat sich hier hervorragend bewährt.
[2] Um die Auflösung von Platin möglichst zu verhindern, das bei Luftvorhandensein doch spurenhaft angegriffen wird.

flüssig, da nach der Behandlung desselben mit Salzsäure und heißem Wasser so gut wie keine Kieselsäure in Lösung verbleibt. Der Versuch ergab bei der zweiten Eindampfung des Filtrates der Kieselsäure zur Trocknis, Erhitzung der Masse während einer Stunde auf 110° u. s. f. nicht über 0,0005 g in verdünnter Säure unlöslichen Anteil. Zu beachten ist bei dem Abfiltrieren der Hauptkieselsäure deren trübes Durchlaufen, besonders bei dem Auswaschen, eine Folge ihrer äußerst feinen Verteilung und Beschaffenheit. Man bediene sich daher eines Doppelfilters, wobei nur anfänglich eine Trübung auftritt, die man durch nochmaliges Zurückgießen des Filtrates beseitigt; das Abspritzen der Platinschale und das nunmehrige Auswaschen der Kieselsäure aber muß durch heiße, sehr verdünnte Salzsäure geschehen, was die Hauptsache ist. Diese Behandlungsweise der Kieselsäure liefert ein absolut klares Filtrat. In die so erhaltene erwärmte Flüssigkeit wird zur Entfernung einer geringen Menge Platin Schwefelwasserstoffgas geleitet, darauf die Fällung auf dem Wasserbade so lange bedeckt stehen gelassen, bis sich die über dem Niederschlage stehende Flüssigkeit vollkommen geklärt hat, nun das Platinsulfid abfiltriert und mit heißem Wasser ausgewaschen.

Die weitere Arbeit ist wie von S. 206 an. Vollständige Aufschliessungen wurden bisher nach dem Druckverfahren erreicht für die nachstehenden Silikate: Basischer Feldspat (Labrador von der Paulsinsel); Granat (Pyropen von Meronitz und Arendal); schwarze Hornblende (von Granatilla und Schima), sowie Cerit.

Einen gewissen praktischen Wert besitzt die Methode für die Analyse des Chromeisenerzes, weshalb die folgenden Beispiele zu deren Ausführung hierorts aufgenommen worden sind:

I. Chromeisenerz von Baltimore.

Das fein gepulverte Mineral wurde mit 2 g Salmiak und 10 ccm konz. Salzsäure (4 Vol. rauchende Salzsäure von 1.119 spezifischem Gewicht auf 1 Vol. Wasser) im Kaliglasrohr eingeschlossen und 8—10 Stunden lang auf 275—290° C. erhitzt. Bemerkt sei noch, dass die zur Verwendung kommende Säure durch anhaltendes Schütteln mit Salmiak gesättigt worden war.

Angewandte Substanz = 1.0426 g; gefunden SiO_2 = 0.0194 g = 1.86 Prozent. Die Kieselsäure wurde mit Flußsäure und Schwefelsäure auf dem Wasserbade verflüchtigt, die zurückbleibende Schwefelsäure auf dem Luftbade abgeraucht und der Rückstand nach dem Glühen gewogen. Derselbe betrug = 0.0018 g = 0.17 Prozent.

II. Chromeisenerz von Frankenstein in Schlesien.

Verwandt wurden zur Aufschließung 1.1332 g uud im Rohr eingeschlossen zugleich mit 2 g Salmiak und 10 ccm Salmiak-Salzsäure von derselben Konzentration wie bei Versuch I. Die Dauer der Erhitzung betrug bei 250—260° C. 8—10 Stunden. Der Versuch lieferte 0.0596 g SiO_2 = 5.23 Prozent. Die Kieselsäure mit Flußsäure und Schwefelsäure verdampft u. s. f. gab = 0.0042 g Glührückstand = 0.37 Prozent.

III. Chromeisenerz von Orsova.

1.019 g Substanz waren eingeschlossen mit 2 g Salmiak und 10 ccm Salmiak-Salzsäure auf die Dauer von 10 Stunden bei 250 bis 260° C. Die ausgeschiedene Kieselsäure wog = 0.0598 g = 5.87 Prozent und gab wie oben behandelt einen Glührückstand von 0.0070 g = 0.69 Prozent.

IV. Einzelne Chromeisensteinkryställchen (aus Chromeisensteinsand) von Maryland.

0.9826 g Mineralpulver wurden mit 2 g Salmiak und 10 ccm Salmiak-Salzsäure 8—10 Stunden auf 250—260° C. erhitzt. Dieselben gaben = 0.0404 g SiO_2 = 4.11 Prozent, enthaltend 0.0120 g (= 1.22 Prozent) nichtflüchtigen Rückstand.

Ein Blick auf die Analysen I—III zeigt, dass die der abgeschiedenen Kieselsäure anhaftenden Beimengungen nicht über das durchschnittliche Maaß dieser Bestimmung hinausgehen. Der bei Analyse IV verbliebene Rückstand bestand zum grössten Teile aus noch unzersetztem Mineral, welchem Resultate gegenüber man aber beachten muß, daß auf das Pulvern der Substanz absichtlich keine besondere Mühe verwandt wurde, wie solches sonst bei der Chromeisenstein-Analyse nach den gebräuchlichen Aufschmelzungsmethoden vorgeschrieben ist.

Zur Beurteilung der Zeitdauer der Einwirkung sind noch einige besondere Versuche erforderlich unter gleichzeitiger Berücksichtigung höherer Temperaturen, als die bereits angewandten, und schließlicher Benutzung ganz konzentrierter Salzsäure (erschöpfende Sättigung der käuflichen konz. Säure in der Kälte durch trockenes Chlorwasserstoffgas).

Für die Praxis, da wo es sich nur um die Ermittlung des Chromgehaltes eines Chromeisenerzes handelt, kann man füglich den Gebrauch meines Platin-Apparates entbehren und im bloßen Glasrohr die Aufschließung vornehmen. Handelt es sich jedoch um genaue und um vollständige Analysen, so versteht sich die Aufschließung im Platinrohr von selbst, da sonst an die Erzielung brauchbarer Resultate nicht zu denken ist. Die Einwirkung der Salzsäure auf das Glas selbst ist ein von zu vielerlei Umständen abhängiger Faktor, und durch die chemische Sonderwirkung der bei den Aufschließungen entstehenden Metallchloride von Eisen, Aluminium, Chrom, Calcium u. s. f. vermehren sich die Angriffsmomente auf das Einschlußrohr in einer Weise, daß es recht schwer halten dürfte, sich auf Grund einer Reihe sogenannter blinder Versuche hin ein beruhigendes Urteil über die Mengenverhältnisse der aus dem Glasrohr stammenden Verunreinigungen[1] zu verschaffen.

Es soll am Schluß dieses Supplementes zu jeder Silikatanalyse nicht unerwähnt bleiben, daß Mitscherlich a. a. O. unter den von ihm teils vollständig, teils unter Zurücklassung eines kleinen Restes durch Schwefelsäure (4 : 1 Gewichtsteile) direkt im zugeschmolzenen Kaliglasrohr aufgeschlossenen Mineralien auch den Chromeisenstein aufführt.

Anmerkung. Vor einiger Zeit habe ich begonnen, eine weitere Reihe von Silikaten (zunächst Gesteine, saure Feldspate etc.) unter Druck durch konzentrierte Salzsäure vollkommen aufzuschließen und mich für diesen Zweck der gewalzten Mannesmannschen Eisenbomben[2] bedient bei gleichzeitiger Verwertung des von C. Ullmann[3] zuerst angewandten Äther-Außendruckes und Benutzung einer von H. Dr. Walz in Heidelberg konstruierten Kühlvorrichtung für die als Rohrverschluß vorhandene Bleidichtung. Unter solchen Versuchsbedingungen konnte ich das zugeschmolzene, den Platincylinder enthaltende Kaliglasrohr bis auf Temperaturen von 400°[4] sicher und ungefährlich im Gattermannschen Röhrenofen[5] erhitzen

[1] Z. anal. Chem. **38**, 299.

[2] Wovon ich zwei Stücke von entsprechend größeren Dimensionen der persönlichen Freundlichkeit des Erfinders verdanke.

[3] Chem. Ztg. (1893) **17**, 1. Semester, 839.

[4] Durch mit Stickstoff- oder Kohlensäurefüllung versehene Quecksilberthermometer gemessen.

[5] Gattermanns Praxis d. org. Chem. II. Aufl. S. 55.

und erzielte mit diesem ganzen System in jeder Hinsicht zufriedenstellende Resultate.

II. Durch Schwefelsäure.

Das hier Wissenswerte und Brauchbare vergl. S. 271.

Aufschliefsung der Silikate durch Schmelzmittel.

Vorbereitende Operationen (Gesteinsanalyse etc.).

Zur Analyse werden möglichst frische homogene Stücke des Silikates in starkes weißes Schreibpapier eingewickelt und auf einer harten Unterlage (Amboß, Stahlplatte oder -block, Sandsteinunterlage) durch einige kräftige Schläge mit dem Hammer zerkleinert, anhängende Papierreste sorgsam entfernt und die feineren Teile auf ein großes Uhrglas abgesiebt (Siebeschalen von Porzellan, blanke Drahtnetze etc.). Die kompakteren Stücke kommen nun zur Zertrümmerung in einen guten Stahlmörser (Diamantmörser), welche Manipulation mit der nötigen Vorsicht zu geschehen hat, damit sich dem Pulver kein Eisen beimengt. Am Ende wird alles gröbliche Gesteinspulver in einer Achatschale ziemlich fein zerrieben und als Material für die verschiedenen Bestimmungen in einem Glasstöpselglase aufbewahrt. Hiervon wägt man sich nun zur Ermittelung der Kieselsäure, der Erden und Alkalien ca. 1.25 g ab und pulvert, bis sich die Masse an den Gefäßwänden blättert und vollkommen in die Poren der Haut einreiben läßt.

Das so erhaltene Gesteinspulver wird im lufttrockenen Zustande für die einzelnen Bestimmungen verwendet. Ein zweistündiges Liegenlassen über wasserfreiem trockenem Sand ist gestattet und auch zu empfehlen; ein Trocknen über Chlorcalcium oder Schwefelsäure dagegen unrichtig, desgleichen das Trocknen bei 100° (vgl. S. 183).

Anm. 1. Die Einrichtung der Stahlmörser vgl. FRESENIUS 6. A. I, 48. — Um rasch für die Gesteinsanalyse ein Durchschnittsmaterial von wenigstens 30—50 g zerkleinern zu können, habe ich mir von den Fabrikwerken KNÖVENAGEL in Linden bei Hannover einen Demantmörser von besonders großen Dimensionen herstellen lassen (Hohlcylinderweite = 36 mm bei einer Höhe von 6 cm), welcher sich außerordentlich praktisch bewährt. Man kann darin 50 g Gestein bequem in $^1/_2$ Stunde fein zerschlagen.

Anm. 2. Das Gesammtpulver ist vor jeder Entnahme einer Analysenprobe tüchtig durchzuschütteln, weil sich beim Stehen die specifisch schwereren Teilchen mehr und mehr nach unten begeben.

Aufschliefsung der Silikate durch Borsäureanhydrid.[1]

Man nimmt hierzu wenigstens 1 g, höchstens 1.25 g feines Pulver. Über den Grad der Feinheit entscheidet die mehr oder minder große Aufschließbarkeit gegenüber dem Schmelzmittel (vgl. näheres bei den von S. 203 ab aufgeführten Beispielen).

Es ist hierzu in erster Linie eine absolut alkalifreie Borsäure erforderlich, welche man sich durch sorgfältiges zwei- bis dreimaliges Umkrystallisieren eines guten Handelspräparates[2] herstellt. Die so gewonnene wasserhaltige Säure wird in Anteilen von 3—5 g in einem größeren Platintiegel entwässert, geschmolzen und dann der Tiegel glühend heiß in kaltes Wasser gesetzt, wobei die Masse zahlreiche Risse bekommt und sich darnach leicht ausschütten läßt. Man halte sich eine größere Quantität solcher plattenförmiger Sprengstücke, die sich weit besser pulvern, als gröbere Klumpen, in einem sogenannten Pulverglase vorrätig, welches gut schließen muß, weil das Borsäure-Anhydrid aus der Luft Feuchtigkeit anzieht. Zur Verwendung für die Analyse pulvert[3] man sich eine bestimmte Menge (15—30 g) portionenweise in einer großen Achatschale zu mehr oder weniger feinem Pulver, entsprechend den jeweiligen Aufschließungsbedingungen. Dieses Pulver wird in einem gut schließenden Glase über Chlorcalcium aufbewahrt.

Zur Aufschließung schüttet man die abgewogene Substanz in einen mittelgroßen Platintiegel von 40—65 ccm Inhalt, fügt für leicht aufschließbare Silikate die 3—4 fache, für schwerer zersetzbare die 5—6 fache und speziell für Feldspat[4] die 8 fache

---

[1] Vgl. Ber. d. D. chem. Ges. **28**, 2822. — Zeitschr. f. anorg. Chem. **12**, 208.

[2] Die bekannte Berliner Firma Kahlbaum liefert ein sehr reines Präparat in Plattenform. Noch alkalihaltige Borsäure läßt sich sehr vorteilhaft aus 2—3 proz. Salpetersäure und zum Schluß nur aus Wasser umkrystallisieren.

[3] Wobei sich das Darüberstülpen einer hohen und engen Handmanschette als sehr praktisch empfiehlt.

[4] Der relativ schwierig aufschließbare Feldspat muß selbstverständlich möglichst fein gepulvert werden; Beuteln jedoch ist überflüssig. Man beachte, daß das Feinpulvern in den gewöhnlichen kleinen Mörsern sehr erschwert und verzögert wird, wenigstens darf man nicht mehr als $^1/_4$ g auf einmal darin pulvern. Wir benutzen nur große Mörser von 11·2—11·5 cm Diameter und 3·3—3·5 Tiefe (Pistill = 12 cm lang und 3·7 breit) und

Menge Borsäurepulver hinzu, mengt innig mit einem Glasstäbchen und erhitzt alsdann 5—10 Minuten mit einer etwas entfernt zu stellenden kleineren Flamme zur Vertreibung des vorhandenen Wassers. Nun erst erfolgt die Schmelze unter allmählicher Benutzung der vollen Gasflamme. Hierbei tritt häufig eine Blasenbildung unter starker Aufblähung ein, welche durch Zerstechung der emporstrebenden Schmelzdecke im richtigen Momente aufgehalten werden muß. Man legt zu diesem Zwecke gleich anfangs ein dickes, oben auf $^1/_3$ seiner Länge ein wenig spitzwinklig umgebogenes und nicht über den Tiegelrand hinausreichendes Platinstäbchen mit in das Gemisch von Silikat- und Borsäurepulver hinein, faßt es zur Zeit mit einer Tiegelzange und ist jetzt im stande, den Schmelzfluß durch Stich- und Rührbewegungen zu regulieren und zu fördern.[1] Sobald die Masse ruhig zu fließen beginnt, bedeckt man von neuem den Tiegel, glüht noch einige Zeit mit gewöhnlichem Brenner und am Ende vor dem Gebläse. Die durchschnittliche Schmelzdauer beträgt 20—30 Minuten (vgl. die Analysen S. 203). Sie ist aber sehr abhängig von der Leichtigkeit, womit das betreffende Silikat aufgeschlossen wird, was durch ruhigen Fluß, eine gewisse Dünnflüssigkeit und Klarheit der Schmelze, öfters durch völlige Durchsichtigkeit derselben und anderes sicher festgestellt werden kann.[2]

Nach Beendigung der Aufschließung setzt man den Tiegel glühend heiß in ein mit kaltem Wasser umgebenes Thondreieck und bedeckt ihn wieder gut, um ein Herausspringen von Schmelzstückchen zu verhüten, zur absoluten Sicherheit noch den Deckel mit einem Gewichtsstück (100 g) beschwerend. So abgekühlt, läßt sich jetzt die Schmelze leicht und sehr vollständig aus dem umgekehrten Tiegel in eine geräumige Platinschale bringen, wobei

pulvern darin auf einmal 1 g in $^1/_2$—$^3/_4$ Stunden so fein, daß es sich auf dem Ballen der Hand verrieben sammetweich anfühlt. Quarz pulvere man noch längere Zeit.

[1] Meist braucht man dieses Hilfsmittel nur bei Benutzung mittelgroßer Tiegel (kleine Tiegel eignen sich wenig für die Borsäure-Schmelze), bei dem vorher oben erwähnten Größenverhältnis von 65 ccm Inhalt ist ein Rührstab entbehrlich.

[2] Den chemischen Vorgang der Aufschließung kann man sich entweder mit der Annahme erklären, daß die Borsäure bei hoher Glühtemperatur eine stärkere Affinität als die Kieselsäure äußert und somit letztere verdrängt und ersetzt, oder auch durch eine wirkliche Entstehung von Borsilikaten, welche durch den späteren Einfluß von Wasser und Salzsäure wieder zerfallen.

man das Herausfallen der Sprengstücke durch Beklopfen des Tiegelbodens u. s. f. mit einem schweren Metallspatel und leises Drücken der Wände unterstützt. Hierauf übergießt man die erhaltene Schmelzmasse mit kochend heißem Wasser (ca. 200 bis 250 ccm) und konz. Salzsäure (ca. 50—75 ccm) und zersetzt sie unter fortgesetztem, geschwindem aber losen Umrühren, indem man gleichzeitig die Flüssigkeit durch ein direkt darunter gestelltes kleines Flämmchen in beginnender Siedetemperatur erhält.[1] Je nach Bedürfnis ist zeitweise wieder Wasser oder Salzsäure[2] hinzuzugeben. Die meisten Schmelzen lösen sich bei der obigen Behandlungsweise rasch (10—15 Minuten)[3] und fast vollständig auf, so daß nur vereinzelte Kieselsäureflocken in der Flüssigkeit herumtreiben. War das aufgeschlossene Silikat sehr reich an Kieselsäure, so bleibt ein kleiner Teil derselben ungelöst zurück. Mit dieser Hauptlösung ist endlich der im Tiegel verbleibende Rest der Schmelze zu vereinigen, welchen man zuvor durch Erhitzen mit verdünnter Salzsäure auf dem Wasserbade für sich gelöst hat. Wenn die Aufschließung richtig geraten war, so darf man mit dem zum Rühren benutzten Platinspatel nicht die geringsten harten Teilchen auf dem Boden der Schale fühlen. Die gesamte Lösung wird nun auf dem Wasserbade eingedampft, wobei nach einiger Zeit die Flüssigkeit durch Ausscheidung von Siliciumhydroxyd gelatiniert. Von da ab muß häufig umgerührt werden, schließlich ohne Unterbrechung, bis man eine krümliche, möglichst trockne Masse erhält. Die hierbei dem Spatel anhaftenden Partien stößt man mit einem vorläufig in der Schale liegen bleibenden Platinstabe los. Das Eintrocknen der salzsauren Lösung erfordert unter den obigen Umständen 2—3 Stunden, während ohne äußeres Zuthun derartige Mischungen überhaupt nicht zum Trocknen kommen. Jetzt ist alles so weit, um die Entfernung der Borsäure vorzunehmen. Die Lösung dieser Aufgabe hat bei der Ausarbeitung der Methode nicht geringe Schwierigkeiten bereitet und erforderte eine lange Reihe besonderer Ex-

[1] Bei Platinschalen stellt man dasselbe etwas seitlich zur Verhütung des Stoßens; bei Porzellanschalen reguliert man dies durch zeitweises Beiseitestellen der Flamme.

[2] Man beachte, daß Borsäure-Lösungen beim Eindampfen auf dem Wasserbade spritzen, aber nicht mehr, wenn sie genügende Mengen Salzsäure enthalten.

[3] Feldspat braucht 20—30 Minuten.

perimente, welcher bei der Neuheit der Sache auch an dieser Stelle gedacht sein möge. Es wurde zuvörderst versucht, das Ziel durch direkte wiederholte Zusätze von Methyl-Alkohol und konz. Salzsäure während des Verdampfens der Flüssigkeit zu erreichen, allein dieselben schlugen, obwohl in mannigfaltigster Weise modifiziert, sämtlich fehl, denn es verflüchtigten sich hierbei nur relativ geringe Mengen von der vorhandenen großen Borsäure-Masse. So war ich schon auf dem Punkte angelangt, die Borsäure in der von ROSENBLADT[1] angewandten Manier bei Gegenwart von überschüssiger Schwefelsäure zu vertreiben und eine der Hauptvereinfachungen der neuen Methode der Silikat-Analyse, das ausschließliche Arbeiten in salzsaurer Lösung aufzugeben, als ich auf den glücklichen Gedanken kam, die Bildung des Borsäureesters genau nach den in der organischen Chemie üblichen Formen zu bewerkstelligen. Hierzu verfährt man folgendermaaßen: Man sättigt zunächst reinen Methyl-Alkohol in der Kälte mit völlig getrocknetem Salzsäure-Gas und destilliert darauf dieses Produkt im Wasserbade, wobei nur der bei 66—80° C. übergehende Teil aufgefangen wird, während $^1/_5$—$^1/_6$ Volumen der Flüssigkeit zurückbleibt. Dieses Destillat erwies sich als ganz vorzüglich geeignet zur Verflüchtigung von getrockneter Borsäure. Übergießt man damit Borsäure-Anhydrid in einer Schale und verdampft nun, so kann man auf diese Weise große Massen davon in kürzester Zeit in die Luft jagen.[2] Man überzeuge sich jetzt von der Reinheit des für die Analyse vorliegenden Borsäureglases, indem man etwa 5 g desselben gröblich gepulvert in eine gewogene Platinschale bringt, 50 ccm Methylalkohol-Salzsäure hinzugießt und verdampft, event. diese Operation noch einmal wiederholt, darauf schwach glüht und wägt, wobei keine Spur Rückstand verbleiben resp. irgendwelche Gewichtszunahme stattfinden darf. Bei der Verdampfung der Borsäure beobachtet man eine Reihe von höchst charakteristischen Erscheinungen. Überschüttet man nämlich eine größere Menge von Borsäure-Anhydrid-Pulver mit nicht zu viel Methylchlorid, so tritt Erhitzung unter Aufkochen der Flüssigkeit ein. Fügt man zu dem in einer geräumigen Porzellanhenkel-

[1] Z. an. Chem. **26**, 18. Nicht viel besser erschien die später von GOOCH angewandte Salpetersäure oder Essigsäure (daselbst 364).

[2] Ähnliche Eigenschaften zeigt auch der Salzsäure-Äthylester, aber er wirkt erheblich träger und nicht mit der erstaunlichen Energie des Methylalkohols.

schale befindlichen, noch warmen Trockenrückstand der gelösten und wieder verdunsteten Silikate - Borsäure - Schmelze reichlich Methylesterchlorid, so erfolgt eine lebhafte Reaktion unter Ausstoßung dicker, schwerer Dämpfe, die alle von ihnen getroffenen, in der Nähe brennender Flammen prachtvoll grün färben. Erhitzt man jetzt rasch auf einem Drahtnetz, so kann man in einer sehr feuchten Atmosphäre einen förmlichen Schneefall von Borsäureflocken erzeugen, und hält man den Handrücken über den entweichenden Qualm, so erscheint derselbe nach kurzer Dauer über und über bereift. Bei dem Bedecken und Stehenlassen einer solchen in Gang gesetzten Verdampfung beschlagen sich Schalenrand und Deckglas mit einem dicken Borsäurefilz, der deutlich die ungemeine Flüchtigkeit des Borsäure-Methyl-Esters schon bei gewöhnlichen Temperatur-Verhältnissen demonstriert.

Für die quantitative Verjagung der Borsäure behufs der Weiterführung der Analyse eignen sich vorteilhafter Platin- als Porzellanschalen, weil sich bei letzteren leichter regenerierte Borsäure auf den Rändern ablagert, was indessen nur eine geringe Unbequemlichkeit für die Praxis bedeutet. Viele Versuche mit dem wie oben gewonnenen Salzsäure-Methyläther zeigten, dass derselbe beim längeren Stehen an seiner ursprünglichen Wirkungskraft einbüßt,[1] daher ist es praktischer, sich nur reinen wasserfreien Methylalkohol vorrätig zu halten und jedesmal für die vorliegende Analyse frischen Methyläther darzustellen, und zwar wie folgt: Man gießt in eine mit eingeriebenem Röhreneinsatz versehene dünnstrahlige Spritzflasche 250 ccm Metylalkohol und leitet direkt durch das Spritzrohr unter Abkühlung 1—2 Stunden einen lebhaften Strom wasserfreies Salzsäuregas (S. 172), wodurch eine auf Borsäure-Anhydrid äußerst reaktive Flüssigkeit erhalten wird, mit welcher man jetzt die scharf getrocknete Aufschließungsmasse behandelt. Hierzu spritzt man den Äther (60 bis 75 ccm) wiederholt rings um die Schalenwand herum, rührt bis sich fast alles gelöst hat, spritzt nun den noch dabeiliegenden Platinstab sauber ab, setzt die Schale auf ein 75—80° warmes Wasserbad (am besten ein eiserner Topf auf einem Fletscher-Siebbrenner) und verjagt den Alkohol unter stetem Rühren. Diese Operation wird 3—4 mal wiederholt, indem man dafür Sorge

[1] Die er übrigens wieder erhält, wenn man neuerdings eine halbe Stunde trocknes Salzsäuregas in die Flüssigkeit leitet.

trägt, alle vorhandenen, nach den Rändern zu entstandenen Ansätze von neuem hinunter zu spritzen. Man achte auch darauf, daß die Wasserdämpfe nicht Randpartien der Schale treffen und benutze dementsprechend möglichst dicht schließende Wasserbadringe, oder ändere zeitweilig die Stellung der Schale. Am Schluß spritzt man etwaige Außenbelege von Borsäure fort, indem man die Schale auf eine große Uhrschale setzt und beim Abspritzen dreht, alsdann emporhebt und den Außenboden ebenfalls abspritzt. Diese Flüssigkeit darf nach dem Verdampfen keine Spur von Rückstand hinterlassen. Auf besagte Weise gelingt es schon, wie der Augenschein lehrt, nach 2 maliger Behandlung des ersten Trockenrückstandes mit Methylchlorid so gut wie alle Borsäure zu entfernen. Es bleibt darnach nur eine dem Analysenmaterial entsprechende, ganz geringe Menge von Salzen zurück.

Eine 3. und 4. Abdampfung mit Methylchlorid ist immerhin noch zur Entfernung letzter Spuren von Borsäure anzurathen. Stellt man am Schluß eine farblos brennende Lampe in die Nähe des Wasserbades und veranlaßt durch Fächeln oder Blasen das Hineingelangen von Alkoholdämpfen in dieselbe, so wird man keine Grünfärbung des Flammensaumes mehr beobachten. Auch eine über den fortziehenden Dampf gehaltene Flamme bleibt ungefärbt, nur ist diese Probe gewagter im Hinblick auf die leichte Entzündlichkeit des Alkohols (bei Entflammungen augenblicklich mit einer bereit liegenden Glasschale bedecken!). Giebt man bei der ganzen Prozedur der Borsäureverjagung ordentlich acht und vergißt nicht das fleißige Rühren, so findet nicht das mindeste Stoßen der siedenden Flüssigkeit statt, was sonst und bei zu hoher Hitze des Wasserbades eintreten kann. Desgleichen bringe man vor der jedesmaligen Verdampfung alles Lösbare auch wieder in Lösung.

Die am Schluß verbleibende Salzmasse wird nunmehr nach dem völligen Trockenrühren mit Platinspatel und -stab wenigstens eine ganze Stunde bei 110° getrocknet, der Trockenrückstand mit 5 ccm konz. Salzsäure durchfeuchtet, 10 Minuten bedeckt so stehen gelassen, darauf mit 75 ccm Wasser versetzt, $^1/_4$ Stunde auf dem Wasserbade erhitzt, die unlösliche Kieselsäure abfiltriert und mit kochendem Wasser, dem man anfänglich auf dem Trichter verdünnte Salzsäure zutröpfelt, gründlich ausgewaschen, bis eine auf dem Hohlraum eines Platindeckels verdampfte Tropfprobe (1 bis 3 Tropfen) keinen ersichtlichen Ring mehr zeigt, was nach 15 bis

20maligem Aufspritzen erfolgt. Das Filtrat muß aber nochmals eingedampft[1] und in gleicher Weise behandelt werden, da 0.5 bis 2 Proz. Kieselsäure gelöst bleiben können, welche sonst später mit der Thonerde und dem Eisen zusammen herausfallen würden.

I. Die Ausführung der Kieselsäure-Bestimmung an einer Reihe instruktiver Beispiele erläutert.

1. Leucit-Basalt. 1.0110 g fein gepulvertes Mineral wurden mit 3.5 g zerriebenem Borsäureanhydrid in einem mittelgroßen Platintiegel gut gemischt, anfänglich über einer kleinen Flamme, später, nachdem die Feuchtigkeit verjagt war, 10—15 Minuten mit voller Flamme und zuletzt etwa 15 Minuten vor dem Gebläse[2] bis zum ruhigen Fluß geschmolzen. Die so erhaltene Schmelze war graugrün gefärbt, jedoch nicht durchsichtig; sie wurde rasch und vollkommen von Wasser und Salzsäure in Zeit von 10—15 Minuten gelöst und nur eine ganz geringe Menge flockiger Kieselsäure schwamm in der Flüssigkeit umher.

Die vorschriftsmäßig abgeschiedene Kieselsäure[3] wurde nach Veraschen und Wägen mit 10—15 Tropfen verdünnter Schwefelsäure durchtränkt, darauf in reiner Flußsäure gelöst, was leicht und rasch vor sich geht, diese Lösung verdampft, die restierende Schwefelsäure im Luftbade (Nickelbecher) verjagt, der Rückstand geglüht und gewogen.

[1] Hier kann auch eventuell eine nochmalige Verdampfung mit Methylchlorid eingeschoben werden als eine Sicherheitsoperation, welche keine nennenswerte Zeit und Mühe kostet.

[2] Zur Verwendung kam ein Stuhlsches Wasserstrahlgebläse, welches eine ruhige, aber nicht übermäßig heiße Gebläseflamme lieferte. Der betreffende Tiegel ruhte in einem verschiebbaren Dreieck aus starkem Platindraht und wurde stets mit senkrecht darauf treffender Flamme geglüht. Man halte nur den unteren Teil des Tiegels in wirklicher Glut und glühe die ganze Metallfläche nur dann, wenn es sich um das Herunter- und Zusammenschmelzen der Randpartien handelt.

[3] Will man in einem Silikate versuchsweise nur den Kieselsäuregehalt desselben ermitteln resp. eine Aufschließungsprobe anstellen, so hat man nicht nötig, zuvor die Borsäure zu vertreiben, da sich dieselbe leicht von der Kieselsäure trennen läßt. Oder besser, man begnügt sich mit der Verjagung des größten Teiles derselben, indem man bereits den nicht völlig trocknen Eindampfrückstand zweimal mit Salzsäure-Methylchlorid behandelt. Jedoch ein nochmaliges Eintrocknen des ersten Kieselsäure-Filtrates u. s. f. kann man sich nicht ersparen.

1. 1·0110 g Substanz gaben 0·4365 g SiO_2 = 43·18% und
Rückstand bei SiO_2 = 0·0068 g = 0·67%
42·51% SiO_2.

2. 1·0095 Basalt gaben 0·4368 g SiO_2 = 43·27%
und 0·0067 Rückstand = 0·67%
42·60%

2. Ein kieselsäurereiches Gestein. Zur Zersetzung wurden hier 4 g Borsäureanhydrid in Pulverform angewandt. Die Schmelzdauer für die einfache Gasflamme betrug 20, die vor dem Gebläse 15 Minuten. Die entstandene Schmelze war fast farblos und durchsichtig, ihre Auflösung in Salzsäure währte 20 Minuten, wobei sich erst am Schluß derselben etwas flockige Kieselsäure abschied.

1·0530 g gaben = 0·7460 g SiO_2 . . . . . . = 70·85%
und 0·0090 mit Flußsäure nicht flücht. Rückstand = 0·85%
70·00% SiO_2.

3. Grünschiefer. Derselbe lieferte in 20 Minuten Glühzeit eine olivenfarbige undurchsichtige Schmelze, die sich durch verdünnte Salzsäure in 10 Minuten vollständig löste (Flockenausscheidung ganz gering). 1.0089 g der isolierten Kieselsäure gaben = 0.0010 g mit FlH nicht flüchtigen Rückstand.

4. Tinguaïtporphyr. Derselbe lieferte leicht und rasch mit 4—5 Teilen Borsäureanhydrid ein mattgrünliches durchsichtiges Glas, schnell und vollkommen löslich in verdünnter Salzsäure. 1.042 g gaben = 0.0003 g und 1.1619 g = 0.0008 g nicht flüchtigen Rückstand für die SiO_2.

5. Basische Ausscheidungen aus Elaeolith-Syenit wurden mit Leichtigkeit von Borsäure aufgeschlossen, eine trübe, rasch lösbare Schmelze ergebend. Die daraus gewonnene Kieselsäure enthielt durchschnittlich 0,25 Proz. Beimengungen an Thonerde und Eisen.

6. Diorit verhielt sich bei der Aufschließung mit Borsäure ganz ähnlich wie Basalt. Die Beimengungen der Kieselsäure betrugen 0.5—0.6 Proz. und bestanden im wesentlichen aus Titansäure.

7. Eisen-Aluminium-Granat von Arendal. Die Mischung von Borsäure und Granat wurde 15 Minuten mit voller Flamme und $^1/_4$ Stunde vor dem Gebläse erhitzt. Die Schmelze war grün gefärbt und löste sich in Wasser und Salzsäure (10 Minuten)

schnell und klar auf. Beim Verdampfen der Flüssigkeit gelatinierte die Kieselsäure. 0.9771 g Substanz gaben = 0.0019 g nicht flüchtigen Kieselsäurerückstand.

8. Schwarzer Turmalin von Tamatave (Madagascar). Aufgeschlossen wurde das sehr feine Pulver mit der 4—5fachen Menge Borsäure. Absichtlich ließ ich hier das Glühen etwas länger andauern, und zwar 30—40 Minuten im ganzen. Die wenig gefärbte, fast klare Schmelze löste sich vollständig in ca. $^1/_2$ Stunde durch verdünnte Salzsäure, von wo ab sich aus der gelben Flüssigkeit Kieselsäure auszuscheiden beginnt. 1.0064 g Substanz gaben = 0.0018 g nicht flüchtigen Kieselsäurerückstand.

9. Feldspat. Hierzu ist absolut feines Silikatpulver erforderlich, ferner die 8fache Menge gut verriebenes Borsäureanhydrid, ein sorgfältiges, mehrere Minuten dauerndes Mischen und ein meist $^1/_2$stündiges Schmelzen vor dem Trommelgebläse, bis eine absolut klare, nur Luftbläschen einschließende Schmelze resultiert. Es scheint eine ganz allgemein charakteristische Eigenschaft der Feldspate zu sein, mit Borsäure völlig klare und meist auch farblose Gläser zu bilden, die sich in verdünnter heißer Salzsäure vollkommen mit Hinterlassung einer ganz geringen Menge Kieselsäureflöckchen lösen. Das Auflösen nahm durchschnittlich 20—30 Minuten Zeit in Anspruch. Es wurden außerdem noch in derselben Weise Feldspat aus Weinheim, Adular vom St. Gotthard, Amazonenstein (Rußland) und Oligoklas von Ytterby aufgeschlossen. Der jeweilige durch Flußsäure nicht flüchtige Rückstand der Kieselsäure betrug nie mehr als 0.3 Proz. im Mittel.

10. Rauchquarz vom St. Gotthard. Zu derartigen Aufschließungen muß wenigstens die 10fache Menge Borsäure genommen werden unter Voraussetzung feinsten Pulvers und sorgfältigster Mischung. Die Schmelze erscheint getrübt und scheidet sich ein Teil der Kieselsäure gleich im Beginn der Lösung aus, während ein Teil gelöst bleibt. Zur besseren Beobachtung des Vorganges dekantiert man einige Male die in Bewegung gesetzte Flüssigkeit ab und fügt neue heiße Salzsäure hinzu. Wenn man auf dem Boden der Schale absolut keine harten oder knirschenden Teilchen, sondern nur weiche Flocken mit dem Spatel fühlt, kann die Aufschließung als eine vollständige gelten. Die späterhin auf dem Filter gesammelte Kieselsäure ist flockig und nimmt das vielfache Volumen des ursprünglichen Materials ein als ein Beweis

ihres chemisch veränderten Zustandes. 1.0123 g Substanz gaben = 1.0080 g SiO_2 = 99.58 Proc. nach Abzug des mit Flußsäure nicht flüchtigen Teiles derselben im Betrage von 0.0008 g.

Bestimmung von Fe, Al, Ca, Mg, K und Na.

Die Filtrate von der Kieselsäure werden auf ca. 150—200 ccm eingedampft, in einem großen Becherglase zum Kochen erhitzt, vom Feuer hinweggenommen und mit reinem kohlensäurefreiem Ammoniak in geringem Überschuß gefällt.[1] War in der Flüssigkeit noch Eisenoxydul zugegen, so oxydiert man dasselbe vor der Ammonfällung mit Wasserstoffhyperoxyd, oder mit etwas Bromwasser resp. Salpetersäure (kochen). Nur hüte man sich, von der letzteren irgendwie größere Mengen zuzufügen, damit später bei der Verjagung der Ammonsalze die dazu dienende Platinschale nicht unnötig angegriffen wird (S. 217).

Um zu prüfen, ob Ammoniak im Überschuß vorhanden war, darf die über der Flüssigkeit stehende Luft nur durch Fächeln mit der Hand, nicht durch Blasen mit dem Munde entfernt werden, weil letzteres, d. h. der Kohlensäuregehalt der ausgeatmeten Luft, das Mitausfallen von Kalk verursachen kann.

Der gelatinöse Ammoniakniederschlag, welcher Thonerde, Eisenoxyd, Titansäure und Manganoxyd enthält, wird unmittelbar auf zwei große Filter gebracht und ohne Anwendung der Luftpumpe mit kochendem Wasser sorgfältig gewaschen. Den Niederschlag abzusaugen, ist nicht anzuraten, da sich dabei in demselben Kanäle bilden, durch welche das Wasser ohne richtig auszuwaschen rasch abläuft, und ferner auch die hindurchgezogene kohlensäurehaltige Luft den Kalk teilweise mitfällt, während durch das zwar etwas langsamere Arbeiten ohne Saugung der Niederschlag viel wirksamer gewaschen werden kann, besonders wenn man dafür Sorge trägt, denselben durch den Spritzflaschenstrahl beim jedesmaligen Erneuern des abgeflossenen Wassers ordentlich aufzurühren. Da die erste Ammoniakfällung stets etwas Kalk, Magnesia und auch Alkalien mitreißt, muß sie noch einmal gelöst und wiederum gefällt werden. Zu diesem Zwecke werden die Filter mit dem Niederschlage nacheinander auf einem großen Uhrglase ausgebreitet, der größte Teil des

[1] Siehe N. Jahrb. f. Min. 1888, Bd. I, 196.

Niederschlages in das vorher benutzte Becherglas abgeklatscht und heruntergespritzt, die anhängenden Reste des Niederschlages mittelst kochender verdünnter Salzsäure 1 : 1 gelöst und die Filter tüchtig ausgewaschen. Die mitgerissenen Filterteilchen, welche späterhin das Filtrieren erschweren, können durch Erwärmen der Flüssigkeit, welcher zur vollständigen Lösung des Niederschlages noch genügend Salzsäure hinzugefügt worden war, zum Absitzen gebracht und durch Abfiltrieren entfernt werden. Dieses Filtrat wird, wenn nötig, von neuem etwas eingedampft und nochmals heiß mit Ammoniak gefällt. Meist dürfte man sich indessen die Filtration der Papierfäserchen ersparen und die unmittelbare Ausfällung der salzsauren Lösung mit Ammon vorziehen.

Allein jetzt wird der Niederschlag nicht sofort abfiltriert, sondern, namentlich wenn größere Mengen Magnesia vorhanden sind, die Flüssigkeit mit dem Niederschlage zur Zerlegung entstandener Magnesiumaluminate[1] noch 5—10 Minuten im Kochen erhalten, wobei man darauf zu achten hat, daß immer Ammoniak in geringem Überschuß vorhanden ist. Nach dem Filtrieren (2 Filter) und vollständigem Auswaschen werden die Niederschläge bei 90—95^0 recht gut getrocknet.

Die weitere Behandlung der Ammonfällung ist eine verschiedene, je nachdem Phosphorsäure in dem Silikat vorkommt oder nicht.

Trennung von Thonerde, Eisenoxyd und Titansäure unter Berücksichtigung geringer Beimengungen an Phosphorsäure, Magnesia und Kalk.

Zu diesem Zwecke erwärmt man zunächst den bei der Verflüchtigung der Kieselsäure mit Flußsäure (vgl. die Beispiele S. 203 u. s. f.) erhaltenen Rückstand von Eisentitanat etc. mit einem Gemisch von Flußsäure und verdünnter Schwefelsäure (5—10 Tropfen), verdampft auf dem Wasserbade und raucht darnach die überschüssige Schwefelsäure im Nickelbecher fort (aber nicht glühen!). Dieser Rückstand läßt sich unter Zuhilfenahme einiger Tropfen Salzsäure, einer Federbürste u. s. f.

---

[1] Vgl. A. Knop, Beiträge zur Kenntnis einiger Glieder der Glimmerfamilie. Zeitschr. f. Kryst. 1887. XII, 592.

quantitativ in einen Silbertiegel[1] überführen, worauf neuerdings getrocknet wird. Nunmehr verascht man den getrockneten Ammoniakniederschlag in dem Silbertiegel selbst (die Filter vorteilhaft gesondert) und trägt Sorge, daß man nicht länger als gerade nötig und auch nicht stark glüht. Nach dem Erkalten schüttet man 5—7.5 g chemisch reines Natron[2] in den Tiegel, erhitzt so lange äußerst gelinde (zollhohe Flamme), bis alles Spritzeln der Schmelze (Wasserdampf) aufgehört hat und die Masse ruhig fließt, worauf allmählich stärker geglüht wird[3] und am Ende 10 Minuten mit der vollen Gasflamme, so daß das Natron etwas dampft. Man schüttelt die Flüssigkeit einige Male um, damit alle Teilchen des Niederschlages an der Reaktion teilnehmen können. Nach Entfernung des Deckels[4] läßt man erkalten, stellt die Schmelze in eine große Porzellanhenkelschale, füllt alsdann den Tiegel mit heißem Wasser an und löst unter gutem Umrühren mit einem Glasstabe, was rasch vor sich geht. Die Lösung von Natrium-Aluminat, sowie das rückständige Eisenoxyd ist hierauf in geschickter Art in die Porzellanschale zu bringen △ und die letzte Spur von festsitzendem Oxyd (nach Entfernung aller Thonerdelösung!) durch ein paar Tropfen verdünnter Salzsäure u. s. f. hinzuzufügen. Man verdünnt alsdann mit kochendem Wasser wenigstens auf 300 ccm, weil sonst die zu starke Natronlauge

---

[1] Der von mir zur Natronschmelze benutzte Silbertiegel hat einen Inhalt von 65 ccm bei 5·2 cm Höhe, 4·5 cm Diameter und einem Gesamtgewicht (mit Deckel) von 171 g. Derartig starkwandige Tiegel gewähren den Vorteil jahrelanger Brauchbarkeit, während die üblichen dünnwandigen Exemplare schon nach kurzer Zeit für schmelzendes Natron durchlässig sind.

[2] Man rechnet ungefähr die 20 fache Menge Natron auf das vorliegende Oxydgemisch. Chemisch reines Natron aus metallischem Natrium liefern jetzt Firmen wie KAHLBAUM (Berlin), MERCK (Darmstadt), KÖNIGSWARTER und EBELL (Linden bei Hannover) und andere in untadelhafter Qualität.

[3] Wobei abermaliges Spritzeln durch chemisch gebildetes Wasser eintritt: $2\,NaOH + Al_2O_3 = \underbrace{2\,AlO_2Na}_{\text{Natriumaluminat}} + H_2O$.

[4] Mitunter klemmen sich die Deckel so fest, daß man sie nur schwierig abheben kann. In solchen Fällen faßt man den Deckelrand mit einer kräftigen Tiegelzange und führt mit einer zweiten elastische Schläge gegen entferntere untere Tiegelrandstellen, was meist mit Erfolg begleitet ist. Klemmt sich ein Deckel zu stark ein, so muß er umgedreht auf den Tiegel gelegt werden.

die Cellulose aufweicht und dadurch die Poren verstopft, und gießt die geklärte Flüssigkeit durch ein geräumiges Filter, den Niederschlag selbst mehrere Male mit heißem Wasser dekantierend.

Das nachfolgende Auswaschen mit kochendem Wasser allzu lange fortzusetzen, ist nicht ratsam, da sonst leicht Teilchen des Niederschlages mit durch das Filter gehen. Ist das Thonerdefiltrat grünlich gefärbt, so sind noch Spuren von Mangan zugegen (mangansaures Natrium). Bei dem Stehen dieser Lösung tritt eine Reduktion des letzteren zu Manganoxyd ein. Zusammen mit in der Flüssigkeit umher schwimmenden Papierschleimflöckchen (der Veranlassung der Manganausscheidung) kann dieser Niederschlag leicht mit Eisenoxyd verwechselt werden. Man sammle ihn auf einem kleinen Filterchen und bestimme seine Menge gesondert.

Da das zurückgehaltene Eisenoxyd etwas alkalihaltig bleibt, muß es auf dem Filter noch einmal in heißer verdünnter Salzsäure gelöst und gut ausgewaschen werden. Das Filtrat ist heiß mit Ammoniak in geringem Überschuß zu fällen, der Niederschlag ohne Verzug auf ein oder bei irgend größeren Mengen auf zwei Filter zu verteilen und mit heißem Wasser auszuwaschen, bis das ablaufende Waschwasser nach dem Ansäuern mit Salpetersäure keine Chlorreaktion mehr zeigt, weil sonst bei dem nachherigen Veraschen durch Wechselzersetzung leicht flüchtiges Eisenchlorid entstehen kann. Es ist immer empfehlenswert, solche flockig voluminöse Niederschläge, wie Eisen- und Aluminiumtrihydroxyd auf zwei Filtern zu sammeln, wo sie rascher auswaschbar sind, während sie auf einem Filter, besonders bei sehr großen Mengen, zumal beim Absaugen mittelst der Luftpumpe, leicht schleimig werden und dann mit durchs Filter gehen. Die Eisenfilter werden hierauf im Platintiegel entsprechend getrocknet (Nickelbecher) oder auch naß verascht, das Oxyd einige Zeit geglüht und als Fe_2O_3 gewogen.

Eine Bildung kleiner Mengen von Eisenoxyduloxyd beobachtet man höchst selten. Vermutet man dieselben, so durchtränkt man alles mit einigen Tropfen starker Salpetersäure, trocknet, glüht nochmals und vergewissert sich der Gewichtskonstanz. Die Natriumaluminatlösung wird unter tüchtigem Umrühren mit Salzsäure kräftig angesäuert,[1] wobei zunächst ein Punkt völliger Trübung durch ausgeschiedenes Aluminiumhydroxyd eintritt und am Ende schwaches Brausen der jetzt erst entweichenden Kohlensäure. Es ist hierbei darauf zu achten, daß die Lösung stark sauer werde, damit sich bei dem Ammoniakzusatz genügend Chlorammonium bilden kann; im anderen Falle wäre es notwendig, vor der Fällung etwas Chlorammoniumlösung hinzuzufügen. Die abgeschiedene Thonerde wird auf zwei Filtern gesammelt, ausgewaschen, wieder in Salzsäure gelöst und noch einmal mit Ammoniak gefällt. Das zweimalige Fällen erscheint für ein genaues wissenschaftliches Arbeiten immerhin notwendig, da das Thonerdehydrat nicht unerhebliche Mengen Alkalisalze mitreißt und festhält. Nach sorgfältigem Auswaschen (bis zum Verschwinden der Chlorreaktion, vgl. bei Fe_2O_3) des Niederschlages werden die beiden Filter einige Zeit in Luftbad getrocknet und hierauf im Platintiegel noch etwas feucht verascht, 5 Minuten vor dem Gebläse geglüht und das Aluminiumtrioxyd gewogen. Da die geglühte Thonerde leicht Wasser anzieht, so daß schon während des Wägens eine fortgesetzte Gewichtszunahme stattfinden kann, thut man gut, das Gewicht erst annähernd bis auf ein Milligramm festzustellen, dann noch einmal kurze Zeit zu glühen (Platintiegel), im Natronkalkrohr-Exsiccator (S. 2) erkalten zu lassen und nun möglichst rasch die letzte Genauwägung auszuführen.

Die durch die Natronschmelze von Eisen getrennte Thonerde enthält auch alle Phosphorsäure (zuerst als Natriumphosphat gelöst und später mit Ammoniak als Al-Phosphat mitgefällt). Um sie hierorts zu bestimmen, giebt man alles Oxyd in einen großen Achatmörser, pulvert es behutsam unter möglichster Vermeidung von Substanzverlust, bringt das feine Pulver in einen gewogenen Platintiegel und wägt die noch vorhandene Menge, um diese nunmehr in einem Bechergläschen genügend lang mit verdünnter Salpetersäure (1 : 2) bei Wasserbadtemperatur zu erhitzen, worauf man filtriert (doppeltes Filter) und die in Lösung gegangene H_3PO_4 nach der Molybdän-Methode bestimmt (S. 255). Das Filtrat des phosphor-molybdänsauren Ammonniederschlages kann man eintrocknen, den Rückstand mit sehr verdünnter Salpetersäure 1:6 digerieren (S. 259) und filtrieren, um alsdann letztere saure Lösung

[1] Einzelne Analytiker fällen die Thonerde direkt aus der alkalischen Lösung durch Einleiten von Schwefelwasserstoffgas in der Wärme.

auf Kalk zu untersuchen, indem man sie deutlich ammoniakalisch macht und mit Ammonoxalat fällt (S. 23). Das Filtrat des Calciumoxalates ist event. noch auf Spuren von Magnesium nach S. 12 zu prüfen. Die beiden letzteren Bestimmungen von Ca und Mg haben aber nur bei substilster Arbeit den ihnen nicht ganz abzusprechenden analytischen Ergänzungswert.

Endlich hat man zu erwägen, daß das die Thonerde enthaltende Eisenfiltrat der Natronschmelze noch eine geringe, zur Analyse gehörende Menge Kieselsäure enthalten kann. In diesem Falle muß man die mit Salzsäure angesäuerte Flüssigkeit eintrocknen und gerade so wie auf S. 181 behandeln. Aber auch diese Bestimmung hat nur bedingungsweise Gültigkeit, da eine so isolierte Quantität Kieselsäure ebensowohl aus den Reagentien, wie aus den Gefäßen stammen kann.

Anmerkung. Die Natronschmelze ist der außerdem gebräuchlichen Methode mittelst heißer konz. Kalilauge, in einer Platinschale wie die Trennung von Zink und Nickel ausgeführt (S. 37), vorzuziehen, da Kalihydrat nur selten rein im Handel vorkommt und dessen Selbstreinigung durch Lösen in Alkohol, Verdampfen des alkoholischen Filtrates und Schmelzen des Rückstandes in einer Silberschale zu den recht umständlichen und zeitraubenden Operationen gehört (S. 208).

Übrigens steht zu erwarten, daß sich starke Natronlauge bei sauberer Arbeit gleichgut wie Kalilösung zu einer genauen Trennung von Eisen und Thonerde eignen dürfte.

Bei gleichzeitigem Vorhandensein von Titan, Zirkon etc. ist aber das Schmelzverfahren das allein richtige.

Das bei der Natronschmelze isolierte, abfiltrierte und ausgewaschene Eisenoxyd hält hartnäckig Spuren von Natron zurück und ist daher nochmals in warmer Salzsäure (1 : 2) zu lösen, was direkt auf dem Filter geschehen kann (leichtlösliches, aufgeschlossenes Eisenoxyd!). Gleichzeitig befreit man es dadurch von beigemengten Silberspuren. Die erhaltene Eisenchloridlösung wird wie S. 16 gefällt und weiterbehandelt. Bei dem Erkalten setzen sich mitunter kleine weiße Pünktchen an den Gefäßwänden ab; eine nähere Untersuchung enthüllte sie als Chlorsilber, das sich also in kochendem Eisenchlorid etwas löst. Es ist daher anzuraten, das Eisen mit einem tüchtigen Überschuß von Ammon zu fällen, um so eine eventuelle Verunreinigung desselben mit Silber zu verhüten. Das ammoniakalische Eisenfiltrat hat man auf alle Fälle entsprechend einzudampfen (50 ccm) und darnach mit Ammon und Natriumphosphat auf Magnesia zu prüfen. Bei Basaltanalysen tritt letztere oft in größerer Menge noch auf, bei magnesiaarmen Gesteinen nur selten, indessen können Spuren davon immer vorhanden sein (nach 12stündigem Stehenlassen der Probe ist Krystallbeschlag an den Gefäßwänden zu beobachten).

Bei dem Eisenoxyd kann sich noch Titansäure und Zirkonerde befinden. Um diese besonders in den Gesteinen häufig vorkommenden seltenen Metalle abzuscheiden, übergießt man das gewogene Eisenoxyd mit konzentrierter HCl und erwärmt bedeckt so lange auf dem Wasserbade, bis ein unlöslicher Rückstand rein weiß erscheint, worauf verdünnt, abfiltriert und ausgewaschen wird (kleines Filter). Man verascht jetzt Filter nebst Inhalt in einem mittelgroßen Platintiegel, wägt, giebt sodann 4—5 g trocknes saures, schwefelsaures Natron hinzu, erhitzt eine Zeitlang kräftig im Nickelbecher und am Ende mit freier Flamme. Dieselbe, zunächst zollhoch, darf aber nur ganz allmählich dem Tiegel genähert werden, um Verluste durch Spritzen zu vermeiden. Außerdem stelle man einen sehr langen und dicken Platindraht zum Umrühren und Herabstoßen seitlich hängenbleibender Partikelchen in die Schmelze, bedecke manchmal wieder und beobachte durch den bleibenden Zwischenraum, ob die Masse ins Schäumen gerät, um dann sofort die Flamme momentan beiseite zu stellen und den Deckel umgekehrt auf ein bereit stehendes umgestülptes Becherglas zu legen. Bei mittelhoher Flamme lasse man so die Schmelze mehrmals bis zur Tiegelmitte emporsteigen und unterbreche jedesmal wie oben angegeben wurde. Erscheint bei ruhigem Fluß die ganze Masse völlig klar (nach $^1/_2$—1 Stunde Schmelzdauer), so löscht man die Flamme, bläst kalte Luft gegen den Tiegelboden, legt den Deckel in die Mitte eines großen Becherglases und läßt die sich leicht durch schwachen Druck ablösende Schmelze darauf fallen, giebt den Tiegel ebenfalls hinzu und übergießt alles mit 250—300 ccm kaltem Wasser. Sobald nach mehreren Stunden völlige Lösung erfolgt ist, entfernt man Tiegel und Deckel △, filtriert von einer Spur Kieselsäure[1] ab, und zwar direkt über dem litergroßen kurzhalsigen Kolben *a*, Figur 39, und kocht nunmehr $^1/_2$—$^3/_4$ Stunden in einem lebhaften, durch Wasser (*b*) gewaschenen Kohlensäurestrome, wobei sich die Titansäure als feines weißes Pulver abscheidet, während Zirkon

[1] Die hier nur als Verunreinigung aus den Reagentien (Ammonfällung im Becherglas etc.) herrühren kann.

gelöst bleibt. Man filtriert jetzt auf einem geräumigen Filter möglichst heiß, gießt bei anfänglichem Trübedurchlaufen das Filtrat so lange zurück, bis es völlig klar erscheint, wäscht mit heißem Wasser aus und verascht im Platintiegel = weiße TiO_2. Die vom Glase vermittelst einer kräftigen Federfahne nicht mechanisch

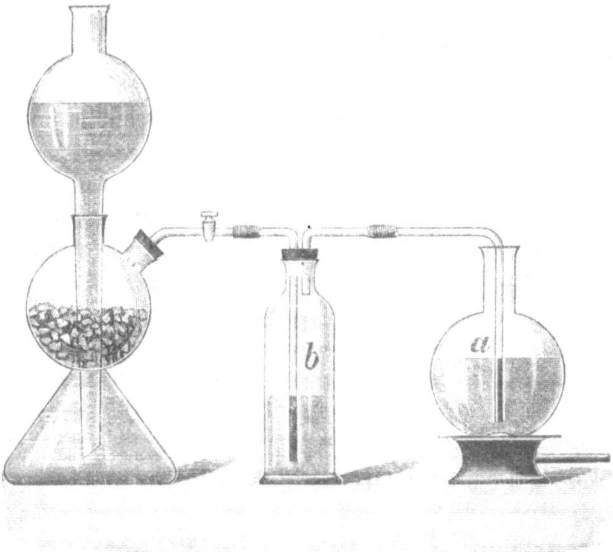

Figur 39.

entfernbaren festen Belege lassen sich noch gewinnen, wenn man neuerdings heißes Wasser und etwas Natronlauge in den Kolben schüttet und einige Zeit auf dem Wasserbade erwärmt. Man säuert nun mit Essigsäure an und vereinigt den in schillernden Flittern sich loslösenden Rest mit der ersten Abfiltration.

Das Filtrat von der Titansäure wird nach dem Einengen auf 100—150 ccm kochendheiß mit Ammon gefällt = Zirkonerde + Thorerde (siehe deren Trennung S. 308) und weitere in kleinsten Mengen schwer zu charakterisierende und noch nicht trennbare seltene Erden, welche ich bei verschiedenen Gesteinsanalysen antraf und vorläufig als X bezeichnete.

Liegen größere Titansäuremengen vor, so muß die im Kohlensäurestrome gefällte Titansäure wiederum mit $HNaSO_4$ aufgeschmolzen und ausgekocht werden, da sie gern Zirkonerde mitreißt. Oder man nimmt eine nochmalige Trennung von Titansäure und Zirkonerde in essigsaurer Lösung nach STREIT und FRANZ[1] vor.

Dasselbe gilt für eine titanhaltig gebliebene Zirkonerde, da aus einem Doppelsalz von Titan-Zirkon durch Kochen nicht vollständig alle Titansäure fällt.

Genaue, für die Gesteinsanalyse so wichtige Trennungsmethoden der seltenen Erden sind sehr erwünscht und beschäftigen mich gegenwärtig auch damit zusammenhängende Versuche.

Die gesamten Filtrate von Fe_2O_3, Al_2O_3 und TiO_2 (S. 207), welche noch den Kalk, die Magnesia, die fixen Alkalien und außerdem Mangan, das durch Ammoniak bei Gegenwart von Chlorammonium nicht fällbar war, enthalten, werden nach ganz schwachem Ansäuern mit Essigsäure (Lackmuspapierprobe) auf ein mäßiges Volumen (150—200 ccm) eingedampft, zum Kochen erhitzt und mit 10—15 ccm einer siedenden konzentrierten Lösung von Ammoniumoxalat[2] gefällt. Bei geringem Kalkgehalt bleibt die Lösung anfangs klar und scheidet erst nach längerem Stehen Calciumoxalat ab. Dasselbe wird absitzen gelassen und die darüber stehende Flüssigkeit mit einem Tropfen Ammonoxalat geprüft, ob alles ausgefällt. Ist dies der Fall, so läßt man abkühlen und kann nach etwa 4—6 Stunden filtrieren. Der magnesia- und alkalihaltige Niederschlag wird mit heißem Wasser ausgewaschen und auf dem Filter wieder in verdünnter Salzsäure gelöst. Die ablaufende salzsaure Lösung des oxalsauren Kalkes wird in dem zur Kalkfällung selbst angewandten Becherglase aufgefangen und das Filter mit heißem Wasser gut ausgewaschen. Das Filtrat wird nun zum Kochen erhitzt, 5 ccm konzentrierter Ammoniumoxalatlösung hinzugegeben und der Kalk durch vorsichtigen Zusatz von heißem Ammoniak gefällt und wie oben behandelt. Nach 2—4 Stunden wird das Calciumoxalat abfiltriert, mit heißem Wasser ausgewaschen, im Platintiegel verascht, schließlich vor dem Gebläse bis zur Gewichtskonstanz geglüht und als CaO gewogen (vgl. S. 24). Erscheint der Kalk rein weiß, so ist er als manganfrei anzusehen; zeigt er sich jedoch mehr oder minder braun gefärbt, so deutet das auf die Anwesenheit von Mangan. Alsdann wird das Calciumoxyd in verdünnter Essigsäure gelöst, wobei ein

[1] Journ. f. prakt. Chem. **108**, 65.

[2] Man benutzt hierzu am allersichersten eine reine Oxalsäure (s. S. 24), wägt sich entsprechend der zu erwartenden Kalkmenge 0·25—1 g ab, löst in 10 ccm Wasser und macht mit Ammoniak schwach alkalisch.

Teil Mn_3O_4 zurückbleibt, den man abfiltriert, während ein anderer Teil sich in der Lösung befindet, aus welcher er nach Verdünnung auf ca. 75 ccm Volumen durch Zusatz von etwas Bromwasser und unbedecktes Erwärmen auf dem H_2O-Bade wieder herausgefällt wird, um ihn mit der ersten schon gesammelten kleinen Manganmenge zu vereinigen. Da aber der Mn-Niederschlag Kalk mitreißt, so löst man wieder auf dem Filter mit Salzsäure + Wasserstoffsuperoxyd und fällt endgültig in einer ammoniakalischen Lösung von H_2O_2 (S. 43). Auch kann man das nicht von Essigsäure gelöste Mangan unabfiltriert lassen und zu der Manganfällung durch Brom nehmen u. s. f.

Anm. 1. Die Fällung der Sesquioxyde mit Ammon nach den früheren Vorschriften: heiße Lösung, Vermeidung eines unnötigen Überschusses und vollständige Vertreibung des letzteren durch offenes Erhitzen auf dem Wasserbade, der Asbestplatte etc. (nicht kochen) leidet an den folgenden Mängeln. Erstens wird durch das längere Erwärmen der Niederschlag schlechter filtrierbar, so daß man zum Auswaschen die doppelte und mehrfache Zeit braucht, zweitens zieht er Kohlensäure an und reißt dadurch Calciumcarbonat mit nieder und drittens säuert sich die Flüssigkeit infolge der Dissociation des Ammoniumchlorids wieder etwas an, so daß man gerade das Gegenteil von dem, was man verhüten wollte, erreicht: die Lösung von Thonerdespuren. Bei reichlicher Gegenwart von Ammonsalz löst ein wässriger Überschuß von Ammon kein Aluminium auf und man hat jetzt den angenehmen Vorteil einer raschen Filtration. Wenn mitunter bei dem Einengen der essigsauren Filtrate von neuem einige hellgefärbte Flocken erscheinen, so kann dies bei der Gesteinsanalyse auch mit der Gegenwart von Phosphaten, eventuell seltenen Erden wie Titansäure, Zirkonerde etc. zusammenhängen, deren verschiedene Gemische mit anderen Basen merkwürdige chemische Anomalien aufweisen. Bei der zweiten unumgänglich notwendigen Ammonfällung löst man die mitgerissene Magnesia durch Kochen (S. 207), ohne den Überschuß des Reagens dabei völlig zu verjagen. Hier kommt eine Mitfällung von Calciumkarbonat in Wegfall, weil Spuren von Kalk durch die Ammonsalze in Lösung gehalten werden, während nur die Filtrierfähigkeit des Niederschlages etwas durch das Sieden leidet.

Die Fällung von Eisen und Thonerde in essigsaurer Lösung mit Ammonacetat (Borsäuremethode) oder essigsaurem Natron (Sodaaufschließung) hat mir fortgesetzt so schlechte Erfahrungen (Verstopfung der Filterporen, Durchlaufen und Wiederauflösungen von Eisen- und Aluminiumspuren, unvollständiges Fällen der Thonerde) eingebracht, daß ich sie nie mehr benutze.

Anm. 2. Sind größere Mengen von Kalk und Magnesia zu trennen, so kann sich dem Calciumoxalat leicht Magnesia beimengen, namentlich wenn man die Unvorsichtigkeit begeht, den Niederschlag des besseren Absetzens halber längere Zeit auf dem H_2O-Wasserbade stehen zu lassen, daher ist auch von diesem Gesichtspunkte aus die Fällung zu wiederholen. Man merke sich vor allem, die vorschriftmäßig ausgeführte Calciumoxalatfällung sofort vom Feuer zu nehmen und zum Erkalten bei Seite zu stellen.

Das Filtrat wird nun in einer Platinschale oder einer geräumigen dünnwandigen Porzellanschale eingedampft und zuletzt unter fortwährendem Umrühren mit einem Spatel oder Glasstabe zur Trockne gebracht. Die an dem Rührstabe hängengebliebenen Salzteilchen werden mit Hilfe eines starken Platindrahtes entfernt und darauf Stab und Draht mit einigen Tropfen heißen Wassers abgespült. Nachdem auch dieses Wasser wieder verdampft ist, wird die Schale zur Entfernung der letzten Spuren Wasser und Säure erst noch längere Zeit auf dem Wasserbade und schließlich einige Stunden auf einem offenen Luftbade[1] getrocknet, worauf man unter einem gut ziehenden Abzuge die Ammonsalze verjagen darf. Es gelingt dies am besten mittelst eines Fletschersiebbrenners, nur bedeckt mit einem großen Asbestdrahtnetz. Ob die letzten Spuren von Ammonsalzen völlig vertrieben sind, erkennt man, wenn man die Schale auf einen hohen Dreifuß, der ein stabiles großes Nickeldrahtdreieck trägt, setzt und mit einer Langflamme rotierend erhitzt. Treten keine Dämpfe mehr auf, so war die Operation vollendet.

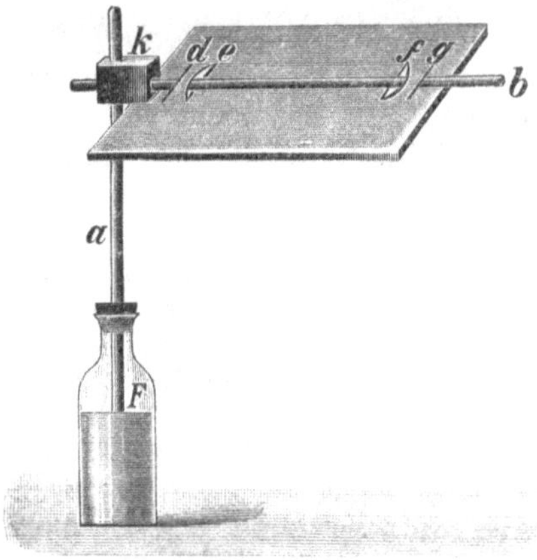

Figur 40.

[1] Im hiesigen Laboratorium sind hierzu große, aber relativ niedrige Nickelbecher im Gebrauch. — Als Staubschirm hat sich uns die folgende praktische Form, Figur 40, sehr bewährt. In einem großen, mit Sand oder Eisenfeile beschwerten sogenannten Pulverglase (für 1 Kilo Präparat) *F* befindet sich eingekorkt ein starker Glasstab *a*, am oberen Ende durch den Kork *k* gehend, welcher seinerseits noch einen zweiten ebenfalls langen aber dünneren Stab *b* trägt. Über letzteren wird vermittelst der Spalte *d*, *e*, *f*, *g* ein Stück weiße Zeichenpappe geschoben, die sich unterhalb des Glasstabes in einem tiefen Korkeinschnitt horizontal hält. Bei Abrauchungen von Flußsäure auf dem Wasserbade u. s. f. sind die Glasstäbe *a* und *b* durch saubere Holzstäbe ersetzt.

Schließt die rückständige Ammonsalzmasse mutmaßlich viel Nitrat ein, so benutzt man zum Verjagen desselben vorteilhafter (des freiwerdenden Chlors wegen) eine Berliner Rundschale als Platin (vgl. S. 205).

Ferner hat man zu bedenken, daß die Alkalien als Chloride zugegen sind, unter welchem Verhältnisse jedes zu starke Glühen zu unterlassen ist (S. 26).

Der Glührückstand wird in wenig Wasser und verdünnter Salzsäure gelöst, um von Verunreinigungen (Kieselsäure, Kohle, Platin etc.) abzufiltrieren, und die klare Flüssigkeit in einer nicht zu kleinen tiefen, dünnwandigen Porzellanschale scharf eingetrocknet. Nun nimmt man in einer geringen Menge Wasser (5—10 ccm) auf, fügt eine Messerspitze reines rückstandlos verdampfbares Quecksilberoxyd hinzu und trocknet neuerdings ein unter 3—4 maliger Wiederholung der Operation, damit sich möglichst vollständig die folgende Reaktion

$$MgCl_2 + HgO = MgO + HgCl_2$$

vollzieht. Darnach trocknet man noch einige Zeit (mit Uhrschale bedeckt) im Kupferschranke bei 100—110°.

Zur endgültigen Umsetzung des Magnesiumchlorids mit dem Quecksilberoxyd und zur Entfernung des gebildeten Quecksilberchlorids, sowie des überschüssigen Oxydes wird die Schale in einem gut ziehenden Abzuge über einer kleinen Flamme längere Zeit erwärmt, jedoch so, daß der Boden nicht glüht; später ist die Flamme etwas zu vergrößern und ganz schwach zu erhitzen, bis eben die dunkelste Rotglut eintritt, worauf man die Flamme auch ringsum seitlich zur Wirkung kommen läßt. Nachdem auf diese Weise alles Quecksilber entfernt ist, wird der Rückstand mit warmem Wasser extrahiert, von der ausgeschiedenen Magnesia abfiltriert und dieselbe ausgewaschen. Bei Gegenwart von reichlicheren Mengen von Magnesia (über 1 Prozent) muß die Behandlung mit Quecksilberoxyd wiederholt werden.

Die gesammelte Magnesia wird samt Filter in einem Porzellantiegel unter dem Abzuge (rückständiges HgO!) verascht und längere Zeit geglüht. Ist Mangan vorhanden, so findet sich dieses wie beim Kalk (S. 214) auch hier bei der Magnesia. Zur Trennung beider verfährt man folgendermaßen: Das Gemisch von Magnesia und Manganoxyd wird in einer Porzellanschale in Salzsäure gelöst und abgedampft, der Rückstand mit Wasser und verdünnter Salzsäure aufgenommen, event. von Kieselsäure-Verunreinigungen abfiltriert, das Filtrat in der Wärme mit Natriumkarbonat neutralisiert, bis ein bleibender Niederschlag entsteht, mit verdünnter Essigsäure wieder deutlich angesäuert und endlich das Mangan mit Brom gefällt. Im Filtrate wird die Magnesia in gewöhnlicher Weise als Ammondoppelphosphat abgeschieden. Oder man löst die manganhaltige Magnesia in 2—3 ccm Eisessig, 1 ccm verdünnte Salzsäure + 10 Wasser und tröpfelt diese Flüssigkeit in überschüssiges Wasserstoffsuperoxyd-Ammon (10 konz. NH_3, 10 H_2O_2 und 10 H_2O) u. s. f. (vgl. S. 43). Ist kein Mangan da, so löst man die gewogene Magnesia in Essigsäure und sieht zu, ob Kieselsäure resp. Thonerde zurückbleibt, von denen man abfiltriert etc. Erweist sich aber das Präparat als rein, so ist eine nochmalige Wägung als $Mg_2P_2O_7$ nicht nötig.

Zur Bestimmung der Alkalien wird nun alles Magnesiafiltrat in einer kleinen Porzellanschale mit einigen Tropfen Salzsäure zur Trockne verdampft, mit 2—3 ccm Wasser wieder aufgenommen, darauf mit überschüssigem Platinchlorid versetzt, so daß sowohl Kali wie auch Natron vollständig in die entsprechenden Doppelsalze übergehen und neuerdings auf einem warmen (nicht kochenden) Wasserbade langsam bis fast zur Trockne gebracht, weil bei Anwendung von Kochhitze das Natriumplatinchlorid leicht wasserfrei und damit teilweise unlöslich werden kann. Nach dem Erkalten der Schale wird der noch breiige Rückstand mit 20 bis 30 ccm starkem 80—85 proz. Alkohol übergossen[1] und eine Stunde bedeckt stehen gelassen, wobei mehrere Male das Salzpulver mit einer Federfahne umgerührt und zerteilt werden soll. Hierbei wird sämtliches Natriumplatinchlorid, sowie das überschüssige Platinchlorid gelöst und der Alkohol selbst muß eine tiefgelbe Farbe angenommen haben, während das Kaliumplatinchlorid als goldgelbes Krystallpulver zurückbleibt. Letzteres sammelt man mittelst starken Alkohols (Spritzflasche) auf einem kleinen Filter und wäscht es hinterher unter Absaugen aus (6- oder 7mal), bis der zuletzt ablaufende Spiritus vollkommen farblos erscheint. Nach Entfernung des Platinkonus wird das Kaliumplatinchlorid im Trichter bei 50° getrocknet und direkt auf dem Filter

[1] Bilden sich bei dem Zusatz von Alkohol wolkenartige Trübungen, so deutet dies auf eine Ausscheidung von Kochsalz und es hat an Platinchlorid gefehlt, was sehr häufig vorkommt bei Verwendung zu schwacher Lösungen desselben.

durch Aufspritzen von heißem Wasser und Auswaschen quantitativ wieder gelöst (Becherglas unterstellen). Dieses Filtrat ist in einem mit Deckel gewogenen mittelgroßen Porzellantiegel zur Trockne einzudampfen, um am Ende die reine Verbindung bis zur Gewichtskonstanz auf 120—130° zu erhitzen ($^1/_2$—1 Stunde).

$K_2PtCl_4 : K_2O = a$ (die gewogene Menge) $: X$.

Enthält die wässrige Kaliumplatinchloridlösung kleine Mengen von Alkohol, so kann sich während des Verdampfens derselben reduziertes metallisches Platin ausscheiden. Am sichersten ist, das noch alkoholfeuchte Filter mit dem Niederschlage an der Luft trocken werden zu lassen und, um solches schneller zu erreichen, den Alkohol vorerst mit Äther zu verdrängen.

Anstatt des Alkohols kann man sich auch mit Vorteil eines Gemisches von Alkohol und Äther (3 : 1) zum vollständigen Ausfällen, sowie zum Waschen des Kaliumplatinchlorids bedienen.

Die früher gebräuchliche Methode, das Kaliumplatinchlorid auf einem gewogenen Filter zu sammeln, ist infolge der Unbequemlichkeit, das Filter erst allein, später mit dem Niederschlag auf ein konstantes Gewicht zu bringen, recht zeitraubend. Auch wird der Niederschlag bei 105° nicht leicht völlig trocken und über diese Temperatur hinaus wirkt er bereits zersetzend auf das Papier ein. Es ist deshalb die eben beschriebene Art bedingungslos vorzuziehen.

Das alkoholische Filtrat, Natriumplatinchlorid und überschüssiges Platinchlorid enthaltend, wird in einem Becherglase[1] auf dem Wasserbade langsam eingedampft, der Rest mittelst heißen Wassers in einen geräumigen Porzellantiegel gespült und darin zur Trockne gebracht. Hierauf wird der Tiegel anfangs im Trockenschrank bei 150° getrocknet und später mit freier Flamme zur Zersetzung des Natriumplatinchlorids bis zur dunklen Rotglut längere Zeit geglüht (auch die Randpartien). Nach dem Erkalten laugt man den Tiegel mit heißem Wasser aus und dampft das Filtrat, welches vollkommen farblos sein muß — ist es gelblich gefärbt, so deutet das auf Vorhandensein noch unzersetzten Platinsalzes und man hat den Zersetzungsprozeß zu wiederholen — in einer gewogenen Platinschale unter Zusatz von 15 Tropfen verdünnter Schwefelsäure ein. Die überschüssige

[1] Alkoholische Salzlösungen steigen in Porzellanschalen allmählich über die Ränder hinaus.

Schwefelsäure wird hierauf im Luftbade und die letzte Spur über freier Flamme verjagt, worauf man vor dem Gebläse nur bis zum völligen Schmelzen glüht und alsdann wägt. Das zurückbleibende Natriumsulfat ist zur Kontrole mit wenig Wasser wieder aufzunehmen, mit einigen Körnchen reinem Ammoniumkarbonat einzutrocknen, erst im Nickelbecher,[1] dann über dem Bunsenbrenner zu erhitzen und zuletzt vor dem Gebläse kurz zusammenzuschmelzen.

$$Na_2SO_4 : Na_2O = a : X.$$

In den meisten Fällen genügt die unmittelbare Wägung des Natriums als Natriumchlorid, wozu man den nach dem Glühen des Natriumplatinchlorids erzielten Extrakt mit Salzsäure angesäuert im gewogenen geräumigen Porzellantiegel eindampft, hierauf sehr anhaltend im Nickelbecher erhitzt und nun 5—10 Minuten bis zum beginnenden Schmelzen glüht.

$$2\,NaCl : Na_2O = a : X.$$

In gleicher Weise kann auch nach der Abscheidung der Magnesia das vorhandene Gemisch von $KCl + NaCl$ gewogen werden. Nach erfolgter Wägung des Kaliumplatinchlorids läßt sich alsdann das Natrium auch indirekt berechnen, und muß dieses Resultat mit dem aus der direkten Wägung (Na_2SO_4 oder $NaCl$) erzielten übereinstimmen.

Interessant ist die von Bunsen vorgeschlagene Reduktion des Natriumplatinchlorids in einer Atmosphäre von Wasserstoffgas. Hierzu kommt die das Natron enthaltende Lösung in den ca. 200 ccm fassenden Kolben *a*, Figur 41, um zunächst den Alkohol auf einem Wasserbade zu verdampfen resp. abzudestillieren, wobei meistens schon der größte Teil des Natriumplatinchlorids zersetzt wird:

$$Na_2PtCl_6 + 2\,C_2H_6O = 2\,NaCl + Pt + 4\,HCl + 2\,C_2H_4O.$$

Den aus Pt, NaCl, Na_2PtCl_6 und wenig Wasser bestehenden Rest übergießt man mit Wasser und erhitzt ihn bis zur vollständigen Entfärbung der Flüssigkeit in einem Wasserstoffstrome,[2] was 2—4 Stunden und länger dauern kann. Will man einer in dem Bereich der Möglichkeit liegenden Explosion ($Pt + H + O$!)

[1] Versäumt man dies, so spritzt es stark vor dem Glühen.

[2] R. Bunsen: Anleitung zur Analyse der Aschen und Mineralwasser. II. A. **1887**, 20.

sicher vorbeugen, so verdrängt man die Luft vor der Ingangsetzung des Versuches durch Kochen oder einfacher mit CO_2 und durch letztere am Schluß wieder das Wasserstoffgas.

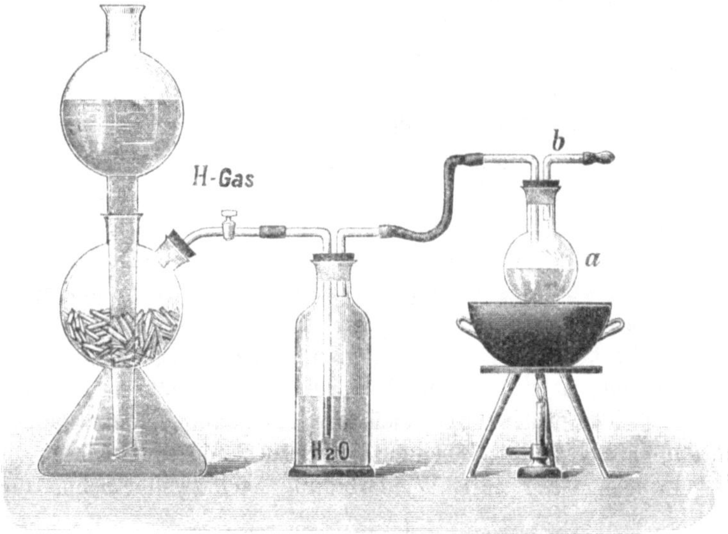

Figur 41.

Auch ist es sehr vorteilhaft, den Wasserstoff unter Druck einwirken zu lassen, indem man das Knierohr *b* mit einem Schlauch-Stöpsel verschließt bei etwas geöffnetem Apparatenhahne.

Anm. 1. **Man kann die Zersetzung des Natriumplatinchlorids in NaCl + Pt (Glühen im Porzellantiegel) beschleunigen, wenn man der Lösung etwas alkalifreie Oxalsäure zufügt:**

$$Na_2PtCl_6 + 2\,C_2H_2O_4 = 2\,NaCl + Pt + 4\,HCl + CO_2.$$

Anm. 2. **Einzelne Analytiker zersetzen das Natriumplatinchlorid durch Glühen im Wasserstoffstrome (Roseescher Tiegel). Vorsicht: Verflüchtigung von Kochsalz!**

Bestimmung von Lithium neben Kalium und Natrium.

1. Extraktionsmethode mit Äther-Alkohol.

Hat man in einem Silikat, wie Spodumen, Glimmer, Turmalin etc., neben Kali und Natron auch Lithion zu bestimmen, so ist der nur die Alkalichloride enthaltende eingeengte Teil in einem kurz- und weithalsigen Kolben von 100—150 ccm Inhalt völlig zu trocknen, darnach 1 Stunde im Kupferschranke auf 125—130° zu erhitzen, mit einem gewöhnlichen Korkstöpsel verschlossen im Glockenexsiccator erkalten zu lassen und am Ende mit wasserfreiem Äther-Alkohol[1] (gleiche Gewichtsteile) zu extrahieren. Man verfährt in der Weise, daß man die erhaltene Trockenmasse mit 25—30 ccm Gemisch übergießt, verkorkt $^1/_2$ bis 1 Stunde unter öfterem Schütteln stehen läßt, durch weiches durchlässiges Filtrierpapier gießt, diese Extraktion nun mehrmals und unmittelbar hintereinander wiederholt (unter Zerdrücken des Unlöslichen mit einer Federbürste), geschickt die Hauptmasse mit auf das Filter giebt △, Kolben und Filter mit Äther-Alkohol auswäscht (Spritzflasche), alles Natrium-Kaliumchlorid nach dem Trocknen an der Luft in warmem Wasser löst und nach S. 218 trennt, während das in einem großen Becherglase aufgefangene Äther-Alkoholfiltrat vorsichtig auf nicht zu heißem Wasserbade eingetrocknet wird. Dieser Rückstand ist mit kochendem Wasser aufzunehmen, in eine kleine Platinschale überzuführen, mit 15 bis 20 Tropfen verdünnter Schwefelsäure einzudampfen, abzurauchen, zu glühen und endlich eben zusammenzuschmelzen (Gebläse), worauf gewogen wird,[2] unter Wiederholung nach zweiter Schmelzung.

2. Wägung des Lithiums als Phosphat.

Nur zur Bestimmung des Lithiums, im besonderen kleinster Mengen, zu benutzen.

Man übersättigt die schwach saure Lösung sämtlicher Chloride ein wenig mit Natron, fügt die erforderliche Menge Na-Phosphat hinzu und trocknet ein (H_2O-Bad). Der Rückstand wird mit 25 ccm kaltem verdünnten Ammon 1 : 4 übergossen, damit verrührt, das Unlösliche abfiltriert, mit kaltem Ammon gewaschen und das Filtrat nach Wiedereintrocknung nochmals mit etwas NH_3 extrahiert u. s. f. zur Gewinnung letzter Spuren von Lithiumphosphat.

Alles auf einem gewogenen Filter gesammelte Lithiumphosphat kann entweder bei 100° getrocknet und bestimmt werden, oder man glüht es schwach im Platintiegel, indem man

[1] Der zu benutzende Alkohol ist über Ätzkalk und der Äther über scharftrockenes Chlorcalcium zu destillieren.

[2] Vgl. auch S. 206 u. 210. Die lithionfesthaltenden Eigenschaften des Aluminiumtrihydroxyds veranlassen sogar gewissenhafte Mineralanalytiker zu einer 3 maligen Ammonfällung.

das sehr sorgfältig vom Niederschlag befreite Papier für sich einäschert.

$$2\,Li_3(PO_4)_2 : 3\,Li_2O = a : X.$$

Im Anschluß an die Bestimmung und Trennung der Alkalien sei hier noch derjenigen des Ammons gedacht.

I. Trennung eines Gemenges von KCl, NaCl und NH_4Cl.

1. 0,5—1 g Substanz werden nach dem Trocknen bei 50° und Wiedererkalten in einem geräumigen Porzellantiegel gewogen und darnach mit zollhoher Flamme geglüht bis zum konstanten Gewicht. Der erzielte Verlust ist = der vorhandenen Menge von Salmiak.

Die restierenden fixen Alkalichloride trennt man nach S. 218.

2. Man fällt Kalium und Ammon mit Platinchlorid, wägt sie als Platindoppelsalze in einem Porzellantiegel (S. 219), glüht unter vorherigem Zusatz von Oxalsäure (S. 221) und extrahiert mit warmem Wasser das freigewordene Chlorkalium. Es ist nun unter Zusatz von Salzsäure einzutrocknen und als KCl zu wägen: Ammon-Kaliumplatinchlorid — Kaliumplatinchlorid = vorhandenes Ammonchlorid. Das Natrium bestimmt man als NaCl nach S. 220.

II. Trennung eines Gemenges von NaCl + NH_4Cl.

1. NH_4Cl durch Glühverlust wie bei I. 1., wodurch auch gleichzeitig die Menge des vorhandenen Natriumchlorids festgestellt ist.

2. Mit Platinchlorid genau wie KCl + NaCl (S. 218) = direkte Bestimmung beider.

III. Trennung eines Gemenges von KCl + NH_4Cl.

1. NH_4Cl und KCl durch Glühverlust wie bei I. und II.

2. Man fällt und wägt beide als Platinhalogenide, glüht, extrahiert das KCl und wägt es (siehe I. 2.), aus welchen Daten sich der vorhandene Salmiak berechnet.

Ebenso läßt sich das Ammon in den korrespondierenden Nitraten und Sulfaten durch Glühverlust ermitteln. Die analogen Fällungen mit Platinchlorid würden sich dagegen kompliziert gestalten, weshalb man hier vorteilhafter das folgende Destillationsverfahren verwenden wird. Dasselbe ist immer erforderlich, wenn das Ammon an verschiedene Säuren gebunden ist oder überhaupt komplizierte Gemische desselben mit anderen Verbindungen vorliegen. Man benutzt zum Übertreiben des durch Kali, Natron, Kalk oder Magnesia in Freiheit gesetzten Ammoniaks den folgenden Destillierkolben, Figur 42, der sich als sehr praktisch erwiesen hat. Hierzu schüttet man entweder die abgewogene lufttrockene Substanz oder die betreffende neutrale resp. saure Lösung in den Kolben, wirft ein Stück Lackmuspapier nach und stellt den ganzen Apparat auf, d. h. den obigen Kolben in Verbindung mit einem LIEBIGschen Kühler nebst Vorstoß, Saugflaschen-

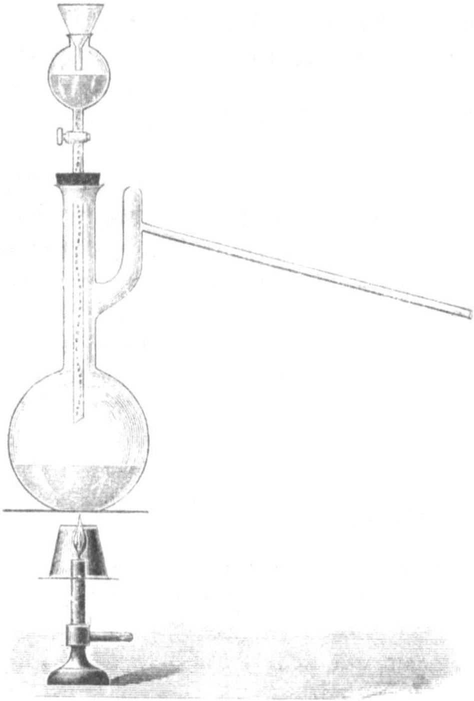

Figur 42.

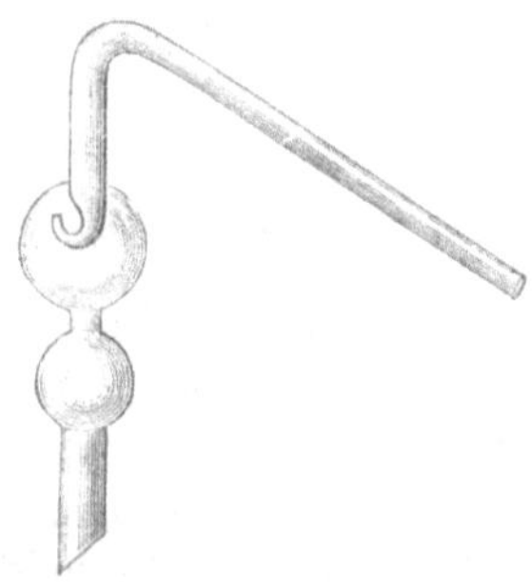

Fig. 43.

vorlage und einem abschließenden Péligotrohr (S. 177), welch letzteres auch sehr passend durch eine WILL-VARRENTRAPPsche Absorptionsvorlage (FRESENIUS, Quantit. Anal. 6. Aufl. II, 66) ersetzt werden kann. Alsdann läßt man unter Schwenken der Flüssigkeit aus dem Tropftrichter so viel starke Natron- oder Kalilauge hinzutröpfeln, bis das Lackmuspapier deutlich gebläut bleibt, worauf man in der Kochhitze alles Ammoniak überdestilliert, was durchschnittlich für 0,75 g angewandte Substanz $^3/_4$—1 Stunde dauern wird. Die Vorlagen zur Aufnahme des Ammons sind mit verdünnter Salzsäure 1 : 4 gefüllt. Das Ende des Vorstoßes taucht nicht in die Flüssigkeit[1], aber das noch folgende Absorptionsgefäß schließt die direkte Verbindung mit der Außenluft ab. Zur Verhütung des Stoßens giebt man gleich anfänglich ein Häufchen Zinkspähne in den Kolben, aus denen sich fortwährend geringe Mengen Wasserstoffgas entwickeln: $Zn + 2\,NaOH = ZnNa_2O_2 + H_2$. In den gesammelten Vorlageflüssigkeiten bestimmt man gewichtsanalytisch das Ammon entweder als Ammoniumplatinchlorid (S. 218) oder als Ammonchlorid, das letztere durch Eindampfen und Trocknen bei 95—100° im gewogenen geräumigen Porzellantiegel bis zur Gewichtskonstanz.

Eine andere sehr gebräuchliche Destillation des Ammoniaks in alkalischer Lösung erfolgt unter Verwendung des in Figur 43 S. 224) abgebildeten Aufsatzes, bei welchem durch ein in die Kondensationskugel eingesetztes Hakenrohr mechanisches Überspritzen von fixem Alkali sicher vermieden wird.

Fresenius bedient sich zur Ammoniakdestillation einer zunächst aufwärts gerichteten und am Ende wieder destillierrohrmäßig umgebogenen, tubulierten Retorte u. s. f. (dessen Handbuch VI. Aufl. I. 224. Vgl. auch das. 226 Schlösings Austreibung des Ammoniaks in der Kälte durch Kalkmilch).

Aufschlufs mit Soda.

Zur Bestimmung von SiO_2, Al_2O_3, Fe_2O_3, TiO_2, MnO, CaO und MgO wird wenigstens 1 g des Pulvers in einem großen Platintiegel mit der 6 fachen Menge reiner kalzinierter Soda mittelst eines dicken Platindrahtes oder eines dünnen, spitz ausgezogenen Glasstabes gemischt und dieser mit etwas kohlensaurem Natron abgespült resp. mit einem Haarpinsel oder einer Federfahne rein gefegt.

Die Anwendung von kohlensaurem Natron-Kali resp. Kaliumkarbonat allein ist nur bei sehr schwer aufzuschließenden Substanzen notwendig. Soda ist deshalb zum Schmelzen vorzuziehen, weil Natronsalze von den einzelnen Niederschlägen nicht so leicht und stark wie die Kalisalze mitgerissen werden.

Der Tiegel wird zunächst bedeckt einige Zeit zur Vertreibung von Wasser nur ganz schwach erwärmt, alsdann 10 Minuten über

[1] Was infolge der großen chemischen Energie, womit Ammondämpfe von Mineralsäuren verschluckt werden, nicht nötig ist.

voller Flamme erhitzt und hierauf $^1/_4$—$^1/_2$ Stunde, je nach der Zusammensetzung des Gesteins, vor dem Gebläse geglüht, bis das ruhige, gleichmäßige Fließen der Schmelze die Beendigung der Kohlensäure-Entwicklung[1] und damit des Aufschlusses anzeigt; zuletzt werden auch die Seitenwände des Tiegels incl. Deckel geglüht, um dadurch das etwa Hinaufgespritzte aufzuschließen. Nunmehr wird die Flamme abgedreht und sofort ein kräftiger Luftstrom gegen den Tiegel geblasen oder letzterer auf eine dicke Eisenplatte gestellt. Auf diese Weise springt die Schmelze leicht von den Tiegelwandungen ab und ist durch vorsichtiges Beklopfen und Drücken der Wände ziemlich vollständig herauszubringen. Man läßt sie in eine geräumige Platinschale fallen, löst den noch im Tiegel und am Deckel hängengebliebenen Rest mit heißem Wasser und wenig verdünnter Salzsäure und giebt ihn ebenfalls hinzu, was nur ein momentanes, sofort aufhörendes geringfügiges Aufbrausen zur Folge hat.

Zur Abscheidung der Kieselsäure werden jetzt zu der Schmelze unter Bedecken mit einem Uhrglase ca. 50 ccm Wasser und 60 konz. reine Salzsäure hinzugefügt, oder man digeriert dieselbe länger mit heißem Wasser, unter Erneuern des verdampften, und säuert dann erst vorsichtig mit starker Salzsäure an, wenn die ganze Masse zu einem Pulver zerfallen ist. Manche Silikatschmelzen wie diejenige von Basalt, Thonschiefer, Granat etc. lösen sich fast vollständig und demzufolge rasch auf, während andere größere Klumpen Kieselsäure zurücklassen, welche man im Verlaufe der Verdampfung sorgfältigst mit einem dicken knopfartig verbreiterten Glasstabe zerdrücken muß bis man keine Kohlensäure-Entwicklung mehr wahrnimmt. Um alle Kieselsäure unlöslich zu machen, wird die Flüssigkeit, nachdem die Kohlensäure durch längeres Erwärmen der bedeckten Schale vertrieben ist, eingedampft und zuletzt unter Umrühren und Zerkleinern der gröberen Teilchen mittelst eines Platinspatels zur Trockne gebracht, so dass schließlich eine kleinkrümliche, völlig trockne, keine Salzsäure-Dämpfe mehr ausstoßende Masse zurückbleibt. Die beim Trockenrühren am Spatel haften bleibenden Anteile müßen zeitweise mit einem besonderen Platinstab abgestoßen

[1] Die Aufschließung der Silikate durch Soda beruht auf der Bildung von Natriumsilikat:

$$CaSiO_3 + Al_2(SiO_3)_3 + 4Na_2CO_3 = CaCO_3 + Al_2O_3 + 4Na_2SiO_3 + 3CO_2.$$

werden. Man kann auch am Ende die Salzmasse mit einem Achatpistill ordentlich zerreiben, durch welche Manipulation sich die Salzsäure sehr rasch und vollkommen entfernen läßt, allein man darf bei dem darauffolgenden Weitertrocknen dasselbe nicht in der Schale liegen lassen, weil der Achat bei längerem Erwärmen Risse bekommt, daher hat man es mechanisch mit dem Spatel und mit einer dünnstrahligen Spritzflasche zu säubern unter Verteilung der abtropfenden Flüssigkeit auf den gesamten Inhalt, worauf noch einige Zeit nachzutrocknen ist. Nun wird die Schale im Trockenschrank bei 108—110° $^1/_2$—1 Stunde getrocknet. Alsdann durchfeuchtet man das Trockengemenge mit konz. Salzsäure (ca. 7.5—10 ccm), giebt nach Verlauf von 10 Minuten 70—100 ccm warmes Wasser hinzu und erwärmt schließlich noch $^1/_4$ Stunde auf dem Wasserbade zur sicheren Lösung der etwa gebildeten basischen Chloride. Jetzt kann die ungelöst zurückbleibende amorphe Kieselsäure abfiltriert werden. Am besten geschieht dies, indem man sie nach dem Absetzen durch mehrmaliges Dekantieren mit heißem Wasser von dem größten Teile der anhängenden Salzlösung befreit und darnach erst auf das Filter bringt, worauf man mit heißem Wasser gewissenhaft auswäscht bis eine Probe des ablaufenden Wassers auf Platinblech rückstandslos verdampft oder mit Silbernitrat keine Chlorreaktion mehr liefert. Das Filtrat wird dann von neuem in derselben Platinschale zur Trockne eingedampft und in gleicher Art behandelt. Beim Wiederaufnehmen dieses Trockenrückstandes mit Salzsäure und Wasser hinterbleiben noch geringe Mengen von Siliciumdioxyd, welche aber infolge von Beimengungen (Eisentitanat etc.) viel dunkler gefärbt sein können als die früher abgeschiedene Kieselsäure. Nach dem Abfiltrieren und guten Auswaschen werden beide Filter mit Inhalt hintereinander in einem größeren gewogenen Platintiegel naß verascht, erst über dem Bunsenbrenner und schließlich mindestens 5 Minuten vor dem Gebläse geglüht; nur dadurch ist es möglich, alles Wasser der Kieselsäure zu entziehen. Nach dem Wägen wird die Kieselsäure mit ca. 10 bis 15 Tropfen verdünnter Schwefelsäure durchfeuchtet, mit reiner überschüssiger Flußsäure übergossen, durch Rühren (Platinstäbchen) und gelindes Anwärmen gelöst, das Siliciumfluorid nebst Wasser auf dem Dampfbade verjagt und die überschüssige Schwefelsäure auf dem Luftbade (s. S. 30) abgeraucht. Es verbleibt noch ein geringer, meist rötlichgelb gefärbter Rückstand, welchen man unter Zusatz von etwas kohlensaurem Ammon — zur möglichst vollständigen Entfernung der Schwefelsäure — mit dem Bunsenbrenner schwach glüht. Das Gewicht des Rückstandes ist von dem der gefundenen Kieselsäure abzuziehen. Mitunter finden sich auch noch später (bei der Phosphorsäure und Thonerde) geringe Quantitäten Kieselsäure vor (S. 211), welche eventuell zu der hier erhaltenen Hauptmenge hinzugezählt werden müssen.

Die nunmehr vorzunehmende Trennung von Al, Fe, Ti etc. ist dieselbe wie früher (S. 207), nur reiht sich der Kalkbestimmung noch die Ausfällung der Magnesia als Ammon-Magnesium-Phosphat (nach S. 12) an, während die Alkalien bei der Anwendung der Sodaschmelze in einer besonderen abgewogenen Silikatmenge durch die folgende Aufschließung mit Flußsäure zu ermitteln sind.

Aufschlufs mit einem Gemisch von Flufssäure und Schwefelsäure.

Wenigstens 1 g der sehr fein gepulverten Substanz wird in einer großen Platinschale mit ca. 20—30 ccm Wasser vorsichtig durchtränkt und gemischt, ohne daß dabei Stäuben eintritt. Hierauf werden 50 Tropfen konz. Schwefelsäure (2—3 ccm) und 50—75 ccm chemisch reine Flußsäure[1] hinzugefügt und alles mit einem Spatel oder starken Platindraht gut durchgerüht. Alsdann verdampft man die Flüssigkeit auf dem Wasserbade und darauf die überschüssige Schwefelsäure im Nickelbecher. Nachdem so alle Kieselsäure als SiF_4 entfernt ist, wird der Rückstand mit 20—25 ccm konz. Salzsäure und ca. 100—150 ccm heißem Wasser aufgenommen, welche Operation meist ein längeres Erhitzen auf dem Wasserbade erfordert, da die entstandenen wasserfreien Sulfate, wie Gips etc. sich nur allmählich lösen. Man unterstütze den Prozeß durch fleißiges Umrühren. Sind hier noch etwaige Spuren ungelöst geblieben, so werden diese für sich abfiltriert, ausgewaschen und verascht. Vorhandener Graphit giebt sich jetzt durch seine auch nach dem Glühen unveränderte schwarze Farbe zu erkennen; Pyrite, welche Flußsäure und Schwefelsäure ebenfalls schwer angreift, hinterlassen abfiltriert und geglüht Eisenoxyd.

Das Filtrat (die salzsaure Lösung) wird nunmehr in einem mittelgroßen Becherglase zum Kochen erhitzt und Al_2O_3, Fe_2O_3,

[1] Beim Verdampfen keinen Rückstand hinterlassende konz. Flußsäure liefert die Firma Heraeus in Hanau. Bei ihrer Prüfung achte man besonders auf die Gegenwart von Schwefelsäure, Arsen und organische Verbindungen.

TiO_2 etc. mit einem mäßigen Überschuß von Ammoniak gefällt, der Niederschlag 5—6 mal gewaschen, nochmals in Salzsäure gelöst, von neuem gefällt und vollständig ausgesüßt. Auch hier ist es nötig, die erste Fällung sofort zu filtrieren, um die Beimengung von Calciumkarbonat zu verhindern, beim zweiten Male hingegen noch einige Zeit zu kochen, um die Magnesiumaluminate zu zerlegen. Aus dem Filtrate des Ammonniederschlages wird der Kalk wie auf S. 214 geschieden, sodann die Flüssigkeit verdampft und alles Ammonsalz verjagt (S. 216).

Der in der Schale verbleibende, meist grau gefärbte Rückstand wird mit heißem Wasser und einigen Tropfen verdünnter Essigsäure aufgenommen, die Lösung, ohne zu filtrieren, in ein mittelgroßes Becherglas gegossen, aufgekocht und durch eine annähernd berechnete Menge siedenden Bleiacetats die Schwefelsäure als Bleisulfat ausgefällt unter nachträglichem Zusatz eines geringen Überschusses des Fällungsmittels. Das Becherglas wird nun vom Feuer genommen und ein der Flüssigkeit gleiches Volumen Alkohol hinzugefügt. Es wird absitzen gelassen und zur Sicherheit mit einem Tropfen Bleiacetat geprüft, ob alle Schwefelsäure auch wirklich ausgefällt ist. Die weitere Behandlung der Fällung und das Abfiltrieren des Bleisulfats s. S. 89. Das schließliche Filtrat wird in einem Becherglase zum Verjagen des Alkohols auf dem Wasserbade eingeengt und alsdann in die kochend heiße Lösung zur Ausfällung des überschüssigen Bleis Schwefelwasserstoff in raschem Strome eingeleitet, bis sich das gebildete Schwefelblei vollständig abgesetzt hat und die darüber stehende Flüssigkeit geklärt erscheint. Hierauf filtriert man den Niederschlag und wäscht mit heißem Wasser tüchtig und schnell aus. Das Filtrat ist jetzt unter Zusatz von 10 ccm konz. Salzsäure[1] in einer Platinschale auf dem Wasserbade einzutrocknen und das rückständige Gemisch von Magnesium-, Kalium- und Natriumchlorid nach S. 217 zu trennen.

Die Überführung der Sulfate in Chloride vermittelst Bleiacetats behufs einer späteren glatten und scharfen Abscheidung der Magnesia, sowie einer vollkommen genauen Ermittelung der Alkalien hat neben schnellerer Ausführbarkeit gegenüber der Bariumchlorid-

[1] $MgSO_4 + Pb(C_2H_3O_2)_2 = Mg(C_2H_3O_2)_2 + PbSO_4$ und $Mg(C_2H_3O_2)_2 + 2HCl = MgCl_2 + 2C_2H_4O_2$; in derselben Weise verläuft die Umsetzung bei den Alkalisulfaten.

methode den unbestreitbaren Vorteil, daß weder das abgeschiedene Bleisulfat, noch das heiß gefällte Bleisulfid irgend welche Spuren von Alkali einschließen und beide Niederschläge rasch und leicht auswaschbar sind. Bei gleichzeitigem Vorhandensein von Lithion ist die Anwendung von Bariumchlorid überhaupt ausgeschlossen, weil das Bariumsulfat Lithiumsalz mitreißt, ganz ähnlich wie Aluminiumhydroxyd[1] (S. 206).

Aus obigen Erörterungen folgt weiterhin die Unzulänglichkeit des Aetzbarytverfahrens. Abgesehen davon, daß dieses, die Glasgefässe stark angreifende basische Hydrat schwer alkalifrei zu beschaffen ist, haftet nicht nur der MgH_2O_2-$BaSO_4$-Fällung Alkali an, sondern auch dem nachträglich zu entfernenden Bariumcarbonat (Ausfällung des überschüssig zugefügten Baryts durch Ammoncarbonat). Schließlich muß die Vertreibung der Ammonsalze durch Glühen 3—4mal wiederholt werden, da immer wieder kleine Mengen von gelöstem Ba-Carbonat zurückbleiben.

Magnesium läßt sich auch als neutrales Magnesiumoxalat von den Alkalien trennen, indem man die neutrale oder essigsaure Lösung des vorliegenden Sulfatgemenges (50 ccm) nach Zusatz der nötigen Menge reiner Oxalsäure (0.5—1 g) und des gleichen Volumens Eisessigs längere Zeit kocht (bedeckt). Ob der erhaltene Niederschlag gleich dem Calciumoxalat Alkali einschließt, was sehr wahrscheinlich ist, darüber liegen noch keine ausgedehnten Erfahrungen vor. Nach Verdampfung des nur die Alkalien enthaltenden Filtrates, Glühen des Rückstandes u. s. f. setzt man die restierenden Alkalisulfate mit Bleiacetat in Chloride um, weil die Trennung von schwefelsaurem Kali und Natron durch salzsaures Platinchlorid wissenschaftlich nicht für exakt gilt.

Anmerkung. Die Zersetzung von Silikaten durch gasförmige Fluorwasserstoffsäure vgl. Zeitschr. f. anal. Chem. **18**, 96.

Aufschliefsung mit Ammoniumfluorid, im Besonderen für die Mineralien der Andalusitgruppe.

Wie die bisherigen Resultate gezeigt haben, ist das Aufschließen der Silikate mit Borsäureanhydrid als eine ganz allgemein anwendbare Methode zu betrachten. Sie besitzt vor allem den großen Vorzug, daß man mit ihr jede Silikat-Analyse

[1] N. Jahrb. f. Min. etc. 1888 Bd. I, 196.

in eine einfache Zeolith-Analyse verwandelt und so nicht nur ganz bedeutend an Zeit spart, sondern auch infolge vereinfachter und verkürzter Operationen eine größere Genauigkeit erzielt.

Ich zweifle keinen Augenblick, daß meine einheitliche Methode das bisher übliche langandauernde Doppelverfahren, die obige Sodaschmelze in Verbindung mit der Fluorwasserstoff-Schwefelsäure-Aufschließung zu verdrängen geeignet ist, und im besonderen lenke ich die Aufmerksamkeit der Petrographen auf die Borsäureschmelze, welche mit ihrer Hilfe in einer Woche bequem eine vollständige Gesteinsanalyse auszuführen vermögen, wo unter den früheren Bedingungen wohl die doppelte Zeit dazu gehörte.[1]

Allein ich sollte auch bald eine Ausnahme von der allgemeinen Regel kennen lernen, und zwar bei dem Versuche, den Disthen, ein Mineral der Andalusitgruppe, zu analysieren. Hier versagte die Methode, indem dies Silikat nur unvollständig von Borsäure aufgeschlossen wurde (s. S. 232).

Diese seltenen mineralogischen Vorkommnisse besitzen überhaupt ein abnormes Verhalten gegen Aufschließungsmittel, was ich schon früher einmal bei der Auffindung eines mit dem Andalusit, oder dem Dumortierit verwandten Minerals in argentinischen Graniten durch J. Romberg[2] genauer zu untersuchen Gelegenheit hatte, und hierorts auch den analytischen Chemikern in Verbindung mit meinen neuesten Erfahrungen zur Kenntnis bringen möchte. Ich beobachtete bei dem mir zur Verfügung gestellten Material die folgenden Verhältnisse: Das amethystfarbige Pulver wird bei dem Glühen im Platintiegel vollständig weiß; vor dem Gebläse sintert es stark, schmilzt indessen nicht. Mit Fluorcalcium-Hydrokaliumsulfat-Gemisch giebt es am Platindraht deutlich die grüne Borflamme. Ganz charakteristisch ist das Verhalten gegen Flußsäure und H_2SO_4. Das üblich feine Pulver wird davon nur teilweise zersetzt; von 1.0756 g Substanz blieben nach wiederholter Behandlung mit dem obigen Gemische, Verdampfen auf dem Wasserbade, Verjagung der überschüssigen H_2SO_4 u. s. f. 0.4300 g unaufgeschlossen. Auch die Behandlung mit NH_4F erwies sich als vergeblich. Nach vielfachen Versuchen

[1] Obige Zeitangabe hat lediglich die Erfahrung gelehrt, da meine zahlreichen analytischen Praktikanten bei Benutzung der Borsäuremethode annähernd die Hälfte der Zeit wie bei Anwendung des kombinierten Soda-Flußsäureverfahrens gebrauchen.

[2] N. Jahrb. f. Min. etc. Beilage-Band 8, 340.

fand ich endlich, daß sich das anhaltend und stark geglühte Material durch NH_4F vollständig aufschließen läßt.

Hierzu überschüttet man dasselbe in dem für diesen Zweck nicht zu kleinen Tiegel mit 10 ccm konz. Ammoniak, verdünnt mit Wasser, säuert jetzt mit konz. Flußsäure stark an, verdampft, schmilzt längere Zeit im Nickelbecher (a. a. O.) und verjagt schließlich das überschüssige Ammoniumfluorid durch Steigerung der Temperatur. Die restierenden Silicofluoride werden alsdann durch Behandlung mit verdünnter Schwefelsäure (2—3 ccm konz. Säure + 5 ccm Wasser), Eindampfen, Abrauchen der überschüssigen Säure in Sulfate übergeführt, welche in heißer, verdünnter Salzsäure völlig löslich sind.

Die Bestimmung der Kieselsäure (cf. unten) etc., sowie der Alkalien wurde mit den zuerst erhaltenen reinsten Krystallen ausgeführt, während diejenige der Borsäure (S. 263), die direkte Wasserbestimmung, sowie die Probe auf Fluor mit einem nachträglich gesandten, vielleicht nicht ganz so beimengungsfreien Material geschah.

1·0724 g gaben 0·3754 SiO_2; 0·0116 TiO_2; 0·5522 Al_2O_3; 0·0112 Fe_2O_3; 0·0030 CaO und 0·0160 $Mg_2P_2O_7$ = 0·0058 MgO.

0·8859 g geglühtes Pulver gaben nach dem Aufschlusse mit NH_4F = 0·1656 K_2PtCl_6 (0·0508 KCl) = 0·03210 K_2O und 0·0195 Na_2SO_4 = 0·0085 Na_2O.

Unaufgeschlossen blieben bei der Operation 0.0079 g, welche von der ursprünglich abgewogenen Menge Substanz (0.8938 g) abgezogen wurden.

B_2O_3-Bestimmung: 0·5380 g Mineral gaben nach MARIGNAC-BODEWIG[1] 0·2282 Magnesiumborat; 0·0200 des letzteren erwiesen sich chlorfrei, der Rest von 0·2082 gab 0·5255 $Mg_2P_2O_7$ = 0·1893 MgO und 0·0072 SiO_2.

MgO in Summa . .	= 0·2075 g
SiO_2	= 0·0072 g
	0·2147 g
MgO + B_2O_3 + SiO_2	= 0·2282 g
MgO + SiO_2 . . .	= 0·2147 g
B_2O_3	= 0·0135 g = 2·51 %

Das Mineral muß höchst fein gepulvert werden, weil sonst bei dem Schmelzen mit Kaliumcarbonat als dem geeignetsten Aufschließungsmittel zur Bestimmung der Borsäure und Kieselsäure ein kleiner Teil (ca. 0.01—0.02 g) unaufgeschlossen bleibt.

[1] Zeitschr. f. anorgan. Chemie 6, 62.

Glühverlust: 0·5974 g verloren 0·0190 g (zum Schluß vor dem Gebläse) = 3·18%.

Direkte Wasserbestimmung nach meiner Methode mit Bleichromat:[1] 0·6026 g gaben 0·0182 H_2O = 3·02%.

Hieraus ergiebt sich für das Mineral die folgende Zusammensetzung:

SiO_2	=	35·01%
B_2O_3	=	2·51 „
TiO_2	=	1·08 „
Al_2O_3	=	51·49 „
Fe_2O_3	=	1·04 „
CaO	=	0·28 „
MgO	=	0·54 „
K_2O	=	3·62 „
Na_2O	=	0·96 „
H_2O	=	3·02 „
zusammen		99·55%.

Glühverlust = 3·18%.
Das Fe als FeO berechnet = 0·94%.
Spuren von Li_2O, etwas organische Substanz, kein Fluor.

Das spezifische Gewicht des Mineralpulvers, welches durch Aussuchen mit der Lupe möglichst sorgfältig isoliert war (erstes Analysenmaterial), wurde mittelst pyknometrischer Messung zu 3.255 bei 13,5° C. bestimmt.

Ich bin noch mit speziellen Versuchen beschäftigt, welche die Bedingungen feststellen sollen, unter denen die Mineralien der Andalusitgruppe von Borsäure sicher und vollständig aufgeschlossen werden in der festen Annahme, daß auch dieses gelingen muß.

Zu den durch Borsäure nicht aufschließbaren Mineralien gehört auch der Chromeisenstein, Cr_2O_3 . FeO, welcher nur seiner Silikatbeimengungen halber hierher gerechnet wird (vgl. dessen Analyse S. 193).

Von Flußsäure und Schwefelsäure nicht zersetzbar ist ferner der Turmalin und muß daher zur Bestimmung seiner Alkalien entweder die Borsäure-Methode oder die Ammoniumfluoridschmelze benutzt werden (vgl. Berichte **22**, 218).

---

[1] Ber. d. D. chem. Ges. **22**, 221.

Überführung von Sulfaten in Chloride[1] durch Schmelzen derselben mit B_2O_3 und seine nachherige Vertreibung als Borsäuremethyläther.

Im Anschluß an die gefundene, leichte Vertreibung der Borsäure gelang auch weiterhin eine analytisch sehr verwendbare Methode der Überführung von Sulfaten in Chloride. Hierzu braucht man dieselben nur mit der 4—5fachen Menge Borsäureanhydrid im Platintiegel gepulvert und gut gemischt so lange zusammenzuschmelzen, bis keine Schwefelsäuredämpfe mehr entweichen, was sehr bald der Fall ist. Die erhaltene Schmelze wird dann ebenso behandelt, wie es S. 200 genau beschrieben ist. Man vergesse nicht einen reichlichen Zusatz von Salzsäure, um das Spritzen der Borsäurelösungen auf dem Wasserbade zu vermeiden. Das entstandene Borat resp. Boratgemisch kann auch direkt mit Salzsäure-Methylalkohol aufgelöst werden, um noch rascher die Borsäure zur Verdampfung zu bringen.

Nach obiger Methode wurden bereits Gemenge von Natrium-Kalium- und Magnesiumsulfat quantitativ in Chloride umgesetzt und ebenso leicht glückte die diesbezügliche Aufschließung von Schwerspat und eigentlichen Metallsulfaten.

0.5 g Sulfat brauchten durchschnittlich 15—30 Minuten Schmelzdauer bis eine Probe davon, in Salzsäure gelöst, mit Bariumchlorid keine Reaktion mehr aufwies.

Mit großem Vorteil läßt sich auch die neue Methode auf die mit Fluorammonium aufgeschlossenen Silikate anwenden (vgl. S. 233), um sie unmittelbar durch Verjagung der Schwefelsäure in lösliche Chloride überzuführen, was vielleicht auch ganz direkt mit dem Rückstand von der Ammonfluoridaufschließung (S. 232) gelingen dürfte.

Aufschliefsung der Silikate durch Bleikarbonat, Bleioxyd und Wismutoxyd.

Der erste, welcher mit Erfolg den Versuch machte, Silikate durch Zusammenschmelzen mit Bleioxyd quantitativ zu zersetzen, war G. Bong.[2] Später gaben W. Hempel und R. F. Koch[3] dem

[1] Zeitschr. f. anorg. Chem. **12**, 223.

[2] Fresen. Zeitschr. f. anal. Chem. **18**, 270.

[3] Ebendaselbst **20**, 496. Vgl. auch T. M. Chatard, Amer. Journ. Sc. [Sill.] (1885) **29**, 379.

Wismutoxyd den Vorzug. Ich selbst hatte ganz kürzlich Gelegenheit, die Vorzüge der Bleioxydaufschließung bei der Ausführung einiger Topasanalysen gemeinschaftlich mit H. JAMES LOCKE zu erproben.[1] Die vielen Erfahrungen, welche ich in der letzten Zeit bei der Veraschung und Wägung von Blei- und Wismutoxyden in Platingefäßen machte,[2] brachten mich auf den Gedanken, die Silikate durch direktes Vermischen mit reinem Bleikarbonat und darauf folgendes Schmelzen im Platintiegel aufzuschließen. Aus diesen äußerst glatt verlaufenden Versuchen entstand der folgende allgemeine Gang der Silikatanalyse.[3]

Das hierzu erforderliche, chemisch reine Bleikarbonat stellt man sich zweckmäßig durch Fällen einer heißen Lösung von Bleiacetat mit einer berechneten Menge von Ammonkarbonat dar. Der erhaltene körnige Niederschlag wird zunächst in einem hohen Becherglase durch wiederholtes Dekantieren ausgewaschen, alsdann auf mehreren Schnellfiltern (nicht Faltenfiltern)[4] verteilt, vollkommen mit kochendem Wasser ausgewaschen (zum Schluß unter Absaugung), vom Fließpapier ohne Verletzung desselben vorsichtig abgelöst und schließlich in einer geräumigen Porzellanschale unter Umrühren bei Wasserbadhitze völlig getrocknet. Zur Aufschließung bedient man sich eines größeren starkwandigen Platintiegels von 52—53 mm Höhe und 45 mm Obenweite, welcher zusammen mit Deckel annähernd 72 g wiegt. Man erhält so bessere Schmelzen und vermeidet zugleich am sichersten die Verflüchtigung geringer Mengen von Alkali. Zur Ausführung der Schmelze selbst giebt man die 10—12 fache Menge trockenes Bleikarbonat in den Tiegel, schüttet das im Röhrchen abgewogene lufttrockene und sehr feine Gesteinspulver darauf, mengt innig mit dem Glasstäbchen etc. und erhitzt das ganze bedeckt zunächst allmählich unter Näherung einer zollhohen Flamme etwa 15 bis 20 Minuten, wobei der weitaus größte Teil der Kohlensäure entweicht, darauf erst stärker bis zum ordentlichen Schmelzen bei Rotglühhitze (nur ca. ein Drittel der Tiegelhöhe darf wirklich

[1] Zeitschr. f. anorg. Chem. **6**, 168 und 321.

[2] Ber. deutsch. chem. Ges. **26**, 1497 und 2909; **27**, 2228.

[3] Um den Platintiegel braucht man nicht im mindesten besorgt zu sein. Bei der von mir vorgeschriebenen Behandlungsweise wird derselbe weniger angegriffen als durch Natriumkarbonat- oder Hydroalkalisulfatschmelzen.

[4] Von DESAGA in Heidelberg zu beziehen.

glühen).[1] Man achte hierbei sorgfältig auf Verwendung einer tadellos leuchtfrei brennenden Flamme, um jede Einwirkung reduzierender Gase auf den Tiegelinhalt vollkommen auszuschließen. Nach 10—15 Minuten langem Schmelzen taucht man den Tiegel so glühend heiß wie möglich in kaltes destilliertes Wasser, mit der Vorsicht, den Deckelverschluß durch die Faßzange möglichst wenig zu verschieben, um das Herausspringen kleiner Schmelzpartikelchen zu verhüten. Mit kleinen Nachhilfen durch Klopfen auf die Bodenfläche und gelindes Drücken der Wandungen läßt man nun den Schmelzkuchen in eine große Berliner Schale fallen, fügt entsprechende reichlichere Mengen von reiner konz. Salpetersäure und heißem Wasser hinzu und verdampft das ganze auf dem Wasserbade unter fleißigem Zerkleinern der nach und nach zerfallenden und immer weicher werdenden Schmelzstücke, bis am Ende bloß mehr oder weniger hellfarbige Kieselsäureflocken in der Flüssigkeit umherschwimmen. Inzwischen hat man auch den nur einen geringen Anflug bildenden Schmelzrest im Platintiegel mit Wasser und etwas starker Salpetersäure in ein kochendes Wasserbad gesetzt, worauf nach kurzer Zeit die erhaltene Lösung inkl. etwas Kieselsäure mit der Hauptmenge vereinigt werden kann. Die auf dem Wasserbade scharf getrocknete Salzmasse durchfeuchtet man nochmals mit wenigstens 20—25 ccm konz. Salpetersäure und dampft von neuem zur Staubtrockne ein. Dieser Rückstand wird nach dem Erkalten mit 10 ccm konz. Salpetersäure angefeuchtet, 10 Minuten ruhig damit stehen gelassen, hierauf mit 75—100 ccm Wasser versetzt, $^1/_4$ Stunde auf dem Wasserbade erwärmt und nun von der Kieselsäure abfiltriert, welche man schließlich mit kochendem Wasser sorgfältigst auswäscht, anfänglich unter gleichzeitigem Zusatz von etwas Salpetersäure. Das Filtrat von der Kieselsäure wird in der Kälte mit einem reichlichen Überschuß von konz. Salzsäure versetzt zur Abscheidung der Hauptmenge des Bleies als Chlorid, welches letztere man nach dem Absetzen unter Saugen abfiltriert und mit kalter Salzsäure (1 Vol. konz. Salzsäure : 1 Vol. Wasser) auswäscht. Das Filtrat hiervon dampft man von neuem in einer geräumigen Schale zur Trockne, vorzugsweise um alle vorhandene freie Salpetersäure völlig zu entfernen. Der hierbei bleibende

[1] Enthält ein Silikat organische Substanz, so ist es zunächst bei gelinder Glühhitze davon zu befreien und nun erst mit dem zugeschütteten Bleikarbonat zu mischen.

Rückstand wird mit 30 ccm verdünnter Salzsäure (1 : 4) und ebenso viel Wasser versetzt, 15 Minuten auf dem Wasserbade erwärmt und erkalten gelassen; worauf man noch vorhandene geringe Mengen Bleichlorid auf einem gut durchlässigen Filter sammelt und mit kaltem Wasser rasch auswäscht. Das jetzt resultierende Filtrat enthält nur noch unbedeutende Mengen von Blei, welche endlich mit Schwefelwasserstoff quantitativ ausgefällt werden müssen. Man leitet zur sicheren Erreichung dieses Zweckes zuerst das Gas kalt ein, erwärmt später noch einige Zeit, bis sich das gebildete Bleisulfid gut abgesetzt hat, und läßt schließlich die Flüssigkeit im Schwefelwasserstoffstrome erkalten. Der meist geringe Niederschlag wird abfiltriert und mit warmem Wasser unter fortdauerndem Zusatz von frischem Schwefelwasserstoffwasser ausgewaschen. Man hat vor allem darauf zu achten, daß die Bleiausfällung eine wirklich vollständige ist, weil sonst der weitere Gang der Analyse dadurch bei fast sämtlichen Bestimmungen in der unliebsamsten Weise gestört wird, bezw. ungenaue Resultate liefert. Zunächst muß man aus dem bleifreien Filtrate allen Schwefelwasserstoff durch Konzentrierung der Lösung entfernen, ehe man das Eisen durch Salpetersäure oder Wasserstoffsuperoxyd oxydiert zur Vornahme des allgemeinen Trennungsganges von Eisen, Thonerde, Mangan, Kalk, Magnesia, Kali und Natron (s. diesen).

Die Aufschließung der Silikate durch Metalloxyde bedeutet eine ganz beträchtliche Zeitersparnis gegenüber der früher üblichen Art zu arbeiten (die Sodaschmelze in Verbindung mit der Fluß-Schwefelsäurezersetzung) und kann, was die Genauigkeit der damit erzielten Resultate anlangt, mit der bewährten älteren Arbeitsweise ruhig in die Schranken treten. Allein im Vergleich zu den großen Vorzügen der neuen Borsäure-Methode muß auch das obige Verfahren völlig zurücktreten und wird sich nunmehr auf wenige spezielle Fälle zu beschränken haben, wie Analyse der Andalusitmineralien und Topase. Für die letztere Anwendung ist es besonders deshalb von Interesse, weil man auf diesem Wege zu einer gleichzeitigen, annähernd genauen Bestimmung ihres Kieselsäuregehaltes gelangen kann, und zwar wie folgt:[1] Ungefähr 0.7—0.8 g fein gepulverter Topas werden

[1] Zeitschr. f. anorg. Chem. **6**, 321.

mit der fünffachen Menge Bleioxyd im Platintiegel innig gemischt und 15—20 Minuten lang mäßig geglüht. Die erhaltene Schmelze wird nun schnell abgekühlt und in eine große Platinschale gegeben (S. 198), worin sie mit konz. Salpetersäure unter sorgfältigem Zerteilen solange auf dem Wasserbade zu dirigieren ist, bis sich alles Bleioxyd vollständig in das weiße Nitrat verwandelt hat. Die im Platintiegel zurückgebliebenen Reste werden für sich ähnlich behandelt und die zwei Flüssigkeiten zuletzt vereinigt. Hierauf verdampft man zur Trockne, erhitzt den Rückstand noch eine halbe Stunde im Luftschranke auf 110°, durchfeuchtet sodann die Salzmasse mit konz. Salpetersäure, verdünnt entsprechend, erwärmt von neuem und extrahiert zunächst die löslichen Salze der Hauptmenge nach mit heißem Wasser, um jetzt erst alle Kieselsäure abzufiltrieren und gut auszuwaschen. Diese Kieselsäure wird im Platintiegel geglüht und gewogen. Nach der Behandlung derselben mit Flußsäure und Schwefelsäure u. s. f. beträgt der Rückstand 0.0060 g,[1] wovon ein kleiner Teil (0.0005 bis 0.0010 g) aus Thonerde, die Hauptmenge aber aus Bleisulfat bestand.

Außer dieser Bestimmungsart der Kieselsäure im Topas ist noch die Ammonkarbonatmethode durchführbar, bestehend in der Aufschließung des Topases mit der sechsfachen Menge Kaliumkarbonat, Behandlung der Schmelze mit heißem Wasser, wiederholter Fällung des löslichen Teiles mit Ammonkarbonat etc. (vgl. S. 267), ein jedenfalls sehr mühsames und zeitraubendes Verfahren. Im Durchschnitt fallen die letzteren Kieselsäurewägungen um 0.5—1 Proz. höher aus als diejenigen der Bleioxydschmelze. Allein die letztere liefert den deutlichen Beweis, daß bei Gegenwart von starker Salpetersäure sich aus den vorliegenden Gemischen von Kieselsäure und Flußsäure oder Fluorid kein Siliciumfluorid entwickelt. Ob wirklich sehr kleine Mengen an Kieselsäure bei der Bleioxydmethode verloren gehen, kann sich erst aus einer größeren Anzahl von Bestimmungen sicher ergeben, welche auch zur Umgehung eines etwa noch vorhandenen Fehlers führen werden.

Anm. 1. Für die Isolierung der Kieselsäure in dem Topas unter Zuhilfenahme der Sodaaufschließung ist noch ergänzend zu bemerken, daß sich die Hauptmenge derselben bei dem in Wasser unlöslichen Teile der Schmelze befindet. Mit diesem werden die sämtlichen Ammoncarbonat-

[1] Die nach dem Ammonkarbonatverfahren isolierte Kieselsäure hinterliess im Mittel 0·0050 g Rückstand.

niederschläge vereinigt und alles gemeinschaftlich mit überschüssiger Salzsäure behandelt, eingetrocknet u. s. f. (S. 181). Die einzelnen mit der Säure extrahierten und ausgewaschenen Filter sind aufzubewahren und zusammen zu veraschen und der Rückstand nach Abzug der Filteraschen als Kieselsäure anzusprechen (mit Flußsäure zu prüfen!)

Anm. 2. Da wo viel Filteraschen die Genauigkeit des Resultates mit beeinflussen, spielt ein minimaler und zuverlässig festgestellter Aschengehalt derselben eine Hauptrolle. Die früheren Analytiker mußten sich selbst ihre sog. quantitativen Filter herstellen, indem sie das in verschieden große Scheiben zerschnittene Filtrierpapier mit angesäuertem Wasser (ein Reagensglas konz. Salpetersäure[1] auf einen Liter Wasser) extrahierten (eintägiges Stehenlassen mit demselben in großen Schalen oder Bechergläsern), darnach durch anhaltendes Dekantieren (unter Auspressen) wuschen, bei mäßiger Hitze (70—80°) wieder trockneten und nun von je 5—10 Stück derselben Aschenbestimmungen zur Gewinnung von Mittelwerten ausführten, alles Operationen, welche nicht bloß peinlichste Sorgfalt, sondern auch viel Zeit erforderten. Für besondere wissenschaftliche Untersuchungen wurde eine kleinere Auswahl von Filtern extra einer Flußsäurebehandlung in Platinschalen unterworfen u. s. f. Wer sich diese Arbeit sparen wollte, begnügte sich mit schwedischem Fließpapier, das infolge seiner Herstellung unter Benutzung eines außergewöhnlich reinen Betriebswassers nur Spuren von fixen Salzen enthielt. Aller Mühewaltungen in Erledigung der so wichtigen Filterfrage sind wir gegenwärtig enthoben durch die fabrikmäßige Darstellung quantitativer Filter von Schleicher & Schüll in Düren a. Rhein und anderen Firmen, welche selbst im Gebrauch für die substilsten Analysen nichts zu wünschen übrig lassen. Es giebt jetzt im Handel alle Arten von Papier und Formen mit völlig zuverlässigen Aschenangaben. Bei Analysen wissenschaftlich sehr verantwortlicher Natur, wie Atomgewichtsbestimmungen etc., wird man stets eigene Kontrolen über die garantierten Zahlenangaben der Handelsware anstellen, oder sich selbst eine Anzahl quantitativer Filter präparieren.

Anm. 3. Gegen die Benutzung von Wismutoxyd an Stelle des Bleicarbonats resp. Bleioxyds ist im allgemeinen nichts zu entgegnen, nur läßt sich reines Wismutoxyd schwieriger darstellen als Bleicarbonat; außerdem wissen wir noch nicht, was alles eine große Masse von basischem Wismutnitrat resp. -sulfid mitzureißen vermag. Wismutnitrat anstatt des Oxyds zur Schmelze zu nehmen, halte ich für unrationell, da die bei dem Erhitzen in übermäßigen Quantitäten entweichenden Stickoxyde feste Substanz mechanisch fortführen (vgl. S. 30) und die frei werdenden Gemenge von salpetriger Säure, Stickstoffdioxyd etc. auch das Platin angreifen.

Anm. 4. Die Bleicarbonat-Methode liefert in wirklich erfahrenen und geübten analytischen Händen jederzeit zuverlässige Resultate, aber man kann wohl zugestehen, daß sie nicht leicht in ihrer Ausführung ist. Sicherlich

[1] Salzsäure ist nach Bunsen weniger ratsam, weil die Cellulose unauswaschbares Cl (also chemisch gebundenes) zurückhält.

wird das Metalloxyd-Verfahren jetzt nur in den weiter oben angegebenen wenigen Ausnahmefällen zur Verwendung kommen, wo einstweilen noch die Borsäuremethode versagt.

Chromeisenstein.

Zu den Silikaten rechnet man häufig den Chromeisenstein, weil er fast regelmäßig von ihnen begleitet wird. Da schmelzende Borsäure aber das Chromoxydeisenoxydul nicht zersetzt, schließt man denselben entweder mit Salzsäure unter Druck S. 190)[1] oder durch Glühen mit der 10fachen Menge Soda auf. Zu letzterem Zweck benutzt man eine flache Platinschale mit steilen und hohen Rändern (Ber. X, 10 u. 343), um durch Mitwirkung des Luftsauerstoffs eine rasche vollständige Oxydation zu Chromsäure zu erreichen. Im bedeckten Platintiegel geht die Chromatbildung nur sehr langsam von statten (1—2stündiges Schmelzen vor dem Trommelgebläse) und setzt zudem ein überaus feines Pulver voraus.

Am allerbesten hat sich mir die Benutzung eines geräumigen Platintiegels und direktes Einleiten von trockenem Sauerstoffgas durch dessen durchbohrten Deckel bewährt. Man beginnt mit dem Zuleiten des Gases erst, wenn die Schmelze ruhig fließt.

Heinrich Rose schmilzt das Chromerz zunächst mit 10 bis 12 Teilen Hydrokaliumsulfat ($KHSO_4$) zusammen, fügt nunmehr das doppelte Gewicht Soda-Salpeter (2 : 1) hinzu und glüht neuerdings.

Die Analyse des Minerals erfolgt nach den Grundlagen von S. 225, sowie 47 und 50.

Anm. 1. Ich zweifle keinen Augenblick, daß sich der Chromeisenstein unter gewissen Verhältnissen auch durch Borsäure aufschließen läßt und werde daher Versuche hierüber anstellen.

Anm. 2. Eine besondere Methode der Aufschließung der Silikate zur Ermittelung ihres Alkaligehaltes rührt von L. Smith (Ann. Chem. Pharm. 159, 82) her. Sie beruht auf der zersetzenden Wirkung eines Gemisches von Calciumkarbonat und Ammonchlorid, womit die sehr fein gepulverte Substanz in einem schräg gehaltenen cylinderförmigen Platintiegel vorsichtig erhitzt wird.

Zu gleichem Zwecke hat man auch wasserfreies Barythydrat (unter einer Decke von Bariumkarbonat) empfohlen, wozu ein Silbertiegel

[1] Die Aufschließung mit Schwefelsäure 4 : 1 T. kann für die quantitative Bestimmung der Chromeisensteinbestandtheile nicht empfohlen werden, da diese Säure den Gang der Analyse erheblich erschweren würde.

genommen werden muß, weil der Ätzbaryt Platin stark angreift, oder auch nur kohlensauren Baryt (im Platintiegel). Bei letzterer, sehr hohe Glühhitze erfordernden Aufschließungsart sind Alkaliverluste zu befürchten.

Anm. 3. Aufschließungsversuche mit Ammoniak, sowie mit Ammonkarbonat unter Druck habe ich schon vor 3 Jahren von einem meiner Schüler anstellen lassen und zwar in einem mir von der Firma Desaga gelieferten, in etwas größeren Dimensionen als üblich hergestellten Autoklaven, in dessen Innenraum bequem kleine und tiefe Platinschalen gestellt werden konnten. Nebenher wurden auch diesbezügliche Versuche in einer Pfungst-schen Aluminiumbroncebombe (Chemiker-Zeitung **1891**, 963) unternommen. Leider mußte damals durch Rückkehr meines Mitarbeiters in seine Heimat, den Vereinigten Staaten, diese Arbeit unterbrochen werden und blieb infolgedessen liegen. Inzwischen wurde ein gleichartiges Aufschließungsverfahren patentirt (Chemiker-Z. **1895**, 2168).

Anm. 4. Liegt für eine wissenschaftliche Untersuchung, z. B. eines Zeolithes, nur zu einer Gesamtanalyse ausreichendes Material vor, so ist mit Zuhilfenahme der Borsäure-Methode die Möglichkeit ihrer Bewerkstelligung gegeben, indem man zunächst nach den Angaben auf S. 183 u. s. f. unter Benutzung eines geräumigen Platintiegels die betreffenden Wasserverluste feststellt und nunmehr den Rückstand (jedoch nicht vor dem Gebläse geglühten) mit der 8—10 fachen B_2O_3 bei fleißigem Umrühren zusammenschmilzt etc.

Vor Auffindung der Borsäuremethode habe ich einen von Lenk in mexikanischen Gesteinen entdeckten Heulandit, wovon nur 0·45 g vorhanden waren, nach obigem Prinzip mit Bleioxyd aufgeschlossen und analysiert, so daß aus den erzielten Werten dessen Formel berechnet werden konnte.

Hoffentlich gelingt mir noch eine gleichzeitige direkte Ermittelung des Wassers vermittelst der Borsäureschmelze, so daß auch Silikate wie Hornblende etc. unter obwaltenden Umständen analysierbar sind.

Mitunter ist es von wissenschaftlicher Bedeutung, den in einem Gestein oder Mineralsilikat bestehenden Gehalt an in HCl löslicher Substanz neben dem darin unlöslichen Bestandteil zu kennen. Die Erledigung einer so gestellten Aufgabe soll das hier aufgeführte instruktive Beispiel der Löslichkeit des Labradors von der St. Paulsinsel in Salzsäure lehren.

Die Lieferung eines experimentellen Beitrages in der vielfach erörterten Frage, ob die als isomorphe Gemische von Natriumaluminium- und Calciumaluminium-Silikat aufzufassenden Feldspate an Salzsäure den Anorthitanteil abzugeben vermögen, oder ob die gesamte Feldspatsubstanz darin zum Teil löslich ist, war die Veranlassung zu den im nachfolgenden mitgeteilten Analysen. Die Resultate derselben sprechen zu Gunsten der letzteren Ansicht.[1] Die gefundenen Differenzen im SiO_2-, Al_2O_3-, CaO- und Na_2O-Gehalte der salzsauren Lösung und des von Salzsäure ungelösten Anteils stellen sich so gering, daß ihr Ursprung wohl ausschließlich in nebensächlichen Umständen, wie nicht absoluter Frische des Materials, Angreifbarkeit des Silikates durch Natronlösung in der Wärme[2] u. dergl., zu suchen ist.

I. Analyse des zu dem Versuche verwandten Feldspatmateriales.

II. Analyse der salzsauren Lösung des Feldspates.

1,5818 g Mineralpulver wurden in einer größeren, bedeckten Platinschale mit ziemlich starker Salzsäure 5—6 Stunden unter zeitweiliger Erneuerung der verdampften Säure im Kochen erhalten. Die Analyse der salzsauren Lösung lieferte folgende Resultate:

SiO_2[3] = 0·2956 g; Al_2O_3 = 0·1526 g; FeO = 0·0112 g; CaO(SrO) = 0·0750 g; MgO = 0·0007 g; Ka_2O = 0·0013 g; Na_2O = 0·0296; in Summa 0·5660 g gelöste Substanz.

III. Analyse des in Salzsäure ungelöst gebliebenen Feldspates.

Zur Analyse wurden verwandt 0.4873 g für die Bestimmung der Kieselsäure, der Thonerde etc. und 0.4460 g für die Bestimmung der Alkalien.

Das spezifische Gewicht des untersuchten Feldspates betrug 2.688 g (2.1404 g Pulver verloren im Pyknometer 0.7960 g bei 16° C.).

Der Labrador der St. Paulsinsel schmilzt vor der Lötrohrflamme zu einem hellen Glase; das Mineralpulver ist aber im Platintiegel vor der Gebläseflamme nicht zusammenschmelzbar.

---

[1] Vgl. C. Klein: Festrede im Namen der Georg-Augusts-Universität Göttingen zur akad. Preisverteilung am 4. Juni 1886, pag. 23.

[2] Die bei dem nicht durch Salzsäure gelösten Teil des Labradors gebliebene Kieselsäure wurde demselben durch warme reine Natronlauge entzogen.

[3] Zusammen mit der bei dem in Salzsäure unlöslichen Teil des Labradors gebliebenen, aber aufgeschlossenen natronlöslichen Kieselsäure.

Zusammenstellung der Resultate.

	I. Analyse des zu dem Versuche verwandten Feldspatmaterials.	II. Die aus der salzsauren Lösung erzielten Werte führen auf die folgende Zusammensetzung des gelösten Feldspates.	III. Analyse des in Salzsäure ungelöst gebliebenen Feldspates.
SiO_2 =	54·09 %	52·23 %	54·34 %
Al_2O_3 =	27·82 „	26·96 „	29·36 „
FeO =	1·50 „	1·98 „	0·22 „
MnO =	Spur	Spur	Spur
CaO =	11·20 %	13·25 %	10·79 %
MgO =	0·05 „	0·12 „	—
SrO =	Spur	Spur	—
H_2O =	0·19 %	—	—
K_2O =	0·43 „	0·23 %	0·46 %
Na_2O =	4·76 „	5·23 „	5·49 „
Li_2O =	Spur	Spur	Spur
	100·04 %	100·00 %	100·66 %

Eine weitere Verwendung des erörterten Prinzips vergleiche noch Z. f. anorg. Chm. VII, 92: Über einen fluorfreien Humit.

Bestimmung des Wassers in Silikaten, welche dasselbe erst bei sehr hohen Glühtemperaturen vollständig abgeben, wie Turmalin, Vesuvian u. s. f. Dieselben dürfen auch gewisse Quantitäten Fluor enthalten. Gleichzeitig ist die nachfolgende Borax-Methode allgemein anwendbar.

Zur Ausführung des Verfahrens nimmt man ein 33 cm langes, starkwandiges Glasrohr aus schwer schmelzbarem Glase von 12 bis 14 mm innerer Weite, welches 10 cm oberhalb des einen Endes unter stumpfem Winkel doppelt gebogen und nach weiteren 7 cm so unter rechtem Winkel ebenfalls umgebogen wird, daß der zwischen den beiden Knieen liegende Teil einen stark verengten Gang darstellt. Zu besserem Verständnis möge Figur 44 dienen.

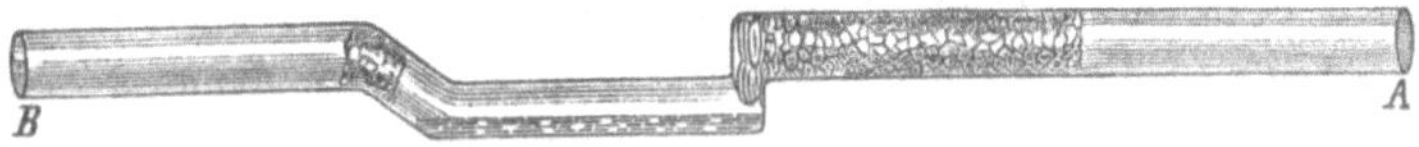

Figur 44.

Nachdem von der Seite *A* aus in die rechtwinklige Biegung ein Pfropfen von Glaswolle gepreßt ist, wird von der anderen

Seite *B* aus 1.5—2 g wasserfreier gepulverter Borax (vgl. dessen Herstellung weiter unten) in den mittleren Theil der Röhre eingefüllt und dann in die stumpfwinklige Biegung ein Glaswollpfropfen geschoben. Hierauf klammert man die so beschickte Röhre nahe bei *B* horizontal ein und umgiebt ihren mittleren Teil mit einer Asbestmuffel. Dann leitet man mit Hilfe eines Gasometers von *B* aus einen mäßig raschen Luftstrom in die Röhre, der vorher durch einen besonderen Trockenapparat von Wasser und Kohlensäure völlig befreit ist, und erhitzt nun in der Muffel $^1/_2$ Stunde auf 270—280°. Bei *A* ist ein Chlorcalciumrohr (ungewogen) zum Abschluß der Außenluftfeuchtigkeit angebracht. Hat das Thermometer $^1/_2$ Stunde obige Wärme gezeigt, so wird der Luftstrom allmählich geschlossen und die Flamme nebst Muffel entfernt. Es sei hier bemerkt, daß die Kugel des Thermometers an den mittleren Teil der Röhre in halber Höhe derselben angelegt werden muß. Die zum Austrocknen benutzte Muffel, welche als sehr praktisch empfohlen werden kann, besteht aus einem 18 cm langen, 4 cm weiten, an beiden Seiten offnen Cylinder von dünner Asbestpappe, durch zwei Längsschnitte zum Öffnen und Verschließen eingerichtet, letzteres unter Anwendung von Drahtligaturen. Im oberen Teile befindet sich eine Öffnung zur Einführung des Thermometers. Bei Ausführung vieler Analysen dürfte die Benutzung einer gleichgestalteten Muffel von Nickelblech mit Asbesteinlage anzuraten sein, da der Asbest für sich bald unbrauchbar wird. Nach dem vollständigen Erkalten der Röhre entfernt man mittelst Glasspirale oder Platindrahthaken den Glaswollpfropfen aus dem stumpfwinkligen Knie und bringt hierauf unter Zuhilfenahme einer Papiermulde und einer Federfahne 0.5—1 g Silikat zu dem Borax. Die aufs feinste gepulverte Substanz wird vorher zur Entfernung etwa mechanisch anhängender Feuchtigkeit wenigstens $^1/_2$—1 Stunde lang über ausgetrocknetem Sande im geöffnetem Wägegläschen liegen gelassen. Eine richtige Mischung der Substanz mit dem Borax geschieht am schnellsten durch rotierende und stoßende Bewegungen mit einer Platinspirale. Ist die Mischung vollendet, so wird der Glaswollpfropfen wieder an seinen alten Platz befördert, die Röhre bei *B* mit dem Trockenapparat verbunden und bei *A* ein gewogenes Chlorcalciumrohr mit dem ungewogenen vertauscht, letzteres aber wieder als Schutzrohr verwertet. Soll nicht bloß eine Wasserbestimmung, sondern auch eine Kohlensäurebestimmung gleichzeitig zur Ausführung kommen, so hat man zwischen den beiden Chlorcalciumröhren ein gewogenes Natronkalkrohr einzuschalten. Man leitet nun aus dem Gasometer einen nicht zu raschen Luftstrom durch den Apparat und erhitzt den mittleren Teil der Röhre durch einen Flachbrenner. Um ein Zerspringen der Röhre sicherer zu vermeiden, erwärme man zuerst durch Fächeln mit der Flamme die rechtwinklige Doppelbiegung und darauf erst das Boraxgemisch. Schon nach einigen Minuten erhält man eine gleichmäßige Schmelze, welche unter geringem Schäumen das entstehende Wasser entläßt. Die Schmelze erscheint völlig klar und je nach der Natur der angewandten Substanz farblos oder etwas gefärbt. Sollte es vorkommen, daß keine gleichmäßige Mischung der Substanz mit dem Borax erzielt wird, so kann unter Umständen die Aufschließung mittelst Flachbrenners unvollständig ausfallen. Man ist dann gezwungen, die trüben Stellen der Röhre eine kurze Zeit mit der beweglichen Gebläseflamme zu erhitzen, wodurch sich leicht dieser Fehler beseitigen läßt. Das entweichende Wasser, welches sich an den kaltgebliebenen Teilen der Röhre als sichtbarer Beschlag oder, bei größeren Mengen, in Tröpfchen ansetzt, wird unter Benutzung einer zweiten Flamme in das Chlorcalciumrohr getrieben. Man beachte am Schluß der Analyse, daß der Flachbrenner nicht vor der vollständigen Beendigung des Versuches entfernt werden darf, da die Schmelzstelle beim Abkühlen sogleich zerspringt. Man entfernt daher die Chlorcalciumröhren, während die Schmelze noch glüht, und unterbricht jetzt erst den Luftstrom. Das Chlorcalciumrohr wird nach Verlauf einer Stunde gewogen.

Liegt eine fluorhaltige Substanz vor, wobei auch flüchtige Fluoride in der Glühhitze entweichen, so wird hinter dem Glaswollpfropfen in der Richtung nach *A* zu eine 7—8 cm lange Schicht grobkörniges Bleichromat bei der anfänglichen Füllung der Röhre mit angebracht, die man gleichfalls durch Glaswolle abschließt. Alsdann muß das Bleichromat mit dem Borax zusammen in der Muffelhitze vorgetrocknet und während der Schmelzoperation selbst durch eine kleine Extraflamme warm gehalten werden, wodurch geringe Mengen etwa flüchtiger Produkte hier vollständig zurückbleiben. Statt grobkörnigen Bleichromats kann auch reines, vorher geschmolzenes Bleioxyd als höchst wirksame Absorptionsschicht benutzt werden.

Der zu verwendende, entwässerte Borax wird folgendermaßen

dargestellt. Reiner krystallisierter Borax wird in einem großen Platintiegel, bei größeren Mengen in einer Platinschale, erhitzt, bis ein kleiner Teil zu Boraxglas zusammengeschmolzen ist. Der darüber befindliche gebrannte Borax wird in einer Reibschale gepulvert, abermals in das Platingefäß gegeben und 15 Minuten bei schwacher Rotglut mit einem dicken Platindraht umgerührt, um alles Pulver sicher von jeder Spur Wasser zu befreien. Dieses Präparat giebt man noch warm in ein gut schließendes Glasstöpselglas und bewahrt es im Exsiccator über Schwefelsäure auf. Man thut gut, eine nicht zu große Quantität davon vorrätig zu halten, da das Salz aus der Luft allmählich wieder Wasser aufnimmt. Ein gebrannter Borax, der einige Zeit gestanden hat, muß kurz vor dem Gebrauche nochmals ausgeglüht werden. Geschmolzenes und gepulvertes Boraxglas bietet dem nur bis zum Entwässern erhitzten Boraxpräparat gegenüber keinerlei Vorzüge; es hat sich das letztere als praktischer in seiner Verwendung herausgestellt.

Modifikation der vorausstehenden Methode für den Fall, daſs die zur Analyse vorliegende Substanz zu noch weiteren Bestimmungen benutzt werden soll (gleichfalls allgemein anwendbar).

Zu diesem Zwecke nimmt man eine 50 cm lange dünnwandige Röhre aus schwer schmelzbarem Glase, giebt 1.5 g Borax, welcher nach der vorhin beschriebenen Weise entwässert ist, in ein 7.5 cm langes und 1.25 cm hohes Platinschiff und schiebt dasselbe in die Mitte der Röhre. Um die Diffusion der Luft nach rückwärts möglichst zu hindern, wird ein Glaswollpfropfen hinter dem Schiffchen angebracht. Die so beschickte Röhre wird dann in einen kurzen Verbrennungsofen gelegt und auf der einen Seite mit dem Trockenapparat der Luftzufuhr, auf der anderen Seite mit einem Chlorcalciumröhrchen verbunden. Behufs Entfernung der Feuchtigkeit in der Röhre wird die Stelle, wo das Platinschiff sich befindet, $^1/_2$ Stunde lang gelinde unter Hindurchführung eines mäßigen Luftstromes erhitzt. Um hierbei die Entstehung einer zu hohen Temperatur wirksam zu vermeiden, wodurch das Boraxpulver in dem Platinschiff zusammensintern würde, empfiehlt es sich, nur die eine Seite des Ofens durch Kacheln zu schließen, event. dieselben ganz fortzunehmen. Nach Ablauf der erforderlichen Zeit läßt man dann unter Abstellung der Luftzuleitung die Röhre erkalten und giebt darauf die gewogene Substanz, welche vorher eine $^1/_2$ Stunde lang in einem Sandexsiccator aufgehoben war, in das Platinschiff zu dem Borax, mischt beide Substanzen sofort und rasch mit einer kurzen Platindrahtspirale und bringt das Schiffchen und den Glaswollpfropfen wieder an die vorige Stelle. Das ungewogene Chlorcalciumrohr wird jetzt mit einem gewogenen vertauscht, das erstere als Schutzrohr an das letztere angefügt und alsdann der Glühproceß begonnen. Um ein Zerspringen der Röhre zu vermeiden, werden die Flammen des Ofens anfangs klein gehalten und nur allmählich vergrößert u. s. f. Falls die Substanz nicht fluorhaltig und demgemäß keine Vorschicht von gekörntem chromsauren Blei (zwischen Glaswolle abgeschlossen) nötig ist, werden nur die Flammen unter dem Schiffchen benutzt und die Kacheln an dieser Stelle auf beide Seiten gestellt, der übrige Teil der Röhre aber vollständig frei gelassen. Anderenfalls aber wird eine kleine Flamme unter der ca. 5 cm langen Bleichromatvorlage angezündet und diese nur einseitlich abgeschlossen. Der Verlauf der Aufschließung erfolgt im allgemeinen zwar etwas langsamer als bei Anwendung der früher beschriebenen Methode, indes ist der erzielte Vorteil (Weiterbenutzung der Schmelze und Erhaltung des Rohres für mehrere Bestimmungen) doch derartig, daß dieser kleine Nachteil nicht weiter in Betracht kommt. Bei Ersetzung des Natriumborats durch Borsäureanhydrid läßt sich vielleicht mit derselben Substanzmenge eine vollständige Analyse durchführen.

Vor allen Dingen ist bei der Ausführung obiger Modifikation darauf zu achten, daß die Mischung der Substanz mit dem Borax eine sehr innige ist, da die Anwendung der Gebläseflamme nicht stattfinden kann und alsdann bei mangelhafter Mischung die Wasserbestimmung fehlerhaft wird. Ferner mag noch bemerkt werden, daß die Mischung vor Einführung des Platingefäßes in das Rohr durch vorsichtiges Klopfen auf eine Unterlage möglichst gleichmäßig und fest auf den Boden des Schiffchens zu verteilen ist, da man hierdurch einen weit schnelleren und gleichmäßigeren Verlauf der Aufschließung erreicht. Die vollständige Aufschließung des Minerals wird nach dem gleichmäßigen, klaren Aussehen der Schmelze beurteilt. Nach beendeter Operation läßt man noch ca. 5 Minuten unter Erwärmung der ganzen Röhre mit einem Bunsenbrenner die Luft durch den

Apparat streichen, um die letzten Spuren von Wasser aufzufangen.

Nicht außer Acht zu lassen ist, daß man die gewogenen Absorptionsröhrchen vor dem Wägen 15—20 Minuten der Temperatur des Wägezimmers aussetzt.

Die Bleioxydmethode.

Enthält ein Mineral größere Mengen Fluor, wie beispielsweise der Topas, so hat sich die Aufschließung desselben mit reinem Bleioxyd als sehr vorteilhaft bewährt.

Das Princip dieser Methode beruht darauf, daß man das Mineral mit reinem Bleioxyd zusammenschmilzt, wodurch es äußerst leicht aufgeschlossen wird, und sodann das dadurch in Freiheit gesetzte Wasser in einem gewogenen Chlorcalciumrohr auffängt. Zur Ausführung des Verfahrens benutzt man ein Kugelrohr aus Kaliglas, in dessen Kugel sich ungefähr 6mal so viel Bleioxyd, wie die zur Analyse genommene Substanzmenge beträgt, befindet, und dessen dem Chlorcalcium zunächst liegender Rohrteil ebenfalls eine Schicht Bleioxyd enthält. Zum leichteren Verständnis des Apparates möge die nachstehende Abbildung desselben dienen:

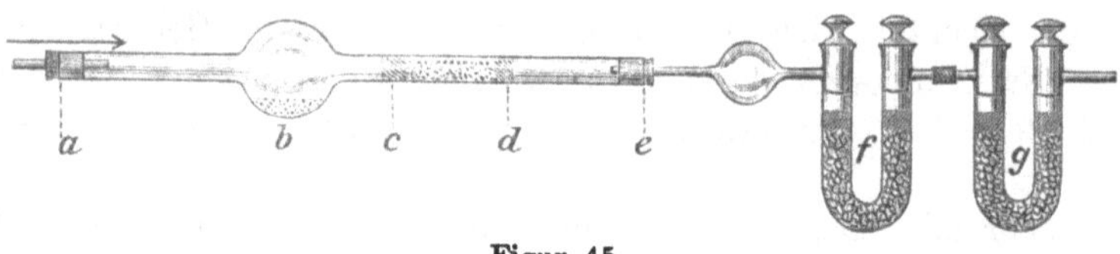

Figur 45.

Das Rohr *ae* ist 26 cm lang; von *a* bis zu *b* sind 11 und von *b* bis zu *e* 15 cm. Der Durchmesser des Rohres im Lichten beträgt etwas über 1 cm und der Inhalt der möglichst dickwandig geblasenen Kugel = 25 ccm. Zwischen *cd* befindet sich eine 4.5 bis 5 cm lange Schicht Bleioxyd, an jedem Ende mit einem Glaswollebausch abgeschlossen.

Die von mir benutzten Chlorcalciumröhren haben sich als sehr praktisch bewährt. Dieselben können durch eine einfache Vierteldrehung des Hahnes geöffnet und geschlossen werden. Das für die Wasseraufnahme bestimmte Rohr *f* wird mit einem Kugelrohr versehen, damit man das bei der Reaktion auftretende Wasser deutlich wahrnimmt. Die Glasstöpsel müssen derartig sorgfältig und tief eingeschliffen sein, daß man dieselben für einen sicheren Verschluß nicht erst einzufetten braucht, was leicht zu Versuchsfehlern führt. Das nur als Schutz dienende Rohr *g* wird nicht gewogen.

Nachdem man das Rohr mit dem Bleioxyd vollständig beschickt und letzteres durch Erhitzen in einem wasserfreien Luftstrome u. s. f. getrocknet hat, schreitet man zu der Einfüllung der Substanz. Von dem feingepulverten Topas werden ungefähr 0.5—0.6 g angewandt. Zum Zweck des Einfüllens bedient man sich einer engen, aus Glanz- oder Schreibpapier gefalteten, etwa 12—14 cm langen Rinne. Sie wird hinreichend tief in das Rohr eingeschoben und das im Elnschliffröhrchen gewogene Pulver auf den außerhalb befindlichen längeren Teil derselben zweckmäßig verteilt aufgeschüttet. Sodann führt man die Vorrichtung so weit in das Rohr ein, bis das Vorderende in die Mitte der Kugel gelangt ist, worauf man das Pulver mittels einer elastischen Federfahne in die Kugel selbst befördert. Durch schließliches Umdrehen der Mulde, rotierende Bewegungen mit dem Federbart und andere geschickte Manipulationen läßt sich das Einbringen des Analysenmaterials leicht und vollständig erreichen.

Jetzt wird das Rohr verschlossen und das Silikat mit dem Bleioxyd durch eine ab und zu stoßweise zwischen dem Daumen und Zeigefinger der linken Hand ausgeführte Rohrdrehung recht innig gemischt. Dieses Mengen kann auch durch einen passend hergerichteten Drahthaken erfolgen. Die ganze mechanische Operation des Füllens und Mischens nimmt kaum 5 Minuten Zeit in Anspruch. Sobald das Kugelrohr gefüllt und schließlich durch leises Aufklopfen mit einem Durchgangskanal über dem vorgelegten Bleioxyd versehen ist, klammert man dasselbe wieder ein und setzt es in Verbindung mit einem tadellosen Trockenapparat und diesen letzteren mit dem Gasometer, worauf die Chlorcalciumröhren vorgelegt werden. Man leitet nun einen nicht zu schnellen Luftstrom durch den Apparat und fängt die Kugel zu erhitzen an, zuerst vorsichtig, allmählich kräftiger und am Ende mit voller Flamme. Es ist zweckmäßig, zwei Brenner zu benutzen, den ersten bloß zur Schmelze und den anderen zum Forttreiben des Wassers aus der Bleioxydschicht. Der ganze Prozeß ist in ungefähr einer Viertelstunde beendet. Nach dem Löschen der Flammen läßt man das Rohr in einem gemäßigten Gasstrome sich etwas abkühlen und entfernt sodann das Chlorcalciumrohr zur späteren Wägung desselben nach etwa einer halben Stunde.

Um absolut genaue Resultate zu erzielen, erscheint es geboten, die folgenden Vorsichtsmaßregeln gewissenhaft einzuhalten.

1. Das zur Verwendung kommende gereinigte Kugelrohr muß durch Saugen und gleichzeitiges Erwärmen gut ausgetrocknet werden.

2. Das Bleioxyd muß chemisch rein und vollkommen trocken sein. Um es wasserfrei zu erhalten, glüht man zuvörderst eine größere Portion des Präparates im Platintiegel anhaltend unter fortwährendem Umrühren bis nahe zum Schmelzen, läßt es darauf im Exsiccator erkalten und bewahrt es in einer gut verschlossenen Glasstöpselflasche über Ätzkali auf.

3. Nachdem man das Bleioxyd in das Rohr eingefüllt und einen Gang für den Luftstrom hergestellt hat, trocknet man alles im Rohr befindliche Bleioxyd in einem absolut wasserfreien Luftstrome durch anhaltendes Erhitzen (ohne hierbei das Präparat anzuschmelzen) nochmals vollständig aus und läßt sodann im Luftstrome erkalten, worauf man den Gasometerhahn zudreht und ein am Ausgange interimistisch angebrachtes Glasrohr verschließt. Unter Umständen hat man sich durch eine zweite Trocknungsprobe zu vergewissern, ob alles anhaftende Wasser wirklich aus dem Bleioxyd ausgetrieben wurde, wobei alsdann nicht der leiseste Wasserhauch im leeren Teile der Röhre entstehen darf.

Außer diesen unumgänglichen Vorsichtsmaßregeln bewahrt man zur Erlangung ganz genauer wissenschaftlicher Werte alle in Gebrauch genommenen Schläuche, Glasröhrchen und Gummistöpsel zuvor im Exsiccator auf und läßt das Topaspulver selbst vor der endgültigen Abwägung wenigstens sechs Stunden über trockenen Sand, Kali oder konz. Schwefelsäure stehen.

Bestimmung des Wassers in hygroskopischen Substanzen (allgemeine Methode).

Die folgende Abänderung des vorhergehenden Apparates gestattet, das Wasser auf eine sehr einfache und genaue Weise in hygroskopischen Körpern zu bestimmen.

Der Schenkel *a b* des dreifach gebogenen und in der Mitte teilweise aufgeblasenen Substanzrohres aus Kaliglas hat eine

Länge von 6 cm bei einer Weite von 1.2 cm im Lichten, während *c d* 2 cm lang ist. Der Inhalt des Gefäßes *A* beträgt 25 ccm. Bei *g* ist das Rohr *r* luftdicht eingeschliffen, und besonders möge

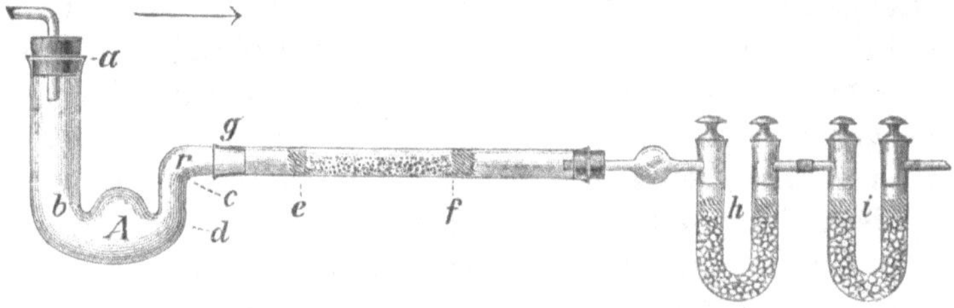

Figur 46.

man beachten, daß sich *a b* bei *b* nicht verengt, um dadurch ein glattes und vollständiges Einfüllen der Substanz zu erreichen. Zwischen *e* und *f* liegt eine 5 cm lange Schicht Bleioxyd, durch Glaswolle auf beiden Seiten zusammengehalten.

Nachdem man alle Feuchtigkeit aus dem im Ansatzrohr befindlichen Bleioxyd durch Erhitzen in einem trocknen Luftstrome ausgetrieben hat, schließt man dasselbe nach dem Erkalten einstweilen ab. Nun wird die Substanz zunächst zwischen Fließpapier möglichst gut abgepreßt und alsdann schnell in das bereits früher für sich gewogene Gefäß *A* hineingebracht, mit den Stöpseln wieder verschlossen und von neuem gewogen, worauf man durch dasselbe von einem Gasometer aus einen völlig getrockneten Luftstrom hinüberleitet und von 5 zu 5 Minuten die Wägung kontroliert bis zu einem unveränderlichen Gewichte des Apparates. Im Verlaufe von 15—20 Minuten nimmt das Gewicht der Substanz nicht mehr ab, und es darf dann dieselbe als lufttrocken angesehen werden.

Indem man weiterhin das Schliffende *g* der Bleioxydröhre verschlossen hält, verbindet man das andere Ende derselben mit den Chlorcalciumröhren. Unmittelbar hierauf schüttet man zu der Substanz in *A* die 6fache Menge ihres Gewichtes an frisch getrocknetem Bleioxyd und mengt durch vorsichtiges Schütteln und Klopfen auf die Handfläche so gut wie möglich. Jetzt erübrigt nur noch, das so beschickte Gefäß rasch mit den bereit stehenden Apparatenteilen in Verbindung zu bringen und das chemisch gebundene Wasser durch Erhitzen im Gasstrome etc. auszutreiben. Man bedient sich hierzu einer höchstens zollhohen, beweglichen Flamme und richtet vor allem sein Augenmerk darauf, daß sich dabei die Temperatur nicht zu hoch steigert, damit das Glas nicht gleichzeitig angegriffen wird.

Das Wasser aus hygroskopischen Substanzen, wie Calciumchlorid, Magnesiumchlorid, Thoriumbromid etc. ist in Wirklichkeit bei relativ niederen Hitzegraden vollständig austreibbar. Durchschnittlich gelingt solches unter den hier angegebenen Bedingungen in etwa 15—30 Minuten. Die bei dem Erhitzen von Halogenen gleichzeitig entweichenden Säuremengen werden von dem überschüssigen Bleioxyd vollkommen sicher zurückgehalten. Der im obigen beschriebene Apparat besitzt den großen Vorzug, daß seine Einzelteile rasch auseinandernehmbar, verschließbar und ebenso schnell wieder zusammenfügbar sind, wodurch eine Einwirkung der feuchten Luft auf die Substanz nach Möglichkeit ausgeschlossen erscheint.

Die früheren Aufschließungen der Silikate vermittelst Kalium-Natriumkarbonats (S. 225) und Bleichromats[1] behufs Ermittelung ihres genauen Wassergehaltes sind in der Ausführung weniger einfach wie die im vorausgehenden aufgeführten Methoden.

Außer den oben näher beschriebenen Wasserbestimmungsmethoden besitzen wir noch das Verfahren von E. Ludwig und L. Sipöcz,[2] welche das betreffende Silikat in einem mit übergreifendem Deckel geschlossenen Platinschiff mischen, darauf in ein Porzellanrohr schieben und darin bei 130° (Kupferschrank mit Seitentuben) besonders vortrocknen, ehe sie das Ganze auf dem Verbrennungsofen zusammenschmelzen und das nun chemisch befreite Wasser im gewogenen Chlorcalciumrohr auffangen. Die Methode hat mir früher stets brauchbare, indes relativ hohe Zahlenwerte geliefert. Es gehört viel Übung dazu, die Methode sicher zu handhaben, und ziehe ich daher jetzt meine einfacher ausführbare und versuchsfehlerfreie Boraxmethode (S. 243) entschieden vor. Bei dem Mischen eines Silikatpulvers mit trocknem Kalium-Natriumcarbonat wird offenbar Feuchtigkeit angezogen, d. h. gleichzeitig auch chemisch gebunden, und ob solches Wasser bei 130° wirklich vollständig wieder austreibbar ist, erscheint zweifelhaft, da die letzten Wasserspuren aus calcinierter Potasche erst bei schwacher Glühhitze entweichen. Außerdem erwärme ich überhaupt nicht das Analysenmaterial vor der eigentlichen Wasser-

[1] Ber. d. D. chem. Ges. **22**, 221.

[2] Mineralog. Mitteil. von Tschermak 1875. S. 211 und Z. f. anal. Chem. **17**, 206 und 207.

bestimmung, zumal im Gemisch mit einem chemisch darauf einwirkenden Körper, und halte es für richtiger, hierzu nur lufttrockne Substanz zu nehmen (S. 184).

Besagten kleinen Versuchsfehler in der LUDWIG-SIPÖCZschen Methode vermeidet GOOCH durch Ausführung der Silikataufschließung mit Soda in einem Platintiegel besonderer Konstruktion unter gleichzeitigem Darüberleiten trockener Luft.[1] Diese Methode liefert genaue Resultate. Es steht ihr nur der teure Tiegel und dessen in Verbindung mit einem Metallrohr sehr zerbrechlicher Glasrohraufsatz entgegen. Eine weitere Verwertung des Apparates beabsichtige ich in dem Benutzen desselben für die Borsäureschmelze, womit man alsdann im Stande sein würde, eine vollständige Silikatanalyse inklusive Wasserbestimmung bei ein und derselben Substanzmenge durchzuführen, was bei kärglich vorhandenem Material wissenschaftlich wichtig wäre.

Bestimmung der Phosphorsäure [CI].*

Hierzu sind die folgenden Reagentien erforderlich:

1. Molybdänlösung. — Man giebt 150 g molybdänsaures Ammoniak in einen Literkolben, löst es in 500—600 ccm warmem Wasser unter Umschwenken und eventuellem Zufügen einiger Kubikcentimeter konz. Ammoniak, kühlt unter dem Wasserstrahl wieder ab, füllt bis zur Marke und gießt nun die Flüssigkeit in 1 Liter ($2^1/_4$—$2^1/_2$ Liter-Standflasche) reine Salpetersäure von 1.20 Dichte (nicht umgekehrt die Säure in das Ammonmolybdat!).

Enthält das vorliegende Präparat Phosphorsäure, so muß man die Lösung 24—48 Stunden warm stehen lassen und darnach von dem ausgeschiedenen Niederschlage abhebern (Heber am Eintauchende nach aufwärts umgebogen), während man den Flaschenrest durch einen mit Glaswolle lose verstopften Trichter filtriert (vgl. auch S. 11).

Anwendung: 0,1 g P_2O_5 braucht 100 ccm Mo-L. zur vollständigen Ausfällung.

2. Verdünnte Mo-Lösung. — 80 Mo-L. 1. + 20 Salpetersäure + 100 Teile Wasser.

3. Ammonnitratlösung: a) konz. (750 g pro Liter); b) verdünnte (100 g pro Liter).

4. Magnesiummixtur: 55 g krystallisiertes Magnesium-

[1] RIGGS: Americ. Journ. of science. Vol. **35**, Jan. 1888.

chlorid werden zusammen mit 70 g Salmiak in 650 ccm Wasser gelöst (Literkolben) und mit Ammoniak von 0.96 D. bis zur Marke aufgefüllt. Anwendung: 0,1 g P_2O_5 braucht 10 ccm Mg-M. zur Ausfällung.

5. Citronensäurelösung. — 500 g Citronensäurekrystalle (mit 1 Mol. Krystallwasser) werden mit Wasser zu 1 Liter gelöst. Das 4 Mol. Krystallwasser enthaltende Handelspräparat verlangt pro Liter 628,6 g Säure (1 g $C_3H_4(OH)(CO_2H)_3 + H_2O$ = 14.5 ccm Normalkali; Indicator = 2proz. Phenolphtaleïn).

6. Ammoncitratlösung zur Bestimmung der löslichen Phosphorsäure.

a) WAGNERS Lösung. — 150 g Citronensäure werden in Wasser gelöst, mit Ammoniak neutralisiert, nun mit 10 g Citronensäure wieder angesäuert und auf 1 Liter Flüssigkeit gebracht.

Man benutzt auch eine verdünnte Citratlösung 1:4 Vol. H_2O.

b) PETERMANNS Lösung. — Man löst 50—100 g Citronensäure in Wasser, fügt so viel Ammoniak hinzu, bis die Flüssigkeit eine entschiedene, aber nicht unnötig starke alkalische Reaktion aufweist △ und bringt sie alsdann auf eine Dichte von 1.09.

I. Die direkte Ausfällung als Ammon-Magnesiumphosphat.

Vorausgesetzt sind die Alkaliphosphate resp. freie Phosphorsäure, und zwar im dreibasischen Zustande. Pyrophosphorsäurehaltige Präparate z. B. liefern flockige, in Ammon etwas lösliche Niederschläge.

Man versetzt die neutrale oder schwach saure, nicht sehr verdünnte Lösung (30—50 ccm) von 0.5—0.75 g Substanz mit überschüssigem Ammon, 15—20 ccm Salmiaklösung 1:10, Magnesiamixtur in mäßiger, jedoch nicht gar zu überschüssiger Menge und am Schluß allmählich mit 7—12 ccm Ammonflüssigkeit, worauf man absetzen läßt und auf Ausgefälltsein prüft. Die Weiterbehandlung des Niederschlags erfolgt genau wie auf S. 12.

Man beachte hier besonders, daß die Ausfällung mit Magnesiumchlorid rationeller als die mit Magnesiumsulfat ist, da sich im letzteren Falle dem Niederschlage gern basisches Magnesiumsulfat beimengt. Hat man überhaupt die Fällung bei zu hohen Zahlen etc. als unrein anzusehen, so löst man nochmals in Salzsäure, um die Ausscheidung unter vorherigem Zusatz von etwas

Magnesiamixtur zu wiederholen. Überschüssiges Magnesiumchlorid ist hier absolut erforderlich, weil sonst kleine Mengen Ammon-Magnesiumphosphat in Lösung bleiben.

II. Die Molybdänmethode.[1]

Voraussetzung ist die Gegenwart der Phosphorsäure im dreibasischen Zustande, ferner eine stark salpetersaure und kleinere Mengen von Ammonnitrat enthaltende Lösung. Sehr nachteilige Wirkungen äußern irgendwie größere Mengen von HCl und dementsprechend Salmiak, Metallchloride etc., desgleichen Sulfate und Nitrate.[2] Ganz zu vermeiden sind Weinsäure, Citronensäure und Oxalsäure, sowie deren Salze. Die Molybdänmethode gewährt den großen Vorzug der quantitativen Fällbarkeit der Phosphorsäure bei gleichzeitiger Anwesenheit von alkalischen Erden, Thonerde, Eisenoxyd und anderen Metallen.

Zur Erleichterung der Übersicht in der Ausführung soll die folgende Numerierung der Hauptoperationen beitragen:

1. Man versetzt eine salpetersaure, 50—100 ccm betragende Lösung von 0.5 g Apatit (geräumiges Becherglas oder Porzellanschale) mit 250—300 ccm Molybdänlösung;

2. den gelben körnigen Niederschlag von Ammon-phosphormolybdat 20—25 Minuten auf dem Wasserbade erwärmen;

3. den Niederschlag abfiltrieren (ohne das mechanisch Festsitzende zu entfernen) und mit verdünnter Molybdän- oder Ammonnitratlösung dekantieren und auf dem Filter auswaschen;

4. den feuchten Niederschlag größtenteils mit einem schmalen Spatel oder Hornlöffelchen in das bei Seite gestellte Fällungsgefäß (mit dem noch rückständigen phosphor-molybdäns. Ammon) geben △, hierauf in warmem verdünnten Ammoniak 1 : 3 lösen, diese Flüssigkeit durch das gleiche Filter gießen und schließlich durch Auswaschung mit Ammoniak und heißem Wasser alles in Lösung bringen;

5. das höchstens 100 ccm messende Filtrat versetzt man unter fortwährendem Umschwenken Tropfen für Tropfen mit

---

[1] Journ. prakt. Chem. **53**, 343; Zeitschrift f. anal. Chem. **12**, 239 und **19**, 444.

[2] Mit Ausnahme also des Ammonnitrats (siehe oben), dessen Anwesenheit sogar den schädlichen Einfluß sehr großer Mengen von Sulfaten und Nitraten aufhebt.

konz. Salzsäure, bis sich die dadurch hervorgerufene Fällung nicht mehr momentan, sondern mit einer gewissen Langsamkeit wieder auflöst (am sichersten wird man diese Manipulation mit Hilfe des Tröpfeltrichters und des Rührstabes erledigen);

6. vollkommen erkalten lassen;

7. die Fällung als phosphors. Ammon-Magnesium durch behutsames, in Pausen vorzunehmendes Hinzufügen von 25—30 ccm Magnesia-Mixtur (je bedächtiger man zutröpfelt, desto rein krystallinischer der Niederschlag, während eine zu plötzliche Ausscheidung flockig sein kann und alsdann beim Waschen lösungsempfindlicher ist);

8. $^1/_4$—$^1/_2$ Stunde stehen lassen und nunmehr so viel konz. Ammon zugießen, bis die Flüssigkeit kräftig darnach riecht;

9. Weiterbehandlung wie auf S. 12 u. s. f.

Anm. 1. Bleibt das gewonnene Magnesiumpyrophosphat trotz anhaltenden Glühens schwärzlich gefärbt, so durchtränkt man es mehrmals mit stärkster rauchender Salpetersäure oder Ammonnitrat, verdampft und erhitzt von neuem vor dem Gebläse. Besonders gut wirkt hier konzentriertes Wasserstoffsuperoxyd. Direktes Glühen im Sauerstoffstrome hat mir bei Porzellantiegeln wenig geholfen, dagegen bei Platin. Aber eine graue Farbe des Präparates kann auch von einer Verunreinigung an Molybdänoxyd herrühren; dann ist die Fällung zu wiederholen und zwar in der Weise, daß man die salzsaure Lösung langsam in überschüssiges, magnesiummixturhaltiges Ammon fließen läßt, um dadurch sicher das Molybdän in Lösung zu halten.

Anm. 2. $Mg_2P_2O_7 : P_2O_5 = a : x$ oder $a \times$ Faktor $0 \cdot 64 = P_2O_5$ in Grammen.

Anm. 3. Das Auswaschen des gelben Mo-Niederschlages mit vei dünnter Mo-Lösung oder Ammonnitrat, und nicht mit Wasser, geschieht, weil es sonst trübe durch das Filter läuft.

Anm. 4. Salzsäure wirkt, abgesehen von ihrem lösenden Verhalten, auch reduzierend auf die Molybdänsäure ein.

Anm. 5. Die Fällung der Phosphorsäure nach dem Mo-Verfahren gilt als ihre genaueste Bestimmungsweise und ist bei entstandenen Differenzen die allein maßgebende (sog. Schiedsanalysen).

III. Die Citratmethode.

Man versetzt die wässrige, salzsaure, schwefelsaure oder auch salpetersaure Lösung der Phosphate unmittelbar mit 20 ccm Citronensäure (Recept 5), macht alkalisch und fällt die wiedererkaltete Lösung mit überschüssiger Magnesiamixtur, und zwar hier mit der doppelten Menge gegen früher = 20 ccm pro 0.1 g P_2O_5. Die Weiterbehandlung erfolgt wie schon angegeben wurde.

In den agrikulturchemischen Versuchsstationen etc. benutzt man zur Beschleunigung der Ausfällung die Turbine (S. 13) und setzt nach ihrem Gebrauch erst 10 ccm Ammon von 0.96 D. hinzu, worauf man kürzere Zeit stehen läßt, ehe man den Niederschlag sammelt.

Die Citratmethode differiert mit der Mo-Fällung im Mittel um 0.1 Proz. und ist gleich letzterer von „der Vereinigung deutscher landwirtschaftlicher Versuchsstationen" in deren „Vereinbarungen" aufgenommen worden.

IV. Bestimmung der löslichen Phosphorsäure.

a) Nach Wagner. — 5 g Superphosphat werden mittelst der verdünnten Citratlösung (Rezept 6a) in einem Ausgußporzellanmörser zerrieben, sodann durch Trichter in einen 500 ccm-Kolben gebracht, aufgefüllt, verschlossen, bei 15° unter häufigem Schütteln 18 Stunden stehen gelassen und schließlich durch ein trockenes Faltenfilter etwa zur Hälfte abgegossen.

α) Fällung von 50 ccm Filtrat nach der Citratmethode III, wozu man nur noch einen Extrazusatz von 9—10 ccm der konz. Citronensäurelösung (Rezept 5) braucht.

β) Fällung von 50 ccm Filtrat nach der Mo-Methode. Hier muß eine reichlichere Menge Mo-Lösung zur völligen Ausfällung der Phosphorsäure hinzugefügt werden, insofern die Citronensäure etwas verhindernd wirkt, welche schädliche Beeinflussung man aber durch vorherigen Zusatz der konz. Ammonnitratlösung Recept 3a (1/4 des Volumens der Phosphat-Molybdän-Mischung) aufheben kann.

b) Nach Petermann. — Man verreibt 5 g Superphosphat mit 25—30 ccm der Citratlösung Recept 6b und spült alles in einen 1/4-Literkolben, zu welchen beiden Operationen aber in Summa nicht mehr als 100 ccm der Flüssigkeit genommen werden dürfen (ein Spritzfläschchen damit füllen!). Hierauf erhitzt man das Phosphat eine Stunde lang im Wasserbade auf 35—40°, läßt erkalten, füllt auf, filtriert und fällt 50 ccm Filtrat entweder nach der Citrat- oder nach der Mo-Methode. Im ersteren Falle sind noch 15 ccm. konz. Citronensäurelösung (5.) zugegeben.

Abscheidung der bei der Mo-Methode in Lösung gebliebenen Basen.

Man versetzt das Filtrat der Phosphorsäurefällung mit überschüssigem Ammon und Schwefelammonium und digeriert so lange auf dem Wasserbade unter wiederholtem Zusatz von Ammonsulfid, bis alles anfänglich ausgeschiedene Molybdänsulfid wieder gelöst ist. Hierauf kann man von der Schwefelammoniumgruppe trennen und diese, wie früher angegeben wurde, weiter verarbeiten (S. 40 u. s. f.). In dem Filtrat fällt man das Molybdänsulfid durch schwaches Ansäuern mit Salzsäure, filtriert, prüft das Filtrat mit Schwefelwasserstoffgas auf Ausgefälltsein und bestimmt nunmehr die alkalischen Erden und Alkalien.

Eine andere Art und Weise der Einrichtung des analytischen Ganges möge das auf S. 259 nachfolgende Beispiel lehren.

Bestimmung der Phosphorsäure in den Silikaten.

Man schmilzt 1 g feines Silikatpulver mit der 4—6 fachen Menge an calcininiertem Kaliumcarbonat zusammen, unterzieht die Schmelze der Warmwasserbehandlung, filtriert von dem unlöslichen Teil ab und wäscht diesen 15—20 mal mit kochendem Wasser, so daß verdampfte Filtrattropfen nur noch einen spurenhaften Rückstand hinterlassen. Hierauf säuert man alles Filtrat mit Salpetersäure kräftig an, dampft zur Trockne, am Ende unter Zerdrücken der Salzkrusten, befeuchtet wiederum mit der konz. Säure und verfährt nun zur Abscheidung der vorhandenen Kieselsäure genau nach S. 181, nur mit dem Unterschiede des Ersatzes der Salzsäure durch Salpetersäure. Man hat besonderes Augenmerk auf eine möglichst vollständige Entfernung der Kieselsäure zu richten, da letztere mit Mo-Lösung gleichfalls gelbe Niederschläge liefert.

Die Fällung der Phosphorsäure etc. geschieht wie bei II S. 255 mit den einer Kleinmenge Phosphorsäure entsprechenden Modifikationen: 10—20 ccm Mo-Lösung, Auflösung des ganzen Niederschlages direkt auf dem Filter, unmittelbare Fällung des Filtrats mit Magnesiamixtur resp. Salmiaklösung und Magnesiumchlorid etc.

Anmerkung. Apatitbeimengungen können auch dem feinen Silikatpulver durch direkte Erhitzung desselben mit Salpetersäure 1 : 2 entzogen werden. Das Filtrat hiervon ist dann wie oben weiter zu verarbeiten: einzutrocknen u. s. f.

Apatit[1] [CII].*

Um gleichzeitig alle in der Glühhitze nichtflüchtigen Bestandteile des vorliegenden natürlichen Calciumphosphates in einer einzigen Portion zu bestimmen, hat man den folgenden analytischen Gang anzuwenden. Man löst ungefähr 0.5—0.75 g des feingepulverten Minerals in starker Salpetersäure in einer Platinschale auf, setzt 0.2—0.3 g Quecksilberoxyd hinzu und verdampft die Lösung zur Trockne. Alsdann durchfeuchtet man den Rückstand mit verdünnter Salpetersäure, nimmt ihn mit einer reichlichen Menge Wasser auf, erhitzt bis zum Kochen und neutralisiert mit Ammoniak. Hierbei wird die gesamte Phosphorsäure der Hauptsache nach als $Hg_3(PO_4)_2$ und als $Ca_3(PO_4)_2$ quantitativ ausgefällt, während die Lösung (Hauptfiltrat A) noch etwas Kalk, die Alkalien und das übrige Quecksilber enthält. Man filtriert den rein weißen Niederschlag ab, wäscht ihn mit kochendem Wasser aus und glüht ihn am Ende 20 Minuten lang in einem bedeckten Porzellantiegel über der vollen Gasflamme, um das Quecksilberoxyd daraus vollständig zu entfernen. Alsdann wird der Tiegelinhalt mit verdünnter Salpetersäure erwärmt und die Lösung in ein geräumiges Becherglas gespült, wobei man beachten möge, auch den Tiegeldeckel mit der erwärmten Säure sorgfältigst abzuspritzen. Die gesamte Flüssigkeit gießt man nun unter Umrühren in eine 60° heiße, noch frische Molybdänlösung in dem Mengenverhältnis von 80 Teilen Ammonmolybdat auf 1 Teil P_2O_5, was für den gegebenen Fall von ca. 0.5 g ca. 300 ccm der Molybdänlösung beträgt. Die Fällung wird alsdann auf dem Wasserbade stehen gelassen, bis sich der Niederschlag gut abgesetzt hat und die darüber befindliche Flüssigkeit farblos erscheint, worauf man abfiltrieren kann (Probe auf Ausgefälltsein vorher nicht vergessen!). Im übrigen wird der Niederschlag wie S. 255 weiter verarbeitet. Das Filtrat desselben wird jetzt bis auf ein kleines Volumen abgedampft, die hierbei fast gänzlich abgeschiedene, überschüssige Molybdänsäure abfiltriert, warm ausgewaschen und das Filtrat davon ein paarmal mit Salzsäure eingetrocknet, um die Salpetersäure möglichst zu entfernen. Sobald das geschehen ist, löst man den Rückstand mit Wasser (150—200 ccm) und etwas Salzsäure (10—15 ccm verdünnte Säure) auf und leitet in diese Flüssigkeit bei Kochhitze so lange Schwefelwasserstoffgas hinein, bis sich

[1] Zeitschr. f. anorg. Chemie 7, 154.

das ausfallende Molybdänsulfid rasch zu Boden setzt. Hierbei können sich höchst geringe Mengen Molybdänsäure reduzieren, so daß das Filtrat eine blaue Färbung zeigt. Da aber diese Spuren die nachfolgenden Trennungen nicht beeinflussen, so darf man sie vorerst außer Acht lassen. Zunächst wird nach Abfiltrierung des Molybdänniederschlages der überschüssige Schwefelwasserstoff durch Abdampfen verjagt und sodann der Lösung Bromwasser zugefügt, um das Eisenoxydul, eventuell etwas Molybdänoxyd zu oxydieren. Nach Forttreibung des freien Broms fällt man Eisen und Thonerde bei Kochhitze mit einem mäßigen Überschuß von Ammoniak, filtriert ab, wäscht mit siedendem Wasser aus, glüht und wägt. Das Filtrat von Eisen und Aluminium enthält außer unbeträchtlichen Mengen von Mangan und Magnesia fast allen Kalk, aus welchem Grunde sehr anzuraten ist, den Eisenthonerdeniederschlag nochmals in Salzsäure zu lösen und die Fällung mit Ammoniak zu wiederholen, auch des mitgerissenen Mangans wegen. Die nun folgende Trennung von Kalk, Mangan und Magnesia kann wie auf S. 214 vorgenommen werden. Bei der Abscheidung der Magnesia durch Quecksilberoxyd muß neben dem Mangan auf etwaige Molybdänsäurespuren Rücksicht genommen werden.

Die ganz kleinen Mengen Eisenoxyd, welche in dem Ammoniakniederschlag vorhanden waren, werden durch Aufschließen desselben mit $KHSO_4$, Reduktion zu Eisenoxydul im Bunsen-Kölbchen und Titration mit Kaliumpermanganat bestimmt (vgl. Fresenius I, 274).

Das noch etwas Kalk, die Alkalien und das überschüssige Quecksilber enthaltende Hauptfiltrat A (vgl. weiter oben) wird in einer Platinschale eingedampft und der Rückstand geglüht bis das Quecksilberoxyd vollständig entwichen ist. Hierauf löst man den Rest in Salzsäure und fällt den Kalk in essigsaurer Lösung mit Ammonoxalat und das Kali mit Platinchlorid. Das Natron wird schließlich als Sulfat gewogen.

Um den Chlorgehalt des Apatits zu bestimmen, hat man das sehr feingepulverte Mineral in einer Platinschale mit silbernitrathaltiger Salpetersäure auf dem Wasserbade einige Zeit zu erwärmen, bis eine vollständige Lösung eingetreten ist unter Zurücklassung des vorhandenen Chlors als Silberchlorid.

Das Wasser wird nach der Bleioxydmethode unter gleichzeitigem Zusatz von $K_2Cr_2O_7$ direkt gewogen (S. 248) und das Fluor durch Austreibung desselben mit konz. Schwefelsäure in einem nur aus Platinteilen bestehenden Apparat, Auffangen in reiner Natronlauge und Fällung als Calciumfluorid bestimmt (S. 293).

Der oben gewählte Gang der Analyse hat sich als sehr brauchbar erwiesen und kann auch als zeitsparend empfohlen werden. Noch möge am Schluß bemerkt sein, daß die Aufschließung des Apatits mit Bikaliumcarbonat (der sechsfachen Menge) behufs einer gesonderten Bestimmung der Phosphorsäure nicht immer nach Wunsch glatt und sicher von statten geht. Ein bloßes Schmelzen mit einem einfachen Gasbrenner genügt hier durchaus nicht, es muß jedenfalls längere Zeit mit der Gebläseflamme geglüht werden. Bleibt infolge unvollkommener Aufschließung u. s. f. Phosphorsäure bei dem in Wasser unlöslichen Teil der Kaliumcarbonatschmelze, so giebt dieser Umstand nur allzuleicht zu Verwechselungen von Calciumphosphat mit Thonerde die Veranlassung.

Beispiel mit der Berechnung der Formel.[1]

I. 0.4627 g Substanz gaben = 0.2884 g $Mg_2P_2O_7$ = 0.1846 g P_2O_5; ferner 0.0095 g Al_2O_3; 0.0028 g Fe_2O_3; 0.0012 g Mn_3O_4 = 0.0010 g MnO; 0.0126 g K_2PtCl_6 = 0.0024 g K_2O; 0.0028 g $Mg_2P_2O_7$ = 0.0012 g MgO und 0.0045 g Na_2SO_4 = 0.0017 g Na_2O.

II. H_2O-Bestimmung. — 0.5411 g gaben = 0.0026 g H_2O.

III. Cl-Bestimmung. — 0.4123 g = 0.0303 g AgCl = 0.0057 g Cl.

IV. F-Bestimmung. — 0.4953 g = 0.0104 g CaF_2 = 0.0051 g F.

Analyse	Auf 100 berechnet	Äquivalentzahlen	
P_2O_5 = 39.84 %	39.96 %	0.2811	= 0.2811 P_2O_5
Al_2O_3 = 2.02 „	2.03 „	0.0398	= 1.0267 R^{II}
FeO = 0.62 „	0.62 „	0.0086	
MnO = 0.22 „	0.22 „	0.0031	
CaO = 53.36 „	53.53 „	0.9550	
MgO = 0.25 „	0.25 „	0.0062	
K_2O = 0.52 „	0.52 „	0.0074	
Na_2O = 0.42 „	0.42 „	0.0066	
H_2O = 0.48 „	0.48 „	0.0533	= 0.1579 F.Cl.OH.
Cl = 1.82 „	1.83 „	0.0518	
F = 1.03 „	1.04 „	0.0528	
100.58 %	100.90 %		
F.Cl = 0.90 „	0.90 „		
99.68 %	100.00 %		

[1] Instruktive Beispiele der Berechnung von Silikatformeln und Silikofluoriden vgl. Zeitschr. f. anorg. Chem. **6**, 66 (Axinit); daselbst 323 (Topas); **7**, 94 (Humit); **8**, 357 und XI, 41 (Vesuvian und Wiluit).

P_2O_5	: R^{II}	: F.Cl.OH
1	: 3.6 :	0.56
1.5	: 5.4 :	0.84
3P	: 5. :	1,

woraus sich die jetzt allgemein angenommene Formel

$$Ca_5P_3[F.Cl.OH]O_{12}$$

oder graphisch

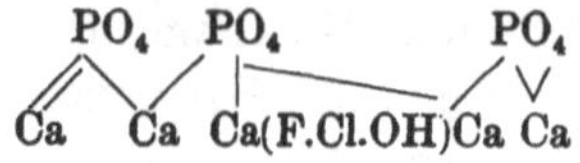

ergiebt.

Borsäurebestimmung.

I. Methode von Gooch und Rosenbladt[1] durch Verflüchtigung derselben als Borsäure-Methyläther.

Gooch benutzt zur Ausführung des Verfahrens eine ca. 200 ccm fassende Cylinderpipette, deren beide Röhren rechtwinkelig nach oben gebogen sind, die eine weit genug, um vermittelst Korkes mit einem Glashahntrichter verbunden zu werden und die andere am Ende derart nach unten gekrümmt, daß man sie in einen senkrecht geklammerten Kühler luftdicht einführen kann. Das Kühlrohr des letzteren mündet in ein Becherkölbchen und ist dessen Verschlußstöpsel mit einer Rinne zum Ausgleich für die Außenluft versehen.

Zur Ausführung der Borsäurebestimmung versetzt man die vorliegende alkalische oder neutrale Lösung, welche absolut chlorfrei sein muß, mit einem geringen Überschuß von Salpetersäure und Essigsäure und bringt sie dann durch den Trichter quantitativ in die Retorte und letztere in ein Phosphorsäurebad, um zunächst nur alle Flüssigkeit bei einer Hitze von 130—140° C. abzudestillieren. Hierauf giebt man zu dem Rückstand 6 mal hintereinander je 10 ccm Methylalkohol und destilliert jede Portion für sich ab, indem man bei Gegenwart einer salpetersauren Lösung, wegen der Schwerlöslichkeit der Nitrate in Methylalkohol, zwischen dem zweiten und dritten, sowie vierten und fünften Zusatz extra 2 ccm Wasser hinzufügt, während bei Acetaten, um ein Alkalischwerden der Salzmasse zu verhüten, von der vierten Destillation ab eine gleichzeitige Zugabe von 2—3 Tropfen starker Essigsäure genügt. Der schließliche Rückstand kann mit Curcuma-

[1] Ztschr. f. anal. Chem. **26**, 18 und Proceed. of the Amer. Acad. of Arts and Sciences 1886—87 S. 167.

papier auf ein etwaiges Nochvorhandensein von Borsäure geprüft werden, wozu aber Nitrite durch Brom zu oxydieren und Acetate genügend mit Salzsäure zu versetzen sind.

Zur Wägung der Borsäure glüht man in einem größeren gewogenen Platintiegel 1—2 g reinen Kalk bis zur Gewichtskonstanz, schüttet die Hauptmenge in den bei der Destillation als Vorlage dienenden ERLENMEYER nebst wenig Wasser, verdampft nach Beendigung der Destillation den gesamten Inhalt desselben in kleinen Anteilen vorsichtig in demselben Tiegel, glüht und wägt. Die so erhaltene Gewichtszunahme ist gleich der vorhandenen Borsäure.

Borsilikate werden zum Zweck der Borbestimmung mit der 4—6 fachen Menge calcinierter Soda aufgeschlossen, darauf in warmem Wasser gelöst, filtriert und wie oben weiter behandelt. Fluor ist aus der Wasserlösung der Schmelze zuvor als Fluorcalcium zu entfernen.

Anm. 1. Kaliumacet darf bei der GOOCHschen Methode in irgend erheblicher Menge nicht zugegen sein, da es die vollständige Verflüchtigung der Borsäure beeinflußt.

Anm. 2. Etwa vorhandenes Chlor wird mit Silbernitrat herausgefällt, worauf man das Filtrat entweder direkt destilliert, oder nach Entfernung des überschüssigen Silbers mit Natron resp. Soda.

Anm. 3. Zur Bindung der Borsäure ist nach GOOCH der Kalk besser geeignet als Magnesia.

II. Die Magnesiumborat-Methode.

Es ist das von BODEWIG verbesserte MARIGNACsche Verfahren.[1] Da bei dieser Bestimmung die Beobachtung einer Menge von Vorsichtsmaßregeln eine nicht unbedeutende Rolle spielt, so liefere ich hier eine gründliche Beschreibung derselben mit der von mir angewandten Art ihrer Ausführung.

Etwas über 1 g Borsilikat wird mit der 6fachen Menge an reinem calcinierten Kaliumcarbonat geschmolzen, zunächst über der gewöhnlichen Gasflamme (unvollkommene Schmelze) und dann kürzere Zeit vor dem Gebläse, wobei erst die lebhafte Reaktion vor sich geht. Man läßt die Schmelze sich rasch abkühlen (Hineinhalten des noch glühenden Tiegels in kaltes Wasser), da sie sich sonst schlecht vom Platin ablöst, behandelt sie mit heißem Wasser (Platinschale), bis sie vollkommen zu Pulver zerfallen ist.

[1] GROTHS Zeitschr. f. Krystallographie (1883) **8**, 211 und N. Jahrb. f. Mineral. etc. (1884) **2**, 14.

(Zerdrückung mit Glasstabpistill) und digeriert die Masse unter Zusatz von Fließpapierschnitzeln (quantitativen Filtern entnommen) so lange, bis sich alle Mangansäure vollkommen zu unlöslichem Manganoxyd reduziert hat, die Flüssigkeit also entfärbt erscheint, damit später das Magnesiumcarbonat nicht etwa manganhaltig wird. Methylalkohol zur Reduktion des Kaliummanganats zu benutzen, erscheint bedenklich gegenüber einer event. Entstehung von flüchtigen Borsäure-Methyläther. Jetzt wird abfiltriert und mit kochendem Wasser anhaltend ausgewaschen, um sicher alle Borsäure in Lösung zu bekommen. Den unlöslichen Rückstand löst man probeweise in Salzsäure, um sich von der vollständig erfolgten Aufschließung der Substanz zu überzeugen und die salzsaure Lösung zu einer Probe auf Vorhandensein von Borsäure (Curcumapapier) zu unterziehen.

Zum alkalischen Borsäurefiltrat fügt man 5—6 g reinen Salmiak ($^4/_5$ des angewandten Kaliumcarbonats) und 5—10 ccm konz. Ammoniak und verdampft entsprechend, worauf man von der abgeschiedenen Kieselsäure und Thonerde abfiltriert. Ist das Filtrat nicht absolut klar, so konzentriert man von neuem unter Ammoniakalischhalten und filtriert zu passender Zeit von einigen Flocken Niederschlag ab. Zu dem letzteren Filtrat kommt nun das zur Überführung in Magnesiumborat erforderliche Magnesiumsalz (die 14fache Menge des mutmaßlichen Borsäuregehaltes (6%) = 0.85—1 g $MgCl_2 + 6H_2O$), worauf konz. Ammoniak zugesetzt und zur vollkommenen Trockne gebracht wird, am Schluß unter stetem Rühren mit einem Platinspatel. Den Trockenrückstand erhitzt man anfänglich einige Zeit auf einem offenen Luftbade und zum Schluß erst mit freier Flamme zur Verjagung der Ammonsalze. Zu beachten ist bei den vorgeschriebenen Manipulationen vor allem, daß bei dem Verdampfen die Flüssigkeit stets deutlich ammoniakalisch bleibt und niemals eine saure Beschaffenheit annimmt (Dissoziation des Ammoniumchlorids), weil damit sofort Borsäureverluste Hand in Hand gehen; ferner beachte man auch, daß nach dem Fortglühen der Ammonsalze bei möglichst klein zu wählender Flamme noch eine geraume Zeit ($^1/_4$—$^1/_2$ Stunde) mit voller Flamme geglüht wird, um dadurch die Borsäure recht vollständig in das unlösliche Magnesiumborat überzuführen. Den so geglühten Rückstand extrahiert man mit heißem Wasser, filtriert ab und wäscht den unlöslichen Teil auf einem kleinen Filter gut damit aus. Das Filtrat hiervon muß noch einer Magnesiabehandlung (mit 0.5—0.75 g krystallisiertem Chlorid) unterzogen werden unter erneutem Zusatz von 1.5—2 g Salmiak, Verdampfung der deutlich ammoniakalischen Flüssigkeit u. s. f. Die beiden das Magnesiumborat enthaltenden Filter werden im gewogenen Platintiegel verascht und die Präparate mit einem Glasstäbchen innig gemischt, mit Wasser durchtränkt, von neuem getrocknet und geglüht bis zur Gewichtskonstanz.[1] Von dem erhaltenen Magnesiumborat muß eine Bestimmung der darin befindlichen Magnesia und der als Beimengung vorhandenen Kieselsäure, sowie eine Probe auf Chlorgehalt gemacht werden. Zu der letzteren nimmt man nicht mehr als höchstens 0.05 g, um damit nach längerem Stehenlassen mit starker Salpetersäure, Verdünnung, Filtration etc. die Prüfung mit Silberlösung anzustellen. Handelt es sich nicht bloß um Spuren von Chlor (opalisierende Trübungen), so muß das ausgefallene Chlorsilber gewogen und in Rechnung gebracht werden. Die im Platintiegel verbliebene Hauptmenge an Magnesiumborat wird zurückgewogen und in einer Platinschale wiederholt mit Salzsäure eingedampft zur möglichsten Entfernung der Borsäure.[2] Schließlich trocknet man die krümlich gerührte Masse bei 108°, durchfeuchtet sie mit starker Salzsäure, verdünnt, erwärmt $^1/_4$ Stunde auf dem Wasserbade, filtriert und wägt den ungelöst gebliebenen Teil. Derselbe besteht aber nicht bloß, wie eine besondere Untersuchung auf Grund des metallgrauen Aussehens der Verbindung lehrte, aus Kieselsäure, sondern auch aus metallischem Platin.

Die erhaltene salzsaure Magnesiumlösung fällt man unter den bekannten Vorsichtsmaßregeln mit Natriumphosphat. Es ist anzuraten, sich hierzu nur des gewöhnlichen Binatriumphosphates ($Na_2HPO_4 + 12\,H_2O$) zu bedienen und nicht das neuerdings empfohlene sogenannte Phosphorsalz ($Na.NH_4HPO_4 + 4\,H_2O$) zu nehmen. Man hat gerade mit letzterem Doppelsalze schlechte Erfahrungen gemacht, denn diese Fällung giebt öfters zu hohe Zahlen und erst die Wiederlösung des Niederschlages in Salzsäure und dessen nochmalige Ausscheidung mit Ammoniak unter Zusatz von nur ein paar Tropfen Natriumphosphatlösung liefert konstante Werte. Es scheint also das Ammonium-Natrium-Phosphat,

[1] Man achte hier auf einen Beschlag am Platintiegeldeckel (Kaliumchlorid!).

[2] Was nunmehr rasch und glatt durch Salzsäuremethylalkohol geschehen kann (S. 200).

in etwas größerem Überschuß vorhanden, unter Bildung komplizierterer Doppelverbindungen teilweise von dem Magnesiumniederschlage mitgerissen zu werden.[1] Ein solches Gemisch zeigt dann beim Glühen im Platintiegel die Eigenschaften des Schmelzens.

Rechenbeispiel. 1.2150 g Axinitpulver gaben = 0.4554 g Magnesiumborat (inkl. SiO_2 + Pt); davon wurden 0.0358 g zur Probe auf Chlor entnommen (nur eine unwägbare Spur da); der Rest von 0.4196 g lieferte = 0.0375 g SiO_2 + Pt[2] = 0.0407 g in Summa und ferner 0.8717 g $Mg_2P_2O_7$ = 0.3141 MgO = 0.3409 g im ganzen; somit gaben die obigen 0.4554 g Magnesiumborat minus [0.3816 g MgO + SiO_2 + Pt] = 0.0738 g Borsäuredifferenz = 6.07 %.

Anmerkung. Nur annähernd genau läßt sich die Borsäure neben der Kieselsäure als Borfluorkalium, $BF_3.KF$, isolieren, weil letzterem Kieselfluorkalium (als nicht vollständig zersetzbar und abscheidbar als Kieselsäure durch die vorgeschriebene Ammoniakbehandlung) beigemengt bleibt (vgl. Näheres a. a. O.). Auch eine vorhergehende vollständige Abscheidung der Kieselsäure aus der Kaliumkarbonatschmelze durch Ammonkarbonat oder Zinkoxydammoniak (einer Lösung von Zinkhydroxyd in Ammoniak) leidet an Unsicherheiten, weil gleichzeitig Thonerde vorhanden ist, wodurch Borsäure mitgefällt wird.

Bestimmung der Borsäure aus der Differenz.

1. Durch Salzsäure aufschließbares Borsilikat wie Datolith, $H_2Ca_2B_2Si_2O_{10}$ (auch aluminium- und magnesiumhaltig).

Man dampft 1 g feines Pulver wiederholt mit starker Salzsäure (S. 181) ein und behandelt den Rückstand mit Salzsäure-Methylchlorid (S. 200). Die Restsubstanzen werden nach dem allgemeinen Gange der Silikat-Analyse getrennt und bestimmt.

2. In Säuren unlösliche Borsilikate. Wie bei der Borsäuremethode (S. 197), oder man wendet die Ammoniumfluoridschmelze an (S. 230) in Verbindung mit einer besonderen Kieselsäurebestimmung. Selbstverständlich kann man auch mit der 2—4fachen Menge Kaliumcarbonat aufschließen, mit überschüssiger Salzsäure eintrocknen und nun mit Methylchlorid behandeln u. s. f.

Bestimmung der Borsäure bei Abwesenheit von Kieselsäure.

Voraussetzung: Es ist die Borsäure als solche oder ein Alkalisalz, Borax etc. gegeben.

[1] Es ist indessen immerhin möglich, daß das Ammon-Magnesium-Phosphat noch vorhandene Borsäure mitreißt, so daß die völlige Verjagung der letzteren durch Salzsäuremethylchlorid (265) für die Methode eine wichtige Verbesserung bedeutet.

[2] Dieselben hinterließen nach Behandlung mit FH und H_2SO_4 = 0.0126 g Pt, das durch Lösen in Königswasser und Fällung mit KCl als solches charakterisiert wurde.

Man versetzt die neutrale oder schwach saure Lösung von 0.6—0.75 g Substanz mit etwas überschüssigem reinen Kali, übersättigt nun mit Flußsäure (S. 228) und verdampft unter dem Flußsäureabzug zur Trockne (Gemisch von Borfluorkalium, $BF_3.KF$, und Kaliumhydrofluorid, HF.KF). Die erhaltene Salzmasse wird hierauf mit 25—30 ccm Kaliumacetatlösung (1 : $4H_2O$) unter Umrühren 2—3 Stunden stehen gelassen, auf einem bei 100° getrockneten, gewogenen Filterchen gesammelt und so lange mit kalter Kaliumacetatlösung ausgewaschen bis das Filtrat mit Chlorcalcium keine Fluorreaction mehr zeigt. Das schließlich restierende Kaliumacetat verdrängt man durch Auswaschen mit 80proz. Alkohol (Platinprobe) und trocknet am Ende bis zur Gewichtskonstanz:

$$2BF_3.KF : B_2O_3 = a : X.$$

Anm. 1. Man prüfe das gewogene Borkaliumfluorid auf Kieselfluorkalium, indem man eine Probe auf Platin mit kalter konzentrierter Schwefelsäure zusammenbringt = großblasiges Aufbrausen von entwickeltem Fluorwasserstoff (Geruch; Glasätzung); außerdem wird blaues Lackmuspapier durch angefeuchtetes Kieselfluorkalinm geröthet.

Anm. 2. Neuerdings beschäftigen mich Destillationsversuche zur Verflüchtigung der Borsäure als Methyläther bei Gegenwart von Phosphorsäure (Wasserentzieher) und direkte Abscheidungen derselben aus den ammoniakalischen Destillaten.

Fluor-Bestimmung.[1]

Das Fluor tritt in einer Reihe von Silikaten sehr häufig als ein wichtiger integrierender Bestandteil auf. Ausgezeichnet sind hier vor allem Mineralien wie der Turmalin, Vesuvian, Humit, Chondrodit, viele Glimmersorten und andere.

Zur Aufschließung wird das feingepulverte Mineral (wenigstens 1 g) genau mit der 6fachen Menge Dikaliumcarbonat innig gemischt und darauf nur vermittelst einer einfachen Gasbrennerflamme, aber nicht vor dem Gebläse geschmolzen;[2] es genügt ein 15—20 Minuten dauerndes Glühen, um einer vollständigen Zersetzung des Silikates sicher zu sein. Tritt bei der Übergießung der Schmelzmasse mit Wasser durch vorhandenes Kaliummanganat

---

[1] Pogg. Ann. Jahrg. 1850, Bd. 79, 115, 116, 125 und 126 und N. Jahrb. f. Mineral. etc. 1883 Bd. II, 123.

[2] Man bediene sich hierzu eines etwas größeren Tiegels von ca. 35 bis 40 g Gewicht und lasse ihn nur bis zur Mitte in Rotglut kommen.

Grünfärbung der Flüssigkeit[1] auf, so setzt man kurz vor dem Abfiltrieren eine kleine Menge Methylalkohol zu, welcher eine sehr rasch erfolgende Entfärbung der Lösung bewirkt. Das alkalische Filtrat dampft man nach dem Zusatz eines reichlichen Überschusses an Ammoncarbonat fast bis zur Trockne ab, fügt noch einmal Wasser und wenig Ammoncarbonat hinzu und wiederholt die Konzentration; man muß nun, nach der entsprechenden Verdünnung mit Wasser, die Flüssigkeit vor dem Abfiltrieren mindestens 6—12 Stunden in der Kälte stehen lassen, um eine möglichst vollständige Fällung der Kieselsäure zu erreichen. Das Filtrat von der Kieselsäure wird zuerst mit Salzsäure schwach übersättigt und dann von neuem durch Sodalösungzusatz stark alkalisch gemacht. Die Ausführung dieser Operation läßt sich sehr bequem übersehen, wenn man einen schmalen Streifen Lackmuspapier in die Platinschale wirft, welcher in der schwach sauer werdenden Flüssigkeit an die Oberfläche derselben steigt und weiter das Vorhandensein des nötigen Sodaüberschusses durch Wiederuntersinken und Liegenbleiben auf dem Boden des Gefäßes anzeigt. Erscheint nach dem Sodazusatz die Flüssigkeit milchig trübe, so erwärmt man sie kurze Zeit auf dem Wasserbade, wobei die Trübung zu filtrierbaren Flöckchen zusammengeht. Das von der Kieselsäure befreite klare Filtrat wird mit einem großen Überschuß von neutraler eisenfreier Chlorcalciumlösung versetzt und nach dem Umrühren bis zum Krystallinischwerden und Absetzen des Niederschlages mindestens 12 Stunden stehen gelassen; erst darnach filtriert man, verascht das Filter nach Bunsenscher Manier, glüht schließlich nur schwach, löst das erkaltete Calciumcarbonat in Essigsäure, dampft die Lösung zur Trockne und nimmt den Rückstand in Wasser, dem man ohne Gefahr wieder 2—3 Tropfen sehr verdünnte Essigsäure zufügen darf, auf. Man vermeide es, das so dargestellte Calciumfluorid im Platintiegel zu heftig zu glühen. Das vorliegende Präparat ist stets durch gelindes Erwärmen mit konz. Schwefelsäure auf seinen Fluorgehalt zu prüfen; auch kann dasselbe zur Kontrole quantitativ in Calciumsulfat übergeführt und dieses gewogen werden.

Außerdem besitzen wir noch eine Methode, das Fluor als

[1] Zum Auflösen, Eindampfen etc. dürfen nur Platinschalen genommen werden.

Siliciumfluorid zu isolieren, indem man die betreffenden Verbindungen mit feinem Quarzpulver mengt und sodann durch konz. Schwefelsäure bei 150° zersetzt. Das hierbei entwickelte SiF_4 wird in einem mit Wasser durchtränkten Bimssteinrohr absorbiert ($2SiF_4 + 4H_2O = H_4SiO_4 + 2H_2SiF_6$) und darin gewogen. Diese Methode wurde speziell von FRESENIUS ausgearbeitet und in seiner quantitativen Analyse I, 432 ausführlich beschrieben, weshalb hier darauf verwiesen sein möge.

Für die Silikatanalyse ist wohl das Verfahren zu kompliziert und der Apparat zu kompendiös, daher der Kaliumcarbonatschmelze u. s. f. der Vorzug zu geben.

Bestimmung des Eisenoxyduls.

1. Methode PEBAL-DOELTER.[1] — 0.75 g feinstes Pulver kommen in einen geräumigen Platintiegel, werden nun mit ca. 15—20 ccm konz. Schwefelsäure vorsichtig übergossen (seitlich zufließen lassen, um Stäuben zu verhüten), mit einem Platinstäbchen gut gemischt, letzteres wieder herausgenommen, durch Begießen mit etwas konz. Säure gereinigt und am Schluß noch so viel Säure nachgegeben, daß der Tiegel nicht ganz zur Hälfte damit angefüllt ist. Man läßt nun höchst behutsam kleine Mengen von starker Flußsäure zufließen (Zugschrank), jedesmal umschüttelnd, und auch den Tiegel dabei des Spritzens wegen bedeckt haltend, was so lange fortgesetzt wird, bis die Flüssigkeit mit der Flußsäure gar kein Aufschäumen mehr zeigt. Hierauf hebt man den Tiegeldeckel ab, reinigt ihn durch Abtröpfelung mit einer Kleinigkeit Flußsäure (Platinschälchen mit Ausguß), setzt den Tiegel in das Thondreieck des nachstehend abgebildeten Apparates (Figur 47), stellt die Verbindung mit dem Kohlensäureentwickler, sowie der Trockenflasche *b* her und leitet einen raschen Kohlensäurestrom durch das Ganze. Zu ergänzen wäre noch, daß *e* einen großen Dreifuß darstellt und *f* eine hochrandige Eisenschale ist, worin die unten abgesprengte zweitubige Glasglocke[2] *c* steht nebst einem Thondreieck zum Festhalten des Tiegels, der aber nicht den Schalenboden berühren darf. Zur Abhaltung zu starker Hitze ist letzterer

[1] TSCHERMAKS mineralog. und petrogr. Mitteil. Jahrg. 1877, 281 und daselbst 1880, 100.

[2] Welche mir von der Glashütte direkt mit glattem Rande geliefert werden.

noch mit zwei Scheiben von zuvor ausgeglühtem Asbestpapier bedeckt. Sobald sich der Kohlensäurestrom im Gange befindet, schüttet man rings um *c* trockenen reinen Sand als Luftabschluß

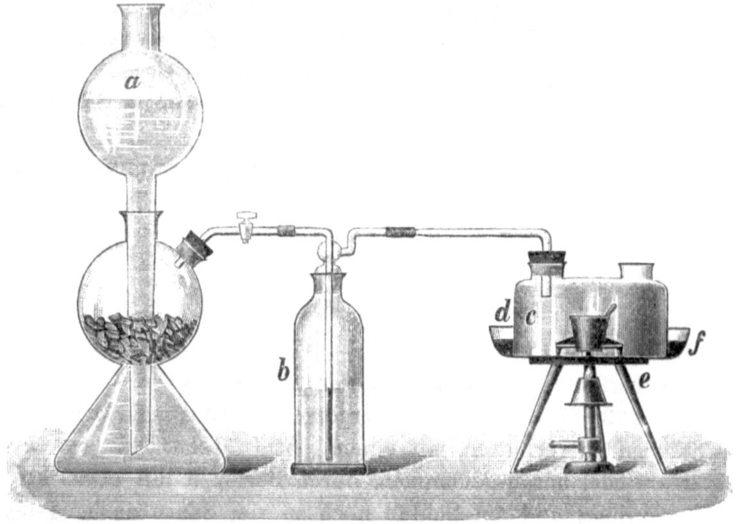

Figur 47.

und wartet bis ein in den offenen Tubus hineingehaltenes brennendes Streichholz verlischt, worauf man eine etwa zollhohe Flamme unter *f* stellt und bei dieser Temperatur wenigstens $^3/_4$—1 Stunde (aber nicht länger) erhitzt zur Verjagung der überschüssigen Flußsäure. Jetzt läßt man im Kohlensäurestrome erkalten und gießt den Tiegelinhalt unter Umrühren und Nachspülen △ in ein geräumiges, 300—400 ccm kaltes Wasser enthaltendes Becherglas zur Titration des in die Lösung übergegangenen Eisenoxyduls mit Kaliumpermanganat (vgl. FRESENIUS Bd. I, 274).

Anm. 1. Das mit Flußsäure und Schwefelsäure aufgeschlossene Mineral muß sich in dem Wasser so gut wie vollständig lösen. Erhitzt man zu lange, so zeigen sich unlösliche glänzende Blättchen eines Doppelsalzes von Eisen-Aluminiumsulfat und man erhält ein zu niedriges Resultat. Lagern sich auf dem Boden hellfarbige harte Quarzkörnchen ab, so hatte man nicht fein genug gepulvert.

Anm. 2. Beispiel 1. Es waren 1.1302 g Silikatpulver abgewogen worden zur Bestimmung von SiO_2; Al_2O_3; Fe_2O_3; CaO; MgO; K_2O und Na_2O; dieselben hatten 0.0966 g Gesamteisenoxyd geliefert.

2. FeO-Bestimmung. — 0.6524 g brauchten in Sulfatlösung = 6.5 ccm $^1/_{10}$ Kaliumpermanganatlösung bis zur bleibenden Rotfärbung

(1 ccm $KMnO_4$ = 0.0056 g Fe) = 0.0364 g Fe = 0.0468 FeO = 0.0520 Fe_2O_3 = 7.17 % FeO. Die letztere Menge Fe_2O_3 auf 1.1302 g Substanzmenge berechnet (0.6524 g : 0.0520 g = 1.1302 g : X) entspricht = 0.0901 g Fe_2O_3, folglich 0.0966 g Gesamteisenoxyd minus 0.0901 = 0.0065 g Fe_2O_3 = 0.58 % Fe_2O_3 in dem betreffenden Silikate neben 7.17 % FeO.

Anm. 3. Die Methode Pebal-Dölter giebt sehr genaue, konstante Resultate, und ist besonders in der Gesteinsanalyse einer weit allgemeineren Anwendung fähig als die von Mitscherlich gegebene Vorschrift, da nach meinen und anderweitigen Erfahrungen[1] konzentrierte Schwefelsäure unter Druck nicht immer vollkommen aufschließend auf gewisse Silikate einwirkt.

2. Die Mitscherlichsche Methode.[2] — 0.5—1 g feinstes Silikatpulver kommen in ein Kaliglasrohr zusammen mit 15 bis 20 ccm konz. Schwefelsäure (4 Teile : 1 T. H_2O). Die Erhitzung im zugeschmolzenen Rohr erfolgt bei 180—200°. Über diese Temperaturgrenze hinaus können bereits Zersetzungen der Schwefelsäure (SO_2-Bildung) eintreten. Die Titration erfolgt wie bei 1.

3. Eisenoxydulbestimmung in Mineralien wie Turmalin,[3] welcher zu den von Schwefelsäure und Flußsäure nicht vollständig aufschließbaren Silikaten gehört.

Man pulvert 1 g Substanz äußerst fein in einer großen Achatschale (S. 197), giebt dasselbe in ein hohes, ca. 1 Liter fassendes Becherglas, füllt es mit destilliertem Wasser, rührt tüchtig um und läßt $^1/_2$ Stunde ruhig stehen, worauf man die oberen $^3/_4$ Volumen abhebert (S. 39) und in einer großen Platinschale eintrocknet; das letztere geschieht mit dem Rest, um diesen Rückstand neuerdings zu pulvern und demselben Verfahren abermals zu unterwerfen, bis so gut wie kein Bodenrest mehr bleibt. Alles im Wasser suspendiert gebliebene, aber fein geschlämmte, vereinigte und getrocknete Material wird nun entweder nach Mitscerlich, oder mit einem Gemisch von Schwefelsäure und Flußsäure[4] im zugeschmolzenen Kaliglasrohr aufgeschlossen (vgl. 2).

Bestimmung des Schwefels (Pyrits, Markasits, der Schwefelsäure im Nosean etc.).

1. Die Schmelzmethode mit Soda und Salpeter (vgl. S. 131).

[1] N. Jahrb. f. Mineral. etc. 1877. V. Beilageband, 405.

[2] Journ. f. prakt. Chem. **81**, 108; **83**, 455 und Zeitschr. f. anal. Chem. 1, 56.

[3] Ber. **22**, 218.

[4] Fresenius, Zeitschr. f. anal. Chem. **17**, 213.

1—2 g feines Pulver werden mit der 3—5fachen Menge Schmelzgemisch im Platintiegel aufgeschlossen. Die wässrige filtrierte Lösung desselben (Na-K-Sulfat enthaltend) ist mit Salzsäure stark sauer zu machen und zur vollkommenen Abscheidung der Kieselsäure einzutrocknen (geräumige tiefe Porzellanschale) u. s. f. (S. 181). Die Fällung der Schwefelsäure geschieht nach S. 12.

2. Die Lösungsmethode erfolgt auf den Grundlagen von II S. 133 durch erschöpfende Oxydation mit Königswasser und Brom. Nach wiederholtem Eintrocknen, Wiederaufnahme in Wasser und Salzsäure ist abzufiltrieren und mit Bariumchlorid zu fällen (12), wobei aber eisenhaltiges Bariumsulfat fällt. Das Eisenoxyd desselben nach dem Glühen entweder mit Salzsäure zu entziehen, oder durch die Sodaschmelze zu isolieren, hat gar keinen Sinn, weil bei dem Fällen der Schwefelsäure in eisenoxydhaltigen Lösungen ein Doppelsalz von Bariumsulfat und Ferrisulfat fällt, das bei dem Erhitzen Schwefelsäure abgiebt.[1] Deswegen verfahre ich wie folgt: Ich löse Filter + Niederschlag nach dem Trocknen bei 95° direkt im Platintiegel mit stärkster rauchender Salpetersäure, wiederhole diese Verbrennung 2—3 mal, überschütte nun erst den Rückstand mit 1.5—2 g kalzinierter Soda, wende zunächst Luftbadhitze und dann am Schluß sehr allmählich Glühhitze an bis zum ruhigen Schmelzen etc. Nur auf solche Weise kann man eine wirklich richtige und genaue Schwefelsäurebestimmung erreichen. Alles übrige wie bei 1.

Bestimmung des Chlors.

1. Salpetersäureextrakt. — 1 g feines Pulver wird am aufrechten Kühler mit verdünnter Salpetersäure 1:3 eine volle Stunde ausgekocht, nach dem Erkalten durch ein kleines Doppelfilter filtriert (eventuell das Filtrat nochmals), und nach S. 9 mit Silberlösung gefällt u. s. f.

2. Die Potasche- resp. Sodaschmelze. Es gehört in erster Linie ein völlig chlorfreies Kaliumkarbonat, Ammon und Ammonkarbonat dazu, desgleichen sind Wasser und Salpetersäure sorgfältigst auf Chlorspuren zu prüfen.

Die Schmelze, das Lösen derselben, die Entfernung von

[1] Journ. f. prakt. Chem. **39**, 331.

Kieselsäure aus dem Filtrat etc. sind genau dieselben wie auf S. 268. Schließlich säuert man die erzielte alkalische Lösung mit Salpetersäure an und fällt das Chlor wie oben. Sowohl bei 1. wie bei 2. verwechsele man nicht Spuren von Chlorsilber mit irgend einem unlöslichen, durch lösliche Kieselsäure hervorgerufenen Niederschlag und charakterisiere daher das gewogene Silberchlorid in seinem Verhalten als solches.

Anmerkung. Bei der Bestimmung kleiner Mengen von Schwefel oder Chlor dürfen zu den Operationen des Glühens, Verdampfens etc. nur Spiritusflammen genommen werden infolge des Schwefel- und Chlorgehaltes des Leuchtgases (vgl. S. 132).

Achter Abschnitt.

I. **Die Bestimmung und Trennung der Halogene** Cl, Br, J und Cy.
II. **Bestimmung des Fluors.**
III. **Bestimmung von Stickstoff und Salpetersäure.**
IV. **Indirekte Methoden.**
V. **Trennungen von seltenen Erden** (Be von Fe + Al; U von Fe; Ti von Zr; Zr von Th).
VI. **Trennungen durch spezifisch sehr schwere Lösungen.**

Die Bestimmung und Trennung der Halogene.

I. Bestimmung des Chlors.

Die Ausführung dieser Bestimmung, sowie die Hauptwägung des Chlors als AgCl s. S. 10.

In besonderen Fällen kann auch das Chlor durch Reduktion des geschmolzenen Silberchlorids in reinem Wasserstoffgas (S. 37) und Wägung des erhaltenen metallischen Silbers bestimmt werden. Derartige Notwendigkeiten ereignen sich ab und zu in der Praxis, z. B. wenn man verabsäumte, die Filterasche wieder zu Silberchlorid zu regenerieren und sie dann mit der Hauptmenge des Chlorsilberniederschlages zusammengeschmolzen hat. Sehr passend sind zur Vornahme der betreffenden Glühoperation die S. 46 erwähnten Meißener Porzellantiegel. Ich habe ferner gelegentlich das gesammelte und ausgewaschene Chlorsilber direkt auf dem Filter in warmem Ammon gelöst (Bechergläschen unterstellen), diese Flüssigkeit im geräumigen gewogenen Tiegel scharf eingetrocknet (H_2O- und Luftbad) und endlich durch vorsichtig geleitetes Glühen im H-Strome zu Silber reduziert. Man achte überhaupt sehr darauf, daß die Hitze niemals zu hoch steigt, um Verlusten vorzubeugen.

II. Die Bestimmung des Broms.

Die Lösung, Fällung und Behandlung des Niederschlags ist bei den Bromiden dieselbe wie bei den Chloriden. Das Bromsilber erscheint hellgelblich gefärbt und viel weniger lichtempfindlich als das Chlorsilber, daher es bei einer normalen Behandlung seine ursprüngliche Färbung beibehält. Wird es rasch dunkler, so enthält es Spuren von Chlorsilber. Die Regenerierung der Filterasche im Porzellantiegel erfolgt durch successive Behandlung derselben mit Salpetersäure und chlorfreier Bromwasserstoffsäure oder an letzterer Stelle bequemer durch Bromdampf (einfach die geöffnete Bromflasche über den Tiegelraum halten), beziehungsweise Bromwasser oder direkt Bromflüssigkeit. Infolge der größeren Beständigkeit des Silberbromids sind bei der Bestimmung des Broms noch leichter genaueste Resultate zu erzielen als bei der korrespondierenden des Chlors.

III. Bestimmung des Jods.

1. Als AgJ. — Hier muß die Silberlösung zu der neutralen oder schwach alkalischen Flüssigkeit zunächst in der Kälte hinzugefügt werden, ehe man mit Salpetersäure ansäuern darf, worauf das Erhitzen (am besten nur Wasserbad) zur Klärung und Absitzung der Fällung erfolgt (vgl. die leichte Reduktion der Jodide durch HNO_2 und Ferrisalze auf S. 286). Im übrigen ist das der Veraschung Vorausgehende wie bei I und II. Bei der Veraschung des möglichst von Silberjodidniederschlag befreiten Filters findet meistens keine Reduktion des unter den Halogeniden beständigsten Jodsilbers statt, nur nehme man das Einäschern recht allmählich im offenen Tiegel vor und vermeide auch am Schluß jedes unnötig starke Glühen, um nicht Silberjodid zu verflüchtigen. Indessen ist eine Behandlung der Filterasche hintereinander mit Salpetersäure und Jodwasserstoff resp. Jod immerhin nicht von der Hand zu weisen, zumal bei einem unregelmäßig verlaufenen Veraschungsprozeß.

Anmerkung. Ist die vorliegende Jodidlösung durch Spuren von freiem Jod gelblich gefärbt, so setzt man vorsichtig einige Tropfen schweflige Säure hinzu: $2J + H_2SO_3 + H_2O = 2HJ + H_2SO_4$. Einen geringen Überschuß derselben kann man mit chlorfreiem Wasserstoffsuperoxyd zu Schwefelsäure oxydieren.

2. Als PdJ_2. — Man kann die Fällung in neutraler oder ganz schwach saurer Flüssigkeit entweder mit einer Lösung von Palladiumchlorür, $PdCl_2$, oder Palladiumoxydulnitrat bewerkstelligen, worauf man den schwarzen Niederschlag 24—48 Stunden warm stehen läßt, auf einem gewogenen Filter (S. 120) sammelt,

mit warmem Wasser auswäscht und bei 100° bis zum konstanten Gewicht trocknet, oder man verbrennt Niederschlag samt Filter im Porzellantiegel und reduziert am Schluß behufs Wägung als Palladium durch Glühen im Wasserstoffstrome.

3. Als TlJ. — Man fällt die auf 75—100 ccm gebrachte neutrale Jodidlösung mit einem geringen Überschuß von Thalliumsulfatlösung, fügt ein viertel Volumen absoluten Alkohol hinzu, digeriert bedeckt kurze Zeit zum Absitzenlassen auf dem Wasserbade, läßt erkalten, sammelt den Niederschlag auf einem gewogenen Filter, wäscht mit 30—50 proz. Alkohol aus und trocknet bei 100° bis zur Gewichtskonstanz (vgl. auch S. 278).

Anm. 1. Hat man das Chlor in beliebigen Metallsalzlösungen zu fällen, so muß man beachten, daß auch das Chlorsilber, ähnlich dem Bariumsulfat, die Eigenschaft des Mitreißens einzelner Verbindungen aus der Lösung besitzt (vgl. S. 133). Besonders ausgeprägt findet man dieses Verhalten bei der Analyse von Zinn-, Quecksilber- und Chromsalzen etc. In allen solchen Fällen ist es wissenschaftlich genauer, das betreffende Metall zuvor zu entfernen, z. B. das Chrom durch Hydroxylaminnitrat + Ammoniak, das Hg mit Schwefelwasserstoffgas (vgl. S. 117) und das Zinn nach S. 98 u. s. f. — Mit Chlorsilber zusammen vorkommende oder gefällte unlösliche resp. schwerlösliche Metallchloride trennt man entweder durch Erwärmen des Gemenges mit Alkalilauge ($Hg_2Cl_2 + 2KOH =$ unslösliches $Hg_2O + 2KCl + H_2O$) oder mit $K_2(Na_2)CO_3$, z. B. $PbCl_2 + K_2CO_3 = PbCO_3 + 2KCl$, wobei ersteres allmählich in ebenfalls unlösliches basisches Karbonat übergeht nach der Gleichung: $3PbCO_3 + H_2O = (PbCO_3)_2 . Pb(OH)_2 + CO_2$. Schließlich kann die Überführung des Chlors in lösliches Alkalichlorid neben einer gleichzeitigen Trennung von Metalloxyden auch durch Zusammenschmelzen mit einem Gemisch von kalz. Soda und Potasche erfolgen (vergleiche hierüber S. 272).

In analoger Weise wie oben wird man weiterhin auch Brom und Jod in lösliches Alkalihalogen verwandeln. In besonderen Fällen läßt sich speziell für das Jod die Lösungswirkung des Natriumhyposulfits auf die unlöslichen Jodderivate des Hg, Pb, Ag und Cu verwerten. Aus dieser filtrierten Flüssigkeit kann zunächst das gelöste Metall durch reines, frischbereitetes Natriumsulfid gefällt werden, um nachher das betreffende Filtrat davon in einer Platinschale einzutrocknen und zu glühen (Zerstörung des überschüssigen Natriumhyposulfits, sowie des bei der Reaktion entstandenen Natriumtetrathionats). Den Glührückstand löst man zweckmäßig in Wasser, säuert mit Salzsäure an, setzt alles Jod durch Eisenchlorid in Freiheit und destilliert es im Apparat (Figur 49, S. 283) über etc.

Trennungen von Chlor, Brom und Jod.

Fällungs-Analysen.

I. Jod von Chlor [CIII].*

1. Vollständige direkte Fällungsanalyse. a) Die Palladiummethode. — Man fällt ein Gemenge von je 0.25 g NaCl und KJ in verdünnter schwach salpetersaurer Lösung mit einem geringen Überschuß an Palladiumoxydulnitrat, $Pd(NO_3)_2$, und scheidet damit alles Jod als Palladiumjodür, PdJ_2, aus, dessen weitere Behandlung behufs Wägung bereits S. 275 beschrieben wurde. In dem Filtrate ist zunächst das überschüssige Palladium durch Schwefelwasserstoffgas in der Wärme als unlösliches Sulfür niederzuschlagen, davon abzufiltrieren, das in der Lösung gebliebene Gas entweder mit chlorfreiem Wasserstoffsuperoxyd oder Ferrisulfat zu zersetzen, die Flüssigkeit einige Zeit bedeckt auf dem Wasserbade stehen zu lassen, ausgeschiedener Schwefel abzufiltrieren und nunmehr das Chlor mit Silbernitrat zu fällen (S. 9).

Anmerkung.

I. $H_2S + H_2O_2 = S + 2H_2O$ oder $H_2S + 5H_2O_2 = H_2SO_4 + 5H_2O + O$;

II. $\overset{III}{Fe_2}(SO_4)_3 + H_2S = 2\overset{II}{Fe}SO_4 + H_2SO_4 + S$.

b) Die Thalliummethode.[1] — Die im Nachstehenden beschriebene Trennungsart von Jod und Chlor durch Thalliumsulfat ist ebenfalls eine rein gewichtsanalytische Fällungsmethode und hat zur Grundlage die absolute Unlöslichkeit des Thalliumjodürs in kaltem alkoholischen Wasser,[2] auch bei gleichzeitiger Gegenwart von Ammonsalzen und anderen Verbindungen, in deren Lösungen unter diesen Verhältnissen das Thalliumchlorür gelöst bleibt.

Als Ausgangspunkte dienten die folgenden, durch besondere Versuche ermittelten Thatsachen: Während Thalliumchlorür in bloßem Wasser relativ wenig löslich ist, erhöht der Zusatz einer Reihe von Salzen die Köslichkeit desselben um ein Bedeutendes. So fand man z. B., daß es von einer Ammonsulfatlösung sehr

---

[1] Zeitschr. f. anorg. Chem. 1, 248.

[2] In Wasser allein ist Thalliumjodür, besonders bei Gegenwart von Ammonium- und Natriumsalzen recht merklich löslich.

leicht aufgenommen wird, wogegen sich Thalliumjodür in einer solchen viel unlöslicher zeigt.[1] Immerhin erwies sich aber das Löslichkeitsverhältnis des letzteren als zu hoch, um darauf, besonders bei Gegenwart einer nur sehr geringen Jodmenge, eine direkte Trennung von Jod und Chlor gründen zu können. Durch einen passenden Alkoholzusatz gelang es aber, auf diesem Wege eine vollständig genaue quantitative Trennung der beiden Halogene zu erreichen. Man verfährt hierbei in der folgenden Weise:

Ca. 0.5 g einer Mischung von Chlornatrium und Jodkalium löst man in 40—50 ccm Wasser auf und fügt 50 ccm einer 20proz. Ammoniumsulfatlösung + 30 ccm Alkohol zu.[2] Darauf wird soviel von einer 4proz. Thalliumsulfatlösung hinzugegeben, bis eine weitere Fällung nicht mehr eintritt. Das gebildete gelbe Thalliumjodür setzt sich beim schwachen Erwärmen der Flüssigkeit bald ab. Nun läßt man die Fällung 12 Stunden in der Kälte stehen und sammelt dann unter Benutzung der Saugpumpe den Niederschlag auf einem gewogenen Filter, wäscht ihn zuerst zweimal mit einer aus 5 Teilen Ammoniumsulfat, 70 Teilen Wasser und 30 Teilen Alkohol bestehenden Mischung, zum Schluß mit 30—50proz. Alkohol aus, trocknet Filter mit Niederschlag bei 100° und wägt bis zur Gewichtskonstanz.

Zur Bestimmung des in Lösung gebliebenen Chlors muß zuerst der Alkohol durch Erwärmen auf dem Wasserbade verjagt werden. Sodann verdünnt man den Rückstand durch Wasserzusatz auf ca. 300 ccm, erhitzt zum Kochen und fügt 10 ccm konz. Salpetersäure, sowie die zur Fällung nötige Menge Silbernitratlösung zu. Ein Erkalten der Flüssigkeit ist zu vermeiden, um die gleichzeitige Abscheidung von Silbersulfat zu umgehen; daher läßt man die Fällung über der Flamme stehen. Nach einigen Stunden wird das Chlorsilber heiß abfiltriert, nach dem Auswaschen getrocknet, geschmolzen und gewogen (S. 10).

Anm. 1. Eine Trennung von Brom und Chlor scheint auf obigem Wege nicht möglich zu sein, da das Thalliumbromür, mit seinen Eigen-

[1] Zum Teil auch Thalliumbromür. Dieses Verhalten von Jod- und Bromthallium gestattet nebenbei sehr brauchbare und charakteristische qualitative Nachweise von nicht zu kleinen Mengen Brom neben viel Chlor und von geringen Mengen Jod neben Chlor (oder Brom).

[2] Besondere Versuche ergaben, daß die Sulfate von Ammonium, Natrium und Kalium unter den gegebenen, sorgfältigst eingehaltenen Konzentrationsverhältnissen sicher nicht mitgefällt werden.

schaften zwischen der entsprechenden Chlor- und Jodverbindung in der Mitte stehend, in allen Versuchen eine immer noch zu grosse Lößlichkeit zeigte.

Anm. 2. Im Handel kommen mitunter baryt- und kalkhaltige Thalliumkarbonatpräparate vor. Man achte also hierauf bei deren Verwendung zur Herstellung von reinem Thalliumsulfat, -acetat oder -nitrat. Ein zur Jod-Chlortrennung dienendes Thalliumsulfat muss völlig rein sein.

c) Die Ammoniak-Methode. — Sie beruht auf der Leichtlöslichkeit des Chlorsilbers in starkem Ammoniak gegenüber der großen Unlöslichkeit des Jodsilbers in diesem Reagenz. Zur Trennung löst man je 0.25—0.3 g NaCl + KJ in 20—25 ccm Wasser, fällt beide Halogene mit einem möglichst geringen Überschuß von Silberlösung, fügt 1 ccm verdünnte Salpetersäure zu, dampft direkt im Becherglase auf dem H_2O-Bade bis fast zur Trockne und übergießt den Rückstand mit 75—100 ccm Ammoniak von 0.89 Dichte, indem man gleichzeitig das angewandte Gewicht desselben durch Wägung (aus der Differenz nach S. 3) auf einer guten Handwage feststellt. Hierauf wird das Ganze wohl bedeckt $^1/_2$—1 Stunde digeriert, von dem rein gelb gefärbten Jodsilber abfiltriert, dasselbe jetzt nur mit kaltem Wasser ausgewaschen und alsdann wie weiter oben gewogen. Der so erhaltenen Jodsilberquantität zählt man schließlich die durch Sonderversuche ermittelte Menge hinzu, welche von dem Ammoniak gelöst wurde und $^1/_{2493}$ seines Gewichtes beträgt (Chem. Gaz. 1859. p 137). — Diese Art der Jodbestimmung ist weniger für wissenschaftliche (13) als vielmehr praktische Zwecke geeignet und als eine rasche Bestimmungsart relativ größerer Mengen von Jod neben Chlor zu betrachten. Die schließliche Wiederabscheidung und Wägung des gelösten Chlors kann nicht angeraten werden.

2. Direkte Fällung in Verbindung mit der Bestimmungsmethode aus der Differenz. — Hierzu fällt man in der einen Hälfte der vorliegenden Lösung (50 ccm von 100) wie bei I. das Jod als PdJ_2, während in der verbleibenden zweiten Portion beide Halogene zusammen mit Silberlösung niedergeschlagen und im Asbestrohr gewogen werden (S. 11). Berechnet man jetzt aus der erhaltenen Quantität Palladiumjodür die diesem entsprechende äquivalente Menge Silberjodid und zieht sie von AgCl + AgJ ab, so erfährt man hieraus das vorhandene Chlor.

Anmerkung. Hier wird man das Jod vorteilhafter mit einer Palladiumchlorürlösung fällen.

II. Jod von Brom [CIV].

1. Das reine direkte Fällungsverfahren: Die Palladiummethode. Genau wie bei I. 1. a) auszuführen. Die spezielle Wägung des Bromsilbers vgl. bei II. S. 274.

Nicht anwendbar sind die Thallium- und die Ammon-Methode.

2. Direkte Fällung in Verbindung mit der Bestimmungsmethode aus der Differenz. — Grundlage und Ausführung ist die gleiche wie bei I. 2. Das in 50 von 100 ccm Brom-Jodidlösung gefällte und gewogene Palladiumjodür wird auf Silberjodid berechnet und von dem [AgBr + AgJ]-Gewicht der zweiten Hälfte subtrahiert, aus welcher Zahl sich das gegebene Brom berechnen läßt. Auch hier empfiehlt sich die Fällung des Jods mit Palladiumchlorür.

Die mittelbare oder indirekte Bestimmung des Chlors neben Brom oder neben Jod [CV].

Dieselbe beruht auf der Verdrängung des Broms oder Jods durch das chemisch reaktivere Chlor, entsprechend den Gleichungen:

$$\text{I. } AgBr + Cl = AgCl + Br \text{ und}$$
$$\text{II. } AgJ + Cl = AgCl + J.$$

Ausführung der Methode. — I. Modifikation. — Man löst je 0.25—0.3 g NaCl und KBr in 75—100 ccm Wasser, fällt heiß mit überschüssiger Silberlösung unter Zusatz von einigen Kubikcentimeter verdünnter Salpetersäure und sammelt das Gemenge von AgCl und AgBr im gewogenen Asbestrohr (11), um es darin nach dem Trocknen bei 125—150^0 zu wägen. Hierauf klammert man das Rohr horizontal ein (vgl. S. 145), erwärmt es 15—20 Minuten mit fächelnder Flamme in einem durch konz. Schwefelsäure getrockneten Chlorstrome, läßt im Glockenexsiccator über Kali erkalten und wägt. Findet bei einer Wiederholung der Chlorbehandlung in der Hitze keine Gewichtsabnahme mehr statt, so ist alles Brom durch Chlor vertrieben. Man reguliere die einzuhaltende Temperatur derartig, daß zunächst kein Schmelzen der Substanz erfolgt, sondern schmelze erst am Schluß alles zusammen; darnach drehe man zeitweilig das Rohr im Schlauche herum △ zur besseren Ausbreitung der Masse im Interesse vollkommener Chloreinwirkung.

II. Modifikation. — Das gefällte Gemisch von Chlor- und Bromsilber wird auf einem kleinen Filter gesammelt u. s. f., der recht trockene Niederschlag auf ein möglichst vollständig flaches Porzellanschälchen geschüttet (10), das Filter in den Trichter wieder hineingepaßt und mit warmem Ammoniak völlig extrahiert (Bechergläschen). Letztere Lösung verdampft man in einem geräumigen gewogenen Porzellantiegel zur Trockne, fügt die Hauptmenge hinzu, schmilzt und wägt, worauf jetzt das Erhitzen im Chlorstrome (vgl. 33 und 46) unter Beachtung des oben bei I. Gesagten erfolgt. Man erhitze das erste Mal 15—20 Minuten, ein zweites, eventuell drittes Mal nur je 10 Minuten und hüte sich insonderheit vor jeder Chlorsilberverflüchtigung. Eine weitere Schwierigkeit besitzt die II. Modification dadurch, daß sich Chlor- und Bromsilber-Ammoniak bei dem Verdampfen etwas zersetzt und mitunter der betreffende Eindampfrückstand ganz dunkel aussieht, weshalb ich die Modifikation I für genauer halte.

In ganz gleicher Weise läßt sich auch die mittelbare Trennung von Jod und Chlor ausführen, wobei aber die Modifikation II ausgeschlossen ist wegen der zu minimalen Löslichkeit des Jodsilbers in Ammoniak.

Anmerkung. Sind nur sehr geringe Mengen von Brom oder Jod neben viel Chlor vorhanden, so fällt die Differenz in den Wägungen vor und nach der Chlorierung zu klein und demgemäß das Resultat nicht sicher genau aus. Die mittelbare Trennung von Jod und Chlor gewährt noch bessere Werte als diejenige von Brom neben Chlor infolge der größeren Äquivalentdifferenz.

Berechnung. — Die bei der Umwandlung des Bromsilbers oder Jodsilbers in Chlorsilber erhaltene Gewichtsdifferenz D ist proportional dem Unterschiede der Molekulargewichte des Silberbromids und des Silberchlorids beziehungsweise des Silberjodids und Silberchlorids:

A. Atomgewichte.	B. Molekulargewichte.
Cl = 35.45	AgCl = 143.38
Br = 79.96	AgBr = 187.89
J = 126.86	AgJ = 234.79
Ag = 107.93	

C. Die Molekulargewichtsdifferenzen.

AgBr — AgCl = 44.51
AgJ — AgCl = 91.41

Somit findet man das von Chlor ersetzte Brom durch den Ansatz

$$44.51 : D = 79.96 : x$$

und das Jod aus

$$91.41 : D = 126.86 : x$$

Bestimmung von Chlor und Brom neben Jod nach Gooch (das Austreibungsverfahren in Verbindung mit der Fällungsmethode).

Dasselbe beruht auf der Erfahrung, daß man sehr verdünnte Lösungen von Salzsäure auf $^1/_4$ ihres Volumens und mehr einkochen kann, ohne daß Chlor verloren geht (ein in die entweichenden Dämpfe eingehängtes Lackmuspapier wird nicht gerötet).

Ausführung. — Man giebt je 0.3—5 g NaCl + KJ oder KBr + KJ in einen großen Kochkolben von über Litergröße, löst in 600—700 ccm Wasser unter Zusatz von 2—3 ccm verdünnter Schwefelsäure auf, setzt nun das Jod mit einer genügenden Menge reinem Natriumnitrit (resp. aus gewöhnlicher kalter Nitritlösung durch Schwefelsäure entwickeltem Gase) in Freiheit und kocht die Flüssigkeit so lange, bis alle Gelbfärbung verschwunden ist und rotes Lackmuspapier von dem entweichenden Dampfe nicht mehr lavendelblau gefärbt wird, wozu man ungefähr $^1/_2$ Stunde braucht. Man achte darauf, daß das Volumen der Lösung nicht unter 500 ccm herabgeht. Aus der in ein großes Becherglas übergespülten restierenden Flüssigkeit fällt man schließlich das Chlor beziehungsweise das Brom mit Silbernitrat und bestimmt es nach S. 9 oder 274.

Anm. 1. Die Isolierung des Jods darf auch durch Ferrisulfat geschehen.

Anm. 2. Sind alle 3 Halogene gegeben, so trennt man das restierende Gemisch von Cl und Br nach S. 285.

Anm. 3. Unter Zuhilfenahme des Apparates Figur 49 (folgende Seite) läßt sich das indirekte Goocusche Verfahren in ein direktes verwandeln.

Direkte Trennung[1] von Jod, Brom und Chlor [CVI].*

Hierzu ist ein Glaskolben mit einem besonderen, nur aus Glasteilen bestehenden Destillieraufsatz erforderlich, wie ihn die beigegebene Zeichnung (Figur 48) deutlich veranschaulicht. Man wähle ihn ziemlich starkwandig und von $1^1/_4$—$1^1/_2$ Liter Inhalt. Man beachte besonders, daß das rechtwinklig durch den Rand-

[1] Litteratur: Zeitschrift f. anorg. Chem. I, 144 u. 245; V, 8; vgl. ferner Anm. 3, S. 290.

stöpsel geführte Glasrohr *a* bis nahe auf den Boden des Gefäßes reicht, und daß ferner das Eintauchrohr *b* zuerst in stumpfwinkliger Richtung zu dem Innenrohr angesetzt ist, um dadurch jedem Überspritzen von seiten der lebhaft siedenden Flüssigkeit vorzubeugen.

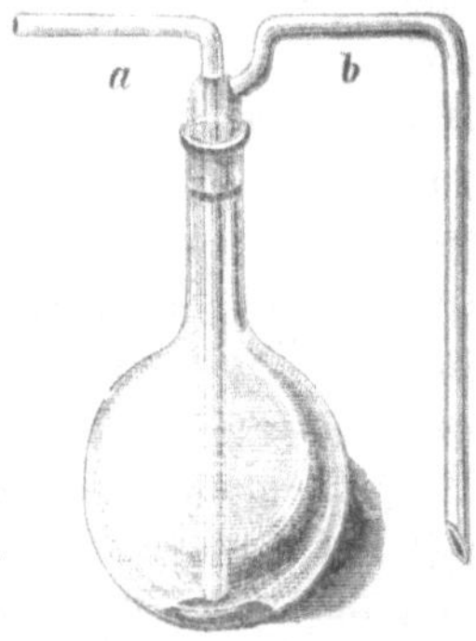

Figur 48.

Die Lösung, welche abgewogene Mengen von Kochsalz, Kaliumbromid und Kaliumjodid (0.25—0.3 g von jedem Salz) enthält, wird zunächst auf ein Volumen von ungefähr 750 ccm verdünnt und durch Zusatz von 5 ccm verdünnter Schwefelsäure angesäuert, welche Verdünnung erforderlich ist, um eine gleichzeitige Verflüchtigung von etwas Chlor- und Bromwasserstoffsäure zu vermeiden (vgl. Gooch a. a. O.). Alsdann schüttet man zu der kalten Flüssigkeit eine Lösung von 1 g Natriumnitrit in 10 ccm Wasser, worauf man den Kolben sofort schließen muß. Der Inhalt desselben färbt sich durch ausgeschiedenes Jod auf der Stelle rot-

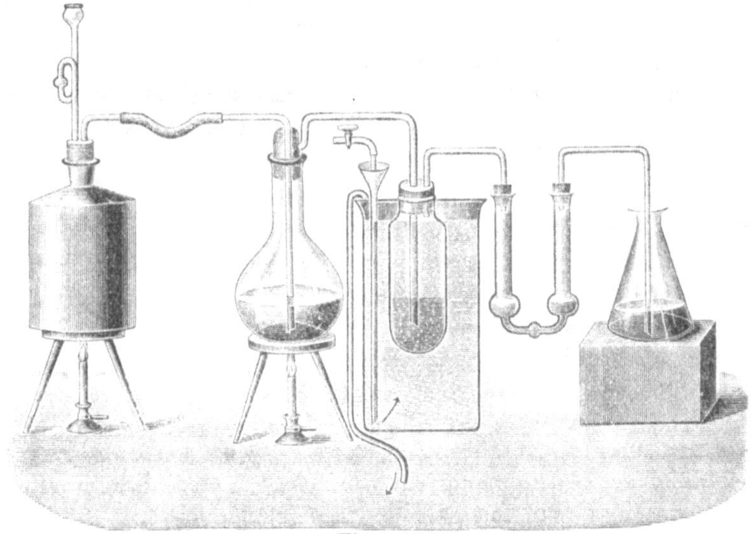

Figur 49.

braun. Nunmehr wird das Ableitungsrohr des Kolbens, wie es Figur 49 illustriert, in eine möglichst tiefe Cylinderflasche von wenigstens 550 ccm Inhalt eingeführt, welche eine Mischung von

50 ccm reiner Natronlauge + 50 ccm Wasserstoffsuperoxyd enthält und mittelst eines doppelt durchbohrten Korkes verschließbar ist. Durch die zweite Durchbohrung des letzteren geht ein doppelt rechtwinklig gebogenes Glasrohr, das mit dem längeren Schenkel in ein PÉLIGOTrohr mündet, worin sich ebenfalls die nötige Menge Wasserstoffsuperoxyd-Natronlauge befindet, um darin mechanisch mit übergerissene Jodspuren zurückzuhalten. Am Schluß ist noch ein Becherkolben aufgestellt, 25—50 ccm sehr verdünntes Natriumsuperoxyd enthaltend und mit einem durchbohrten Uhrglase bedekt. Durch Einstellen in kaltes Wasser wird die Hauptvorlage kühl gehalten.[1] Jetzt leitet man durch das Kochflaschenrohr *a* einen Wasserdampfstrom ein. Der Inhalt des Kolbens erwärmt sich rasch und es erfüllen violette Joddämpfe den leeren Raum, welche sich zum Teil in dem noch kalten Ableitungsrohr in Krystallen kondensieren und später in der Vorlage unter starker Sauerstoffentwickelung zur Absorption gelangen. Ist der Inhalt des Kolbens einmal ins Sieden geraten, so entfärbt er sich verhältnismäßig schnell, so daß nach Verlauf einer Viertelstunde totale Farblosigkeit eintritt als ein Zeichen der vollständigen Austreibung des Jods. Jetzt muß der Cylinder vorsichtig entfernt und dabei das Eintauch-Ende der Röhre mit heißem Wasser gut abgespritzt werden, dann erst darf man den Dampfstrom unterbrechen, da sonst ein Zurücksteigen des Vorlageninhaltes in den Kolben sich ungemein leicht ereignen kann. Der Inhalt der beiden Vorlagen wird nun quantitativ in eine Porzellanschale gebracht und dieselbe bedeckt auf dem Wasserbade erwärmt, nach weiterem Zusatz von 50 ccm Wasserstoffsuperoxydlösung zur möglichst vollständigen Oxydation geringer Mengen von Natriumnitrit. Im Verlauf einiger Stunden wird unter Umrühren zu der alkalischen Flüssigkeit Silberlösung hinzugefügt. Das zuerst vorwiegend niedergeschlagene braune Silberoxyd verschwindet beim Umrühren wieder unter Silberjodidbildung, und man fährt daher mit dem Zusatze von Silbernitrat so lange fort, bis die dunkle Farbe des Niederschlages nicht mehr in Gelb übergeht, was die vollständige Verwandlung des Natriumjodids in Silberjodid anzeigt. Die erhaltene Fällung säuert man mit Salpetersäure an und erwärmt sie einige Stunden auf dem Wasserbade, bis sich das Jodsilber gut abgesetzt hat, worauf man heiß abfiltriert, trocknet, verascht, schmilzt und

[1] Man benutzt zweckmäßig als Kühlgefäß ein grosses, starkwandiges Becherglas, um den ganzen Vorgang ungehindert beobachten zu können.

wägt. Ein Erkaltenlassen der Flüssigkeit ist zu vermeiden, da sich unter Umständen eine Kleinigkeit Silbernitrat dem Niederschlage beimischt, welches sich durch nachträgliches Auswaschen nur schwer wieder entfernen läßt.

Jetzt schreitet man zur Trennung des in dem Kolbeninhalte befindlichen Broms und Chlors. Zu diesem Ende wird zuerst die saure Lösung mit Natronlauge deutlich alkalisch gemacht, um ein Verflüchtigen von Brom- und Chlorwasserstoffsäure bei dem nunmehr folgenden Eindampfen zu verhüten. Wenn die Flüssigkeit bis auf ca. 50 ccm konzentriert ist, wird sie wieder in den Kolben[1] zurückgegeben und nach dem Erkalten mit 60 ccm verdünnter Essigsäure (1 : 2 Wasser), sowie mit einer konzentrierten Lösung von 1—1.5 g Kaliumpermanganat versetzt. Hierauf bringt man die bereits beschriebenen Vorlagen mit dem Reaktionskolben in Verbindung und leitet einen Dampfstrom durch die Gefäße. Es zeigt sich sehr bald eine mehr und mehr zunehmende Trübung der Flüssigkeit, durch Abscheidung von Manganhyperoxydhydrat, und gelbrote Bromdämpfe steigen in reichlicher Menge auf. Der Dampfstrom bei dem Hinübertreiben derselben darf nicht zu lebhaft genommen werden, um sicher eine vollständige Absorption des Broms durch die vorgelegte Natronlauge zu erzielen. Die Destillation dauert im ganzen $^3/_4$—$^5/_4$ Stunden, worauf der Apparat auseinandergenommen wird, um den Inhalt der Vorlagen in eine Porzellanschale zu entleeren und darin eine Zeit lang zu erwärmen (vgl. weiter oben). Schließlich nimmt man die Fällung des Broms mit einer Mischung von Silberlösung und Salpetersäure (10 prozentige Silberlösung mit dem gleichen Volumen konzentrierter Salpetersäure), die sich hierzu vorzüglich bewährt hat, vor, stellt die Fällung 1—2 Stunden auf ein Wasserbad, filtriert das Bromsilber noch heiß ab (vgl. weiter oben bei Jod) und wägt es.

Es erübrigt jetzt nur noch, das im Destillationsrückstande verbliebene Chlor zu ermitteln. Zu diesem Zweck muß zuerst durch Zusatz von Natronlauge und etwas Alkohol das bei der Reaktion nicht in Aktion getretene Kaliumpermanganat reduziert werden, was durch kurzes Erwärmen der Mischung rasch von statten geht, worauf man die ausgeschiedene Manganverbindung auf einem geräumigen Filter abfiltriert und mit nur lauwarmem Wasser auswäscht, da bei Anwendung von kochendem Wasser der

[1] Es ist praktisch, bei kleineren Flüssigkeitsmengen auch entsprechend kleinere Kolben von $^3/_4$ bis 1 Ltr. Grösse zu nehmen.

feinkörnige Niederschlag etwas trübe durchläuft. Das klare Filtrat wird schließlich mit Salpetersäure angesäuert und das vorhandene Chlor mit Silberlösung gefällt.

Anm. 1. Es gehört zu den Hauptbedingungen der Methode, eine vollkommen reine Essigsäure bei der Überdestillation des Broms zu verwenden, da dieses auf Beimengungen an Capronsaure, Furfurol etc. einwirkt, wodurch die Resultate um 0.25—0.5 Proz. zu niedrig ausfallen können.

Anm. 2. Das Gemisch der bei der Reaktion mit $KMnO_4$ entstandenen und vor der Chlorfällung abzufiltrierenden Manganoxyde wäscht man auch vorteilhaft mit einer 1proz. Natriumnitratlösung (chlorfrei!) aus, um ein etwaiges Trübedurchlaufen des Niederschlags sicher zu vermeiden.

Anm. 3. Es darf nicht vergessen werden, alle Reagentien vor ihrem Gebrauche auf einen etwaigen Chlorgehalt sorgfältigst zu prüfen, da ja schon ein geringer Chlorgehalt bei der Menge der anzuwendenden Zusätze einen größeren Fehler verursachen würde.

Anm. 4. Vorschrift für je 0.25 g Kaliumbromid und Natriumchlorid = 50 ccm Lösungswasser, verdünnt mit 60—66 ccm 33 volumenproz. Essigsäure, darauf versetzt mit einer gesättigten Lösung von 1 g Kaliumpermanganat und schließlich im Dampfstrome mindestens eine Stunde gekocht. Früher nahm ich nur 45—50 ccm verdünnte Essigsäure 1 : 2, indeß wurde beobachtet, daß ein vermehrter Zusatz der Säure den Verlauf der Reaktion nur begünstigte. Desgleichen verhielten sich konzentriertere Lösungen geeigneter als schwächere, da bei einer zu großen Verdünnung die Zersetzung nur langsam und nicht so vollständig von statten geht. Ferner erwies es sich stets als am sichersten, die Destillation in einem Dampfstrome auszuführen (ein bloßes direktes Abdestillieren genügte nicht immer) und dieselbe nach dem Verschwinden der zuerst auftretenden Bromdämpfe noch länger fortzusetzen, da die völlige Austreibung geringer, in Flüssigkeiten gelöster Brommengen trotz der großen Flüchtigkeit dieses Halogens doch geraume Zeit beansprucht.

Anm. 5. Fügt man der abschließenden Becherkolbenvorlage einige Kubikcentimeter Ammoniak hinzu, so muß sich jedes Entweichen von Brom im Endgefäß durch das Auftreten von Bromammoniumdämpfen sofort erkennen lassen, welche Probe aber stets negativ ausfiel.

Anm. 6. Die bei der Abscheidung von Jod und Brom vor sich gehenden Reaktionen:

I. $2KJ + 2HNO_2 + 2H_2SO_4 = 2J + 2HKSO_4 + 2NO + 2H_2O$;

II. $2KJ + \overset{III}{Fe_2}(SO_4)_3 = 2J + 2FeSO_4 + K_2SO_4$;

III. $6KBr + 2KMnO_4 + 4H_2SO_4 = 3Br_2 + 2MnO_2 + 4K_2SO_4 + 4H_2O$;

IV. a) $6NaOH + 6J = 5NaJ + NaJO_3 + 3H_2O$;

b) $NaJO_3 + 3H_2O_2 = NaJ + 3H_2O + 6O$.

Anm. 7. Will man eine Bestimmung des Chlorgehaltes im käuflichen Brom ausführen, so bläst man an ein kapillar angezogenes Röhrchen ein Kügelchen, nicht größer als eine kleine Erbse, und füllt es damit etc. wie dies bei der Verbrennung organischer Flüssigkeit geschieht (vgl. GATTERMANNS Praxis II. A. S. 101). Die zur Analyse abgewogene Menge darf nicht mehr als 0.25—0.3 g betragen. Man wirft jetzt das Kugelrohr direkt in den

50 ccm Wasser nebst 1—1.5 g reines Natron + 10 bis 20 ccm Wasserstoffsuperoxyd enthaltenden Destillierkolben, zerstört es in der Flüssigkeit mit einem abgeplatteten dicken Glasstabe (umschwenken), säuert nach vollzogener Aufnahme des Broms mit Essigsäure an und destilliert nun bei Gegenwart der entsprechenden, überschüssigen Quantitäten Essigsäure und Kaliumpermanganat das Brom in dem Apparat (Figur 49) ab u. s. f.

Bestimmung des Bromgehaltes natürlicher Salzsoolen und damit zusammenhängender Laugen.

Obige Wässer, sowie im besonderen die bei der Salzgewinnung restirenden Mutterlaugen enthalten zum Teil bedeutende Mengen Chlorcalcium. Eine direkte Bestimmung des Broms nach der von Berglund angegebenen Brommethode ist daher hier ohne vorherige Entfernung der Calciumverbindung nicht wohl angängig, da das neben Kaliumpermanganat zur Verwendung kommende saure schwefelsaure Kalium sofort umgesetzt werden würde. Aus gleicher Ursache kann im vorliegenden Falle die von White vorgeschlagene und neuerdings von Schierholz vorher ausgearbeitete Modifikation nicht gut benutzt werden, denn dieselben nehmen zur Isolierung des Broms an Stelle des Monokaliumsulfats Aluminiumsulfat. Allein die bei der Austreibung des Broms mit Kaliumpermanganat gewählte Essigsäure mußte auch bei Mutterlaugen und anderen natürlichen Bromsalzlösungen ihren Zweck erfüllen.

I. Kreuznacher Mutterlauge.

Die ersten direkten Versuche mit Kreuznacher Mutterlauge ergaben etwas zu hohe Werte, bis die Analyse in der folgenden Weise modifiziert wurde. Offenbar lagen zu konzentrierte Flüssigkeiten vor (die Kreuznacher Mutterlauge enthält z. B. 30 Proz. feste Bestandteile). Durch eine richtige Verdünnung konnte man sicher hoffen, zum Ziele zu gelangen, was auch die unter diesen Verhältnissen versuchten Analysen sehr bald bestätigten. Man verdünnt darnach zunächst 50 ccm der Mutterlauge mit 25 ccm Wasser, giebt sodann 5 ccm starke Natronlauge, alsdann 50—60 ccm Essigsäure (33 proz.), sowie 1.5 g Kaliumpermanganat in wässriger Lösung hinzu und führt nun die Abdestillation des Broms in der oben beschriebenen Weise aus.

Analysen-Resultate. — Spez. Gewicht der Lauge = 1.3095. 50 ccm Lauge gaben = 0.9541 g AgBr = 0.4680 $MgBr_2$ = 0.714 %. Im

Vergleich mit den besten früheren Analysen stellt sich der Brom-Gehalt wie folgt:

I.

$MgBr_2$-Gehalt der Kreuznacher Mutterlauge nach früheren Bestimmungen:

Bunsen	= 0.532 %
Polstorf (1852)	= 0.688 „
Mohr (1854)	= 0.767 „
Fehling	= 0.615 „
H. Aschoff (1878)	= 0.765 „

II.

$MgBr_2$-Gehalt nach der neuen Methode = 0.714 %.

Mehrere gesondert nach indirekten Methoden ausgeführte Bestimmungen ergaben im Durchschnitt = 0.640 %.

Bei der Bestimmung des Bromgehaltes von Mutterlaugen verfährt man immer am besten in der Weise, daß man, falls das spec. Gew. der Flüssigkeiten ein sehr hohes ist, dieselben mindestens bis zu einer Dichte 1.20 verdünnt und jedesmal vor dem Zusatze der Essigsäure 5—10 ccm Natronlauge 1 : 5 zufügt. Versuche, die Essigsäure durch Natriumacetat zu ersetzen, wurden aufgegeben, da dieses käufliche Präparat häufig die Resultate beeinträchtigte, also aus nicht genügend reiner Essigsäure hergestellt war.

II. Mutterlauge aus Dürkheim in der Rheinpfalz.

Diese Mutterlauge bildet eine schwach gelblich gefärbte dicke Flüssigkeit vom spec. Gew. 1.228. Sie hinterläßt beim Eindampfen 26.39 Proz. festen, erhebliche Mengen von Calciumchlorid enthaltenden Rückstand, so daß sie also eine ziemlich stark eingedampfte Lauge darstellt. Die Analyse wird unter Beachtung des angegebenen Verdünnungsgrades ausgeführt. Zur Kontrole wurde auch hier der Bromgehalt unter sorgfältigster Einhaltung aller möglichen Vorsichtsmaßregeln nach der indirekten, sehr viele Zeit beanspruchenden Methode bestimmt.

Resultate. — Direkte Bestimmung: 50 ccm Mutterlauge gaben 0.1732 g AgBr = 0.08435 $MgBr_2$ = 0.1374 %.

Indirekte Methode: Das aus 25 ccm der Lauge erhaltene Silberchloridbromid verlor im Chlorstrome = 0.0204 g, entsprechend 0.0861 g AgBr = 0.0421 g $MgBr_2$ = 0.1371 %.

Vergleichsweise Zusammenstellung der früheren Analyse mit den neuen Ergebnissen.

1. Eine frühere Bestimmung aus dem Bunsenschen Laboratorium ergab = 0.1680 % $MgBr_2$;
2. die indirekte Methode lieferte = 0.1371 „ „
3. die direkte Destillationsmethode = 0.1374 „ „

III. Mutterlauge aus Bad Nauheim.

Die Lauge bildete eine ziemlich stark gefärbte ölige Flüssigkeit vom spec. Gew. 1.351. Es lag somit ein sehr stark eingedicktes Präparat vor. Die Ausführung der Analyse geschah wie bei I und II.

Resultate: Direkte Bestimmung = 0.1800 % $MgBr_2$
und indirekte Methode = 0.2013 „ „

Anmerkung. Wie die vorausgegangenen Beispiele beweisen, hat sich die direkte Halogentrennungsmethode auch für die speziellen Aufgaben der Wasseranalyse ausgezeichnet bewährt. Gerade bei Gegenwart größerer, resp. relativ größerer Mengen von Chlorverbindungen scheint die Austreibung des Broms sogar schneller und glatter vor sich zu gehen, als bei nur geringem gleichzeitigen Chloridgehalte.

IV. Direkte Bestimmung des Jods in der Kreuznacher Mutterlauge.

Hierzu bedient man sich eines wenigstens zwei Liter Inhalt fassenden großen Destillierkolbens und erhitzt darin wenigstens 500—1500 ccm. Mutterlauge, welche man zuvor mit einigen Tropfen Essigsäure[1] ansäuert, worauf durch das Rohr *a* Dämpfe von salpetriger Säure eingeleitet werden bis sich der Luftraum über der Flüssigkeit gelbrot zu färben beginnt. Auf die eigentliche Destillation im wirklichen Dampfstrome rechnet man 15 bis 20 Minuten Zeitdauer. Jetzt wird der Inhalt der Vorlagen in eine Porzellanschale gebracht und genügend lange erwärmt zur Zersetzung des überschüssigen Wasserstoffsuperoxydes; alsdann fügt man Silberlösung hinzu und säuert das Ganze mit Salpetersäure an.

Die schwach getrübte Flüssigkeit klärt sich auf dem Wasserbade unter Bildung gelber Flocken von Jodsilber, welche man abfiltriert und wägt.

Anm. 1. Viele in dieser Weise vorgenommene Bestimmungen ergaben im Mittel einen Gehalt von 0.0009—0.0010 % Jodmagnesium (auf 100 Teile berechnet) in der Kreuznacher Mutterlauge. Da dieser Wert mit dem von älteren Analytikern unter Aufwand vieler Mühe festgestellten Jodgehalt der Kreuznacher Mutterlauge sehr gut übereinstimmte, so war dadurch zugleich ein maßgebender Beweis geliefert über die große Genauigkeit, womit man sogar recht geringe Jodmengen neben den anderen Halogenen

[1] Schwefelsäure ist wegen des sehr bedeutenden Calciumchloridgehaltes der Mutterlauge nicht anwendbar.

nach dem Destillationsverfahren ohne besondere Schwierigkeiten direkt zu bestimmen im stande ist.

Anm. 2. Bei der Ermittelung sehr kleiner Mengen von Jod und Brom kann man die vorgelegte Absorptionsflüssigkeit entsprechend verdünnter nehmen und ferner das Péligotrohr ganz weglassen, sich also am Ende mit einem offenen Becherkolben begnügen.

Anm. 3. Geschichtliches. — Die erste quantitative Isolirung von Brom durch Kaliumpermanganat rührt von E. Berglund in Gothenburg her. Derselbe wandte hierzu ein Gemisch von Kaliumbisulfat und -permanganat an und vertrieb das Brom in der Kälte (in der Wärme wird gleichzeitig Chlor freigemacht) durch ein mehrstündiges Durchleiten eines Luftstromes, um es darnach unter noch etwas unzureichenden Absorptionsverhältnissen in Natronlauge aufzufangen (Zeitschr. anal. Chem. (1885) **24**, 184. Daselbst theilte Vortmann ein Jahr später (**25**, 172) ein anderes Verfahren zur Trennung von Brom und Chlor durch Austreiben des ersteren mit Bleisuperoxyd bei Gegenwart freier Essigsäure mit und endlich war es Gooch, welcher 1890 die salpetrige Säure zur indirekten Analyse des Jods neben Brom und Chlor benutzte. (Ber. **23**, 436 u. 704). Zwei Jahre nach diesen Versuchen gelang mir zusammen mit K. Aschoff die erste vollständig durchgeführte direkte quantitative Trennung aller drei Halogenen (Zeitschr. f. anorg. Chem., 1892, I, 146), welcher sich unmittelbar darauf die das gleiche Problem lösenden Arbeiten von Schierholz (Monatshefte d. Chem. (1892) **13**, 1) und Friedheim (Zeitschr. anorg. Chem. (1892) I, 407) anschlossen. White (Chem. News **57**, 283 und **58**, 229) bedient sich zur Bromaustreibung einer Mischung von Aluminiumsulfat und Permanganat und Weiss (Repert. anal. Chem. **5**, 238) ersetzt ersteres durch Ferrosulfat.

Anhang.

Über die quantitative Bestimmung der Blausäure durch Destillation.

Im Anschluß an die vorstehenden Analysen soll noch an dieser Stelle darauf hingewiesen sein, daß man den zur Halogentrennung konstruierten Destillationsapparat (Figur 49) auch zur quantitativen Bestimmung der Blausäure mit dem größten Vorteil verwenden kann, indem sich aus den mit einigen Tropfen Schwefelsäure angesäuerten Flüssigkeiten die Cyanwasserstoffsäure leicht durch Destillation mittelst eines Dampfstromes austreiben und in verdünnter Natronlauge vollständig absorbieren läßt, aus welcher man später die Säure als Silbercyanid fällt und den Niederschlag in einem Asbestfilter zur Wägung bringt. Eine solche Isolierung und sehr genaue quantitative Wägung der Blausäure ist vielleicht in toxikologischen Fällen von Bedeutung. Es wurde früher u. a. eine derartige Bestimmung der Blausäure in einem mit Kaliumcyanid vergifteten Biere ausgeführt. Demselben waren 0.2 g eines

95 prozentigen Präparates zugesetzt. Die Hälfte der vorhandenen Flüssigkeit lieferte bei der Destillation 0.1960 g AgCy oder 0.3920 g für die ganze Menge, entsprechend 0.1900 g KCy, ein Resultat, was die große Genauigkeit der Methode verbürgt.

Die obige Methode ist gleichfalls zur Trennung der Blausäure von beigemengten Halogensalzen geeignet.

Das Silbercyanür AgCN kann auch auf einem gewogenen Filter bestimmt werden (120).

Die Blausäure darf im Allgemeinen nur aus ganz schwach salpetersauren Lösungen mit Silbernitrat gefällt werden, da das Cyansilber durch Erwärmen mit Salpetersäure allmählich zersetzlich ist (79).

Bestimmung des Fluors.

1. Auf indirektem Wege, aber nur bei reinen Verbindungen desselben anwendbar. Beispiele: Natriumfluorid, Magnesiumfluorid etc. Ausführung: Man zersetzt das feine Material im gewogenen Platintiegel durch Eindampfen und schließliches Abrauchen mit konz. Schwefelsäure, worauf geglüht und gewogen wird.

Anmerkung. Für die Verdampfung von Flußsäure muß ein nur hierfür bestimmter Abzug vorhanden sein.

2. Durch Fällung mit Chlorcalcium, entweder direkt in der betreffenden wässrigen Lösung oder, wie bei Silikaten, nach vorausgegangenem Aufschmelzen mit Kaliumkarbonat (vgl. S. 267).

Die direkte Fällung kann nur in Platingefäßen, also hier am zweckmässigsten in einer Platinschale vorgenommen werden. Hierzu ist zunächst zu der Flußsäure oder der Fluoridlösung überschüssige Sodalösung zu geben, sodann mit Chlorcalcium vollständig auszufällen (Gemenge von $CaCO_3 + CaF_2$) und mit dem Niederschlag wie auf S. 295 zu verfahren.

3. Die Isolierung des Fluors in der Form von Siliciumfluorid vergleiche S. 269.

4. Die quantitative Bestimmung des Fluors durch Austreiben desselben als Fluorwasserstoffgas.

Die mannigfaltigen Schwierigkeiten und Umstände, welche häufig mit der quantitativen Bestimmung des Fluors verknüpft sind, veranlaßten mich, die Abscheidung dieses Halogens aus

Gemischen auf einem anderen Wege als dem bisher üblichen (Schmelzen mit Natriumkarbonat oder Wägung als Siliciumfluorid) zu versuchen, und wählte ich hierzu den der Isolierung durch konz. Schwefelsäure. Zunächst mußte dafür eine geeignete Form der Ausführung gefunden und überhaupt die Richtigkeit und Brauchbarkeit einer direkten Austreibungsmethode bewiesen werden. Die vielen mühsamen und zeitraubenden Experimente, welche zur Erreichung des angestrebten Zieles erforderlich waren, möchte ich an dieser Stelle wenigstens angedeutet haben, denn nur ein zähes und konsequentes Weiterverfolgen zahlreicher gemachter Beobachtungen führte schließlich zu dem im Nachstehenden näher beschriebenen Verfahren und damit zu konstanten Resultaten.

Zunächst lasse ich zum besseren Verständnis der neuen Methode eine Skizze des von mir benutzten, in jeder Hinsicht einfachen Apparates (Figur 50) folgen.

Derselbe besteht nur aus Platin und wurde nach meinen Angaben von der Firma Heraeus in Hanau in bekannter Gediegenheit geliefert. Er stellt ein Destillierkölbchen A dar von 17 cm Höhe, dessen Kugel 75 ccm Flüssigkeit faßt. Der Hals besitzt eine Länge von 11 und einen Durchmesser von 1.9 cm. Die $^1/_2$ cm weite Ansatzröhre B, etwas über der Mitte der Hauptröhre beginnend, mißt 22 cm und ist am Ausgang 8 cm senkrecht nach unten gebogen. Ihr etwas verjüngtes Ende paßt luftdicht in die Tropfröhre des ungefähr 70 ccm fassenden Platintrichters T. Der Kolbenhals wird verschlossen mit der möglichst dicht anliegenden Platinkapsel K, welche ihrerseits zwei Einleitungsröhren trägt, wovon die eine r_1 (4.8 cm lang) dicht unter der Oberfläche endet, während die andere r_2+r_3 (20.6 cm lang) bis fast auf den Boden der Kugel reicht. Um nach Belieben einen Gasstrom durch die Flüssigkeit selbst, resp. nur durch den Luftraum des Kolbens leiten zu können, ist der Rohrteil r_3 abnehmbar, schließt aber bei X luftdicht auf. Bevor der Versuch in Gang gesetzt wird, schiebt man das Ende des Entwickelungsrohres B in den umgestülpten Trichter fest hinein und stellt letzteren auf den Boden der als Vorlage dienenden 400 ccm raumhaltigen Platinschale D, in welcher sich 75—100 ccm Natronlauge befinden, die man sich jedesmal durch Abwägung von 4 g chemisch reinem Natronhydrat (aus Natrium) etc. frisch bereitet. Jetzt giebt man ungefähr 0.5 g über Schwefelsäure getrocknetes Natriumfluorid in das Kölbchen, klammert dasselbe in ein Stativ und schüttet mittels eines langen Trichters 20 ccm konz. Schwefelsäure hinzu. Um sicher zu sein, daß alles Salz auf den Boden der Kugel gelangt und nicht etwa Spuren davon im Kolbenrohr haften blieben, bedient man sich eines Wäge-

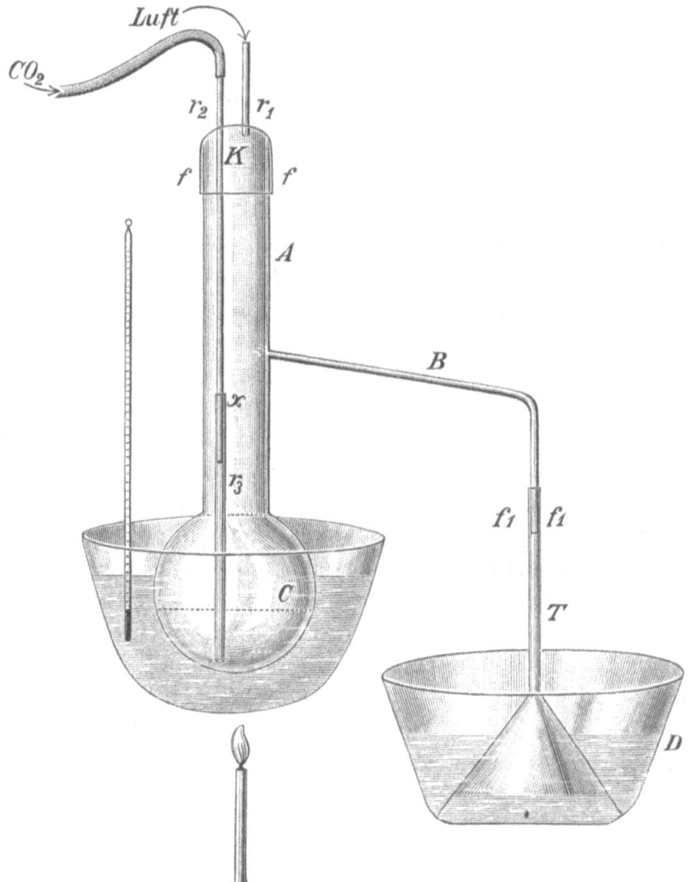

Figur 50.

gläschens von der Form Figur 51, dessen Röhre 15 cm lang ist und also bis in die Mitte der Platinkugel reicht. Beim Füllen stülpt man den vorher ausgetrockneten Platinkolben über das geöffnete Wägeröhrchen bis zu dessen Kugel hinab und dreht jetzt das Ganze um etc. Die Öffnung des Apparates wird nun mit *K* fest verschlossen und die Fuge $f\,f$ sowohl wie diejenige $f_1\,f_1$ mit einer konz. Guttaperchalösung in Benzol sorgfältig überpinselt. Die lange Röhre r_2 verbindet man mit einem Kippschen Kohlensäureapparat, die kurze r_1 mit einem Luft enthaltenden Gasometer und läßt die Kohlensäure relativ langsam, die Luft dagegen

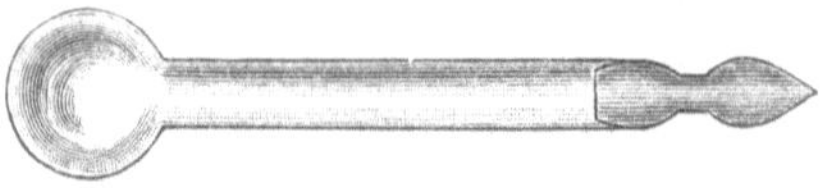

Figur 51.

schneller durch den Apparat streichen. Man bediene sich zur Herstellung der Verbindungen nur tadelloser, etwas dickwandiger Schläuche und befestigte sie an den Platinröhren endgültig mit Ligaturen aus weichem Kupferdraht. Ausserdem versehe man sie dicht am Rohrende mit Klemmschrauben zur event. Unterbrechung der Gasströme. Die Kohlensäure wie die Luft passiert vor ihrem Eintritt in den Kolben einen einfachen Trockenapparat (Woulffsche Flasche mit aufgesetztem Chlorcalciumrohr S. 112). Die Platinkugel taucht zu drei Viertel ihrer Höhe in konz. Phosphorsäure. In diesem Bade steigert man allmählich die Temperatur bis zu einem Maximum von 155—160°. Hierbei gehen, wie spezielle blinde Versuche zeigten, nur Spuren von Schwefelsäure über (durchschnittlich in 5 Stunden 0.1 Proz. auf $^1/_2$ g Substanz berechnet), welche die spätere Fällung des Fluors als Calciumfluorid nicht im geringsten benachteiligen. Die freigemachte Flußsäure wird durch den Kohlensäureluftstrom aus dem Apparate fortgetrieben und in der Vorlage, wo ihr die Platintrichter-Einrichtung eine große Absorptionsfläche bietet, von der Natronlauge lebhaft und vollständig aufgenommen. Durch die entweichenden Gasblasen findet in der Vorlage ab und zu ein leichtes Spritzen statt; es empfiehlt sich deshalb, die Platinschale mit einem durchbohrten Uhrglase zu bedecken, wodurch nicht bloß zufälligen Verlusten vorgebeugt, sondern auch an der Blankbleibung des Glases erkannt wird, daß keine Flußsäure aus der Flüssigkeit entwichen ist. Das Vorhandensein eines absolut dichten Verschlusses am Apparate prüft man zeitweise dadurch, daß man um die Stellen f, f_1 etc. einen mit Ammoniak benetzten Glasstab führt, wobei keine weißen Nebel auftreten dürfen. Nachdem der Versuch 4—6 Stunden[1] gedauert, entfernt man die Flamme und läßt den Gasstrom in etwas schnellerem Tempo durch den Apparat gehen, um die letzten etwa noch vorhandenen Flußsäurespuren zu entfernen. Nach völliger Erkaltung des Apparates kann derselbe nunmehr auseinandergenommen werden. Hierbei überzeugt man sich durch Riechpropen von dem Gelingen der Operation. Die in der Platinkugel befindliche Schwefelsäure zeigte, in ein Becherglas umgegossen, durchaus keine Partikelchen von unzersetztem Salz, und die mit derselben veranstaltete Prüfung auf Flußsäuregehalt ergab ein negatives Resultat. Zu diesem Zwecke wurde dieselbe mit Wasser verdünnt, schwach ammoniakalisch gemacht, erkalten gelassen und mit einigen Tropfen Chlorcalcium versetzt, wobei nicht eine Spur von Trübung entstand. Tauchte man aber einen mit Flußsäure befeuchteten Platindraht in die Lösung, so zeigten sich sofort deutliche Streifen von Calciumfluoridniederschlag.

Sobald Trichter und Uhrschale mit warmem Wasser abgespült sind, schreitet man zur Fällung des übergetriebenen Fluors als Calciumfluorid. Um nicht erst das überschüssige Natron der Vorlage durch Umsetzen mit Ammonkarbonat[2] in Soda überführen zu müssen, hatte ich zum Verjagen der Flußsäure, wie oben angegeben wurde, einen kohlensäurehaltigen Luftstrom gewählt. Die so erhaltene Fluorlösung erhitzt man nun direkt zum Sieden, giebt alsdann unter Umrühren (Platinspatel) eine heiße 25 %ige Chlorcalciumlösung im Überschuß hinzu und stellt die Fällung nach abermaligem Aufkochen zum Absetzen und Erkalten 1—2 Stunden bei Seite. Den Niederschlag sammelt man danach auf einem geräumigen Filter und wäscht ihn mit heißem Wasser hinreichend lange aus. Das Filter bringt man samt Niederschlag noch feucht in die zuvor auf einer einfachen Handwage tarierte frühere Fällungsschale, verascht auf freier Flamme und glüht den Rückstand 15—20 Minuten lang. Derselbe wird zunächst in der Schale gewogen. Er beträgt durchschnittlich ca. 5 g. Man durchfeuchtet nun die ganze entsprechend zerkleinerte Masse mit heißem Wasser und nimmt endlich die vorsichtige Lösung des beigemengten

[1] Spezielle Versuche über die genaue Zeitdauer der Austreibung sollen erst bei der Fortsetzung der Arbeit angestellt werden.

[2] Die Gegenwart von Ammonsalzen ist bei der Fällung des Fluors nach der Roseschen Methode thunlichst zu umgehen, da sich das Fluorcalcium darin etwas auflöst.

kohlensauren Kalks in der berechneten Menge Eisessig (6 g oder 6.4 ccm), welche man zuvor mit 100 ccm Wasser verdünnt hat, vor, worauf die Flüssigkeit zum Vertreiben der Kohlensäure einige Zeit über der Flamme (Asbestteller) erwärmt wird. Ist solches erreicht, so giebt man noch einen geringen Überschuß von verdünnter Essigsäure 1:4 hinzu (ca. 5 ccm), bis die Flüssigkeit schwach danach riecht und sauer reagiert. Ich lege großen Wert darauf, die Essigsäure zum Lösen des kohlensauren Kalks nicht zu konzentriert zu nehmen, da derselbe alsdann schwieriger angegriffen wird, so daß später unter Umständen Calciumkarbonat bei dem zu wägenden Calciumfluorid verbleiben kann; außerdem ist die Gefahr vorhanden, daß größere Mengen von Eisessig bei der Operation des Verdampfens etwas zersetzend auf das Fluorcalcium selbst einwirken. Die, wie oben beschrieben, mit Essigsäure schwach angesäuerte Flüssigkeit muß zur Trockne gedampft und so lange auf dem Wasserbade erhitzt werden, bis der Geruch nach Essigsäure verschwunden ist. Eine vollständige Entfernung der freien Essigsäure ist unbedingtes Erfordernis, da sich das Fluorcalium darin nicht unerheblich löst, was zu größeren Verlusten Veranlassung geben würde. Jetzt erst darf der Trockenrückstand mit heißem Wasser behandelt und das unlösliche Calciumfluorid abfiltriert werden. Das restierende Fluorcalcium besitzt eine hohe spezifische Schwere und erscheint stets dunkel bis grauschwarz gefärbt. Es erweist sich als klar filtrierbar und gut auswaschbar im Gegensatz zu der direkt in essigsaurer, kochender Lösung mit Chlorcalcium bewerkstelligten Fällung. Sollten beim Abfiltrieren gelegentlich die ersten Anteile trübe durchlaufen, so gießt man sie nochmals durch das Filter zurück, was fast immer auszureichen pflegt. Ist der Niederschlag mit heißem Wasser genügend ausgewaschen, so kann er noch feucht im Platintiegel verascht und schwach geglüht werden. Man hüte sich aber vor jeder unnötigen Übertreibung, sowohl des Auswaschens als auch des Glühens, in Anbetracht einer wenn auch äußerst geringen Löslichkeit des Niederschlags, sowie der Verflüchtigung von Fluor. Im letzteren Falle durchfeuchte man den Tiegelinhalt mit reiner Flußsäure, verdampfe und glühe noch einmal.

Auf der von mir festgestellten Grundlage der quantitativ durchführbaren Isolierung des Fluors als Fluorwasserstoff weiter bauend, gedenke ich jetzt die bisher so komplizierte Bestimmung dieses Halogens in verschiedenen Gemischen bedeutend vereinfachen zu können. Zunächst sollen nach dem neuen Verfahren Fluorbestimmungen in dem Kryolith und dem Flußspat ausgeführt werden. Durch Schmelzen mit Hydronatriumsulfat im Luftbade bei verhältnismäßig niederen Temperaturen, sowie bei höheren Hitzegraden mit saurem phosphorsaurem Natron hoffe ich auch das Fluor in Silikaten besser und schneller als früher zu ermitteln. Zersetzungen mit freier konz. Phosphorsäure an Stelle von Schwefelsäure sind bereits mit Erfolg vorerst für das Natriumfluorid unternommen worden. Die letztere Austreibungsart soll auch zu einer genauen titrimetrischen Bestimmung des Fluors ausgearbeitet werden.

Bestimmung des Stickstoffs in stickstoffhaltigen Verbindungen und Gemischen.

Die Kjeldahlsche Methode.[1]

Grundlage. Stickstoffhaltige organische Substanzen werden beim Kochen mit konz. Schwefelsäure nahezu vollkommen oxydiert unter Überführung des Stickstoffs in Ammoniak resp. Ammonsulfat. Die schließliche Vollendung der Oxydation erfolgt durch zeitweise Zugaben kleiner Mengen von Kaliumpermanganat. Neuerdings oxydiert man überhaupt nicht mehr mit Übermangansäure, sondern erhitzt nur mit Schwefelsäure bei Gegenwart von etwas Quecksilberoxyd.

Die Reagentien-Lösungen.

1. Schwefelkalium. — 250 g Schwefelkalium auf 1 Liter.
2. Phosphor-Schwefelsäure. — In $^1/_4$ Liter (250 ccm) konzentrierter Schwefelsäure werden allmählich unter Umrühren 31.25 g Phosphorsäure-Anhydrid eingetragen (auf 2 Liter = 250 g P_2O_5).
3. Phenol-Schwefelsäure. — 10 g Phenol werden in $^1/_4$ Liter konz. Schwefelsäure gelöst. (Auf ein Liter = 40 g Phenol) = 4% Lösung; auch 6% Lösungen sind im Gebrauch.
4. Sulfo-Salicylsäure. — Auf 15 ccm konz. Schwefelsäure nimmt man ca. 1.5 g Salicylsäure.
5. Ag-Lösung. — 6 g Silbersulfat im Liter.
6. $PtCl_4$-Lösung, 4% Pt enthaltend.

---

[1] Litteratur: Zeitschr. f. anal. Chem. 1883. **22**, 366 und WILFAHRT: Centralblatt 1885 pag. 113.

7. Natronlauge von 1.3 D. —
8. Kalilauge. —

Außerdem werden gebraucht: $KMnO_4$; Hg; HgO (auf nassem Wege bereitet); Zinkstaub; Natriumthiosulfat; CuO und Paraffin. —

I. Bestimmung des Stickstoffs in organischen Substanzen.

Ausführung der Methode. — 1. Vorschrift. — In einen aus schwer schmelzbarem Kaliglas bestehenden ca. 100 ccm fassenden Kochkolben werden 1—2 g der stickstoffhaltigen Substanz, 0.7—0.75 g Quecksilberoxyd (bezw. einige Tröpfchen metallisches Hg, mittelst Pipette entnommen) und 20 ccm konz. Schwefelsäure gebracht. Dieses Gemisch erhitzt man (Asbestdrahtnetz) anfangs gelinde, später stärker zum Sieden und alsdann so lange, bis die Flüssigkeit ganz klar und farblos bezw. nur noch schwach gelblich gefärbt ist, worauf man erkalten läßt, mit dem mehrfachen Volumen Wasser verdünnt, in die Destillierflasche S. 224 spült, darin nochmals völlig abkühlt, ein Stück Lackmuspapier und Zinkspäne in die Lösung wirft und nunmehr den Kolben mit dem bereits fertiggestellten Kühler nebst Vorlagen verbindet. Nach dem Übersättigen der Schwefelsäure durch Natronlauge (30—50 ccm) und dem Zusatz der nöthigen Menge Schwefelkaliumlösung (eine dem Hg mehr als entsprechende Quantität; für 2 Tröpfchen Hg = 25 ccm) etc. wird alles Ammoniak überdestilliert, wozu man durchschnittlich $^1/_2$—$^3/_4$ Stunden gebraucht.

Für die gewichtanalytische Bestimmung des Ammoniaks sind die Vorlagen mit verdünnter Salzsäure 1 : 3 (vgl. S. 225 und 218) und für die maßanalytische mit 25 ccm $^1/_2$ Normal-Schwefelsäure gefüllt, welche man mit $^1/_4$ Normal-Alkali (am besten Ammoniak) titriert.

2. Vorschrift. — Man nimmt 1. = 1—2 g stickstoffhaltige Substanz; 2. = 20 ccm Phosphorsäureanhydrid - Schwefelsäure; 3. fünf Tropfen Platinchloridlösung und 4. = 150—300 mg (0.300 g) gepulvertes Kupferoxyd. Es wird zuerst gelinde, später zum lebhaften Sieden erhitzt, bis die Flüssigkeit völlig klar und grün erscheint. — Hier kann die Abdestillation des Ammoniaks ohne Zusatz von Kaliumsulfid geschehen.

II. Bestimmung des Stickstoffs in Nitraten.

1. Vorschrift. — Beispiel: Ein salpeterhaltiger Sandboden. — 1) Man nimmt = 5 g Substanz; 2) 10—15 Minuten mit 25 ccm

Phenol-Schwefelsäure mengen; 3) 2—3 g zuvor gewaschenen und wieder an der Luft getrockneten Zinkstaub hinzugeben; 4) zehn Minuten lang mit kleiner Flamme erhitzen; 5) erkalten lassen; 6) etwas CuO und $PtCl_4$ beifügen, sowie 5 ccm Phosphor-Schwefelsäure; 7) kochen, bis die Flüssigkeit klar und hellgrün aussieht; 8) Destillation des Ammoniaks wie bei I, 2.

2. Vorschrift. — 1) 0.3—0.5 g Salpeter; 2) 25 ccm Phenol-Schwefelsäure; 3) 2—3 g reinen Zinkstaub; 4) zwei Tröpfchen metallisches Hg; 5) Erhitzung bis zur völligen Klärung; 6) Destillation des Ammoniaks in alkalischer Flüssigkeit unter gleichzeitigem Zusatz von 25 ccm Kaliumsulfidlösung.

Über einen Ersatz des Zinkstaubes durch Natriumthiosulfat, sowie des Phenols durch Sulfosalicylsäure vgl. Ber. **23**, Referate S. 667.

Anm. 1. Die bei der Reaktion gebildeten Merkurammoniumverbindungen zersetzen sich nicht vollkommen durch überschüssiges Natron oder Kali unter Ammoniakabspaltung, daher zuvor alles Hg in der Form nach Sulfid unschädlich gemacht werden muß.

Anm. 2. Um Verluste durch Spritzen zu vermeiden, erscheint es besonders im Beginn notwendig, dem Oxydationskölbchen eine schräge Richtung zu geben. Anfängliches Schäumen der Masse läßt sich durch Zusatz kleiner Mengen Paraffin verhindern.

Anm. 3. Viele Analytiker benutzen bei der Ammoniakdestillation ein besonderes Aufsatzrohr, dessen Inneres einen kleinen eingeschmolzenen Heber trägt zum Zufließenlassen der durch ein angeblasenes, aufwärts gerichtetes Glasrohr einfüllbaren Kalilauge (mit Wassernachspülen) und zum späteren freiwilligen Zurückfluß des sich darin ansammelnden Kondensationswassers. Benutzt man eine große, hochhalsige Kochflasche, hält diese in einen geräumigen Topf mit Eiswasser und gießt das erforderliche Volumen Kalilauge durch einen aufgesetzten Trichter allmählich unter fortwährendem Umschwenken hinzu, so kann man die sonst starke Erhitzung der Flüssigkeit und damit Ammoniakverluste recht wohl verhüten und nunmehr auch das gegenwärtig sehr gebräuchliche, einfache Kugeldestillierrohr Figur 43 auf S. 224 benutzen. Absoluten Schutz vor etwaigen Ammonverlusten gewähren aber nur Sicherheitsmaßregeln wie in Figur 42 S. 224 oder spezielle Aufsatzröhren wie die eben beschriebene.

Anm. 4. Die Verbrennung stickstoffhaltiger organischer Verbindungen durch Kupferoxyd und Messung des dabei in Freiheit gesetzten Stickstoffgases (Dumassche volumetrische Methode) vgl. in Gattermanns Praxis des org. Chem. II. Aufl. S. 78.[1]

[1] Vergl. P. Jannasch und V. Meyer, Über die Bestimmung des C-, H- und N-Gehaltes organ. Substanzen durch ein und dieselbe Verbrennung. Ber. **19**, 949; Göttinger „Gelehrte Anzeigen" 1886 Nr. 278; Ann. **233**, 375 und ausführlich beschrieben in „Gesammelte chem. Forschungen" von P. Jannasch, I. Band, Göttingen 1888, S. 135.

Anm. 5. Die früher in agriculturchem. Laboratorien etc. ganz allgemein übliche Natronkalkmethode von VARRENTRAPP und WILL (Verbrennung von Stickstoffverbindungen zu Ammoniak) ist von dem rationelleren KJELDAHLschen Verfahren so gut wie verdrängt zu betrachten, weshalb hier nur in wissenschaftlichem Interesse darauf verwiesen sein möge (vgl. das nähere in der quant. Anal. von FRESENIUS VI, B. II, 65).

Bestimmung der Salpetersäure.

I. Freie Salpetersäure.

1. Aräometrisch durch die sogen. Senkwage (Aräometer, Spindel).

2. Gewichtsanalytisch a) mit frisch bereitetem reinen Barytwasser, womit man die verdünnte Säure ein wenig übersättigt, welche Flüssigkeit alsdann unter Zusatz von kohlensäurehaltigem Wasser fast eingetrocknet, wieder verdünnt, filtriert (neutrale Reaktion!) und im gewogenen Tiegel eingetrocknet wird, um aus der Menge des gewogenen Bariumnitrats die äquivalente Quantität an Salpetersäureanhydrid zu erfahren. Man kann auch den gebundenen Baryt mit Schwefelsäure fällen und daraus das Bariumnitratgewicht berechnen.

b) Man übersättigt mit Ammon, dampft unter Ammoniakalischhalten in einem gewogenen Porzellantiegel ein, trocknet bei 100° (zum Schluß einige Minuten auf 115°) bis zur Gewichtsconstanz und wägt.

II. Nitrate.

1. Einfaches mässiges Glühen im gewogenen Tiegel bis zum konstanten Gewicht, z. B. Bleinitrat.

2. Zusammenschmelzen mit Boraxglas (1 T. Nitrat auf 3 T. Boraxschmelze) oder Kaliumpyrochromat (1 Nitrat : 2 Chromat).

Die Ausführung dieser Methode ist gleich der auf S. 19.

3. Austreibung der Salpetersäure durch Glühen der Nitrate mit feinem Quarzpulver, welches Verfahren besonders zur indirekten Bestimmung der Salpetersäure im Salpeter Verwendung findet.

Ausführung. Man giebt 2.5—3 g feines Quarzpulver in einen Platintiegel, mischt innig 0.4—0.5 g zerriebenen Salpeter hinzu und erhitzt wenigstens $^1/_2$ Stunde bei schwacher Rotglut u. s. f.

Die volumetrische Bestimmung der Salpetersäure nach SCHULZE-TIEMANN.

Dieselbe gründet sich auf die Thatsache, daß die Salpetersäure und deren Salze in saurer Lösung durch Ferroverbindungen zu Stickoxyd reduziert werden:

$$\text{I. } 2\,KNO_3 + 6\,FeCl_2 + 8\,HCl = 2\,NO + 2\,KCl + 6\,FeCl_3 + 4\,H_2O;$$
$$\text{II. } 2\,HNO_3 + 6\,FeSO_4 + 3\,H_2SO_4 = 2\,NO + 3\,Fe_2(SO_4)_3 + 4\,H_2O.$$

Erforderlich hierzu sind die folgenden Apparatenteile und Reagentien:

1. Ein starkglasiges, 150 ccm fassendes Kölbchen, verschließbar durch einen doppeltdurchbohrten Kautschukstöpsel;

2. zwei zum Einsetzen in letzteren bestimmte, unter einem Winkel von ca. 45° gebogene Glasröhren, die eine als Gasentbindungsrohr und die andere als Einsaugerohr fungierend; beide sind durch 5 cm lange Schläuche mit Verlängerungsröhren versehen und erstere durch Klemmschrauben verschließbar; das Einfüllrohr ist unterhalb des Korkes zu einer nicht zu feinen Spitze ausgezogen, während das Gasrohr daselbst nicht hervorragt;

3. ein in 100 ccm (à $^1/_{10}$) eingetheiltes Eudiometerrohr, welches über die an ihrem Ende etwas nach oben umgebogene Entwickelungsröhre zu stehen kommt;

4. eine Gaswanne bezw. geräumige starkwandige Krystallierschale;

5. ein schmales und hohes Bechergläschen mit 2—3 Marken für je 25 ccm Ferrolösung bezw. starker Salzsäure;

6. 10 proz. Natronlauge oder eine gesättigte Kochsalzlösung und

7. eine gesättigte saure Lösung von Eisenchlorür (aus Eisenpulver oder -draht im Überschuß und Salzsäure hergestellt).

Ausführung der Analyse. Nachdem alles vorbereitet ist: Eudiometer und Wanne mit der Natronlauge gefüllt, der Kolben eingeklammert auf dem Asbestdrahtnetz aufgestellt etc., schüttet man 0.1—0.2 g Salpeter in letzteren, löst durch Zusatz von 40 bis 50 ccm Wasser, verschließt, kocht und läßt zunächst zur Verdrängung der Luft die Dämpfe durch beide Röhren gehen. Nach einiger Zeit führt man das untere Ende der Entwickelungsröhre in die Natronlauge ein, so daß jetzt die Wasserdämpfe auch hier entweichen, worauf von 2 zu 3 Minuten der Kautschukschlauch versuchsweise mit den Fingern zusammengedrückt wird. War das Kochen schon lange genug fortgesetzt, so steigt jetzt die Flüssigkeit im Untenrohr augenblicklich empor und man hat dasselbe nun vermittelst der Klemmschraube völlig abzuschließen, so daß die Dämpfe nur durch das Einfüllrohr ausströmen können, welches man erst dann fest zuschließt, wenn in dem Kolben höchstens noch 10—12 ccm Wasser vorhanden sind, hinterher sofort die Lampe löschend. Jetzt füllt man das untere Zuflußrohr mit Wasser, setzt das mit der Natronlauge beschickte Eudiometer in der ebenfalls damit versehenen Wanne über das Glasrohr, giebt 75 ccm Eisenchlorürlösung in das Becherglas, taucht die herabhängende Glasröhre hinein, öffnet behutsam die Klemmschraube, läßt 20—25 ccm in den Kolben fließen und verschließt wieder. Hierauf erwärmt man einige Zeit gelinde, bis sich die Schläuche aufzublähen beginnen, öffnet[1] alsdann vorsichtig das Entwickelungsrohr und treibt das freiwerdende Stickoxyd in das Eudiometer über. Später wird zum Sieden erhitzt und zwar so lange, bis das Gasvolumen im Eudiometer nicht mehr zunimmt. Tritt am Ende der Destillation lebhaftes, knatterndes Geräusch ein (von schließlich übergehender Salzsäure), so legt man das Gasrohr aus der Flüssigkeit heraus und unterbricht den Versuch. Die Ablesung des erhaltenen Gasvolumens vgl. in GATTERMANNS Praxis d. o. Ch. II, 86.

Reduktion des notierten Volumens auf 760 mm Barometerstand u. 0° C.:

$$V_1 = \frac{V(B-f)}{760\,(1+\alpha t)} \text{ oder } = \frac{V(B-f)\,273}{760\,(273+t)},$$

wo V_1 das reduzierte, V das beobachtete Gasvolumen, B den herrschenden Barometerstand, f die Tension des Wasserdampfes bei t (der herrschenden Temperatur) und α den Ausdehnungskoeffizienten für Gase = 0.00367 bezeichnet. Multipliziert man den gefundenen Wert mit 2.413, so erhält man hieraus die vorhandene Menge N_2O_5 (Salpetersäureanhydrid). in Milligrammen, welcher Faktor sich aus der folgenden Betrachtung ergiebt: 1 ccm NO wiegt bei 0° und 760 mm Hg höhe = 1.3415 mg = 0.0013415 g. Da aber 2 Mol. NO = 59.94 Teile einem Mol. N_2O_5 = 107.82 Teilen entsprechen, so hat man den Ansatz 59.94 : 107.82 = 0.0013415 g = 0.002413 g.

[1] Zunächst nur probierend, denn steigt die Flüssigkeit zurück, so ist der Gasdruck noch nicht stark genug, und man muß wieder geschwind schließen u. s. f.

Anm. 1. Durch die Wirkung des heißen Wasserdampfes gleiten sehr leicht die Schläuche von den Röhren, was man ganz sicher dadurch verhütet, daß man die letzteren an den betreffenden Enden mit einer Anschwellung (gekröpft) herstellt und außerdem die Schläuche mit Kupferdrahtligaturen befestigt. Desgleichen ist über das untere Ende der Entbindungsröhre ein Stückchen Kautschukschlauch gezogen, um es vor dem Zerbrechen zu schützen.

Anm. 2. Da bei Fehlern im Glase oder aus anderen Ursachen eine Zertrümmerung des Siedekolbens nicht ausgeschlossen erscheint, so versäume man niemals, während des Versuches die Schutzbrille zu tragen.

Anm. 3. Ein nicht unbedeutender Fehler in der Methode entsteht meist dadurch, daß die letzten Anteile NO hartnäckig von der Flüssigkeit festgehalten werden und nicht entweichen wollen (Dunkelbleibung der Eisenlösung). In einem solchen Falle ist die Operation zu unterbrechen, wenn die Gasentwickelung nur noch spärlich vor sich geht, indem man den Quetschhahn abschließt, die Flamme ausdreht und den Kolben sich abkühlen läßt. Durch Verminderung des Druckes wird jetzt das noch zurückgehaltene Gas frei und geht nun bei erneutem Kochen der Lösung vollständig über.

Anm. 4. Spiegel hat den empfehlenswerten Vorschlag gemacht, die Stickoxydentwickelung in einem luftfreien Kohlensäurestrome vorzunehmen und hierfür den Destillierkolben mit einer besonderen Zuleitungs- und Einfüllvorrichtung versehen (Chemiker Zeitung. 14. Jahrg. Repert. I. Sem, 170).

Denner umgeht den nicht absolut sicheren Kautschukverschluß durch direktes Einschmelzen der Glasröhren (Zeitschr. f. anal. Chem. **30**, 374).

Anm. 5. Ein weiteres Verfahren von Schlösing und Reichardt basiert auf der Zurückverwandelung des durch die Eisenchlorürzersetzung entbundenen Stickoxyds mit Hilfe von feuchtem Sauerstoffgas in Salpetersäure und Titration letzterer (Zeitschr. f. anal. Chem. **9**, 24 und Journ. f. prakt. Chem. **62**, 142).

Anm. 6. Die Methode von Crum und Lunge ist wiederum eine rein gasanalytische und gründet sich auf die Bildung von Stickoxyd durch Schütteln einer Nitratlösung in konz. Schwefelsäure mit metallischem Quecksilber (Phil. Mag. **30**, 426 und Ber. **9**, 434).

Anm. 7. Fr. Schulzes Methode: Reduktion von Nitraten in alkalischer Lösung durch nasierenden Wasserstoff zu Ammoniak vgl. in dem Chem. Centralbl. 1861, 657 und 833; **1862**, 379; Zeitschr. f. an. Chem. **2**, 14; **10**, 334 und 414; Ann. d. Chem. u. Parm. **125**, 293 und Fresenius in seiner quant. Analyse I, 526 u. 528.

Anm. 8. Die Bestimmung der Salpetersäure auf Kjeldahl'scher Grundlage s. S. 298.

Indirekte Methode zur quantitativen Bestimmung zweier Verbindungen nebeneinander.

Sie beruhen entweder darauf, daß man beide in der Form des gleichen Salzes zusammenwägt und alsdann die vorhandene

Menge an Säure, Halogen etc. ermittelt, oder auf der Gewichtsveränderung, welche sie durch ihre Überführung in einen anderen chemischen Zustand erleiden.

Beispiel für die erste Art ist ein gewogenes Gemisch von NaCl und KCl, worin der Chlorgehalt bestimmt wird; für die zweite dasselbe Ausgangsmaterial oder die betreffenden Nitrate, nachträglich auch als Sulfate gewogen. Solcher Methoden kann es eine unbeschränkte Menge geben. Sie sind bei wissenschaftlichen Untersuchungen weniger berechtigt als in der Technik, wo die Schnelligkeit in der Ausführung quantitativer Analysen eine so hervorragende Rolle spielt (besonders bei gleichzeitiger Mitbenutzung der Maasanalyse).

Andererseits ist aber die indirekte analytische Methode nur dann anwendbar, wenn beide zu bestimmende Körper in relativ reichlichen Quantitäten nebeneinander vorkommen, weil sonst die Differenzfaktoren zu klein ausfallen und damit zu Unsicherheiten in der Ausrechnung führen. Aus gleichen Gründen darf man auch nicht mit zu kleinen Substanzmengen arbeiten.

Eine andere Art der Bestimmung aus der Differenz vergleiche S. 266.

Berechnung der indirekten Analysen.

I. Beispiel:

$$\begin{array}{rl} Na = & 23.04 \\ Cl = & 35.46 \\ \hline & 58.50 \end{array} \qquad \begin{array}{rl} K = & 39.13 \\ Cl = & 35.46 \\ \hline & 74.59 \end{array}$$

Das Gemisch von NaCl + KCl wog = 3.000 g;
gefunden wurde darin Cl = 1.6876 g.

Man berechnet zunächst alles Cl auf KCl:

$$35.4 : 74.59 = 1.6876 \text{ g Cl} : x = 3.5500 \text{ g KCl}.$$

Hätten die gewogenen 3 g Alkalichlorid nur aus Chlorkalium bestanden, so mußten sie 3.550 g wiegen; deshalb enthalten sie auch sicher Chlornatrium und zwar 3.550—3.000 g = 0.550 g, d. h. eine dieser Differenz entsprechende proportionale Menge, welche man nun in der folgenden Weise findet:

$$\left.\begin{array}{rl} KCl = & 74.59 \\ NaCl = & 58.50 \\ \hline \text{Differenz} = & 16.09 \end{array}\right\} 16.09 : 58.50 = 0.550 : x = 2.0000 \text{ g NaCl};$$

3.0000 g KCl — 2.0000 g NaCl = 1.0000 g KCl, wonach das vorliegende Gemisch aus

$$\begin{array}{l} 66.67 \text{ Teilen NaCl,} \\ 33.33 \quad „ \quad KCl \\ \hline 100.00\ \% \end{array}$$

besteht.

II. Beispiel.

Gegeben ein Gemenge von

$$\left.\begin{array}{l} x\,\mathrm{g\ KCl} \\ y\,\mathrm{g\ NaCl} \end{array}\right\} \text{zusammen } p\,\mathrm{g},$$

welches die I. Gleichung $x + y = p$ liefert.

Behandelt man dasselbe mit H_2SO_4, so erhält man q g Sulfate, bestehend aus

$$\left.\begin{array}{l} \alpha\,\mathrm{g\ K_2SO_4} \\ \beta\,\mathrm{g\ Na_2SO_4} \end{array}\right\} \text{zusammen also} = q, \text{ d. h.}$$

$\alpha + \beta = q$.

Man drückt nun α und β in x und y wie folgt aus:

$$K_2SO_4 : KCl = \alpha : x;\ \alpha = \frac{K_2SO_4}{KCl}\, x = ax;$$

$$Na_2SO_4 : NaCl = \beta : y;\ \beta = \frac{Na_2SO_4}{NaCl}\, y = by.$$

welche Verhältnisse die II. Gleichung $ax + by = q$ ergeben, worauf man in die folgenden Gleichungen einsetzt:

$x + y = p$ (I. Gleichung);
$\alpha + \beta = q$, oder in x und y ausgedrückt $ax + by = q$ (II. Gl.);
y ist nach Gl. I $= p - x$; setze ich dies in Gl. II ein, so wird

$$\begin{aligned} ax + b\,(p - x) &= q; \\ ax + bp - bx &= q; \\ + bx - ax - bp &= -q; \\ x\,(b - a) &= bp - q; \end{aligned}$$

$$x = \frac{bp - q}{b - a}$$

Eine zweite Form der Ausrechnung von x.

$$\begin{aligned} x + y &= p \text{ (I)}; \\ ax + by &= q \text{ (II)}. \end{aligned}$$

Gleichung (I) mit b durchmultipliciert ergiebt

$$\begin{aligned} bx + by &= bp \text{ (A)}; \\ ax + by &= q \text{ (II)} \\ by &= q - ax; \end{aligned}$$

in Gleichung (A) eingesetzt:

$$\begin{aligned} bx + q - ax &= bp \\ bx - ax + q &= bp \\ x\,(b - a) + q &= bq \\ x\,(b - a) &= bp - q \\ x &= \frac{bp - q}{b - a}. \end{aligned}$$

Berechnung von y.

$$x + y = p \text{ (I)}$$
$$x = p - y;$$

x eingesetzt in Gleichung (II) $ax + by = q$ ergiebt:

$$a(p-y) + by = q$$
$$ap - ay + by = q$$
$$-ap + ay - by = -q$$
$$ay - by - ap = -q$$
$$y(a-b) - ap = -q$$
$$y = \frac{ap - q}{a - b}.$$

Zweite Form der Ausrechnung von y.

$$x + y = p \text{ (I)};$$
$$ax + by = q \text{ (II)};$$

(I) mit a multipliciert:

$$ax + ay = ap \text{ (B)};$$
$$ax + by = q \text{ (II)}$$
$$ax = q - by;$$

in Gleichung (B) eingesetzt: $q - by + ay = ap$

$$y(a - b) = ap - q$$
$$y = \frac{ap - q}{a - b}.$$

Trennung des Berylliums von Eisen und Aluminium.

Um Beryllerde von Eisen oder Thonerde zu trennen, behandelt man den gut ausgewaschenen Ammoniakniederschlag beider mit einem reichlichen Überschuß von Ammoncarbonat (1 : 4), fügt gleichzeitig etwas Schwefelammonium hinzu und erwärmt die Flüssigkeit kurze Zeit auf dem Wasserbade. Das Eisensulfid nebst Aluminiumhydroxyd wird alsdann abfiltriert, mit warmem Schwefelammonwasser gewaschen, in Salzsäure gelöst und mit Ammoniak wieder gefällt. Das die Beryllerde enthaltende Filtrat wird in einer Platinschale zur Trockne eingedampft, der Rückstand schwach geglüht und mit Natriumhydrosulfat aufgeschmolzen. Nachdem die Schmelze in kaltem Wasser gelöst und durch Filtrierung von Kieselsäureverunreinigung befreit worden ist, fällt man das Beryllium aus.

Zur alleinigen Trennung der Beryllerde von Eisen kann man auch so verfahren, daß man den Ammonniederschlag beider in Salzsäure löst und nach Zusatz von überschüssiger Weinsäure alles Eisen mit Ammonsulfid fällt. In dem Filtrate des Eisensulfürs bestimmt man dann die Beryllerde durch Eintrocknen der Flüssigkeit in einer Platinschale, Glühen, Schmelzen des Rückstandes mit Mononatriumsulfat u. s. f. wie oben.

Trennung von Uran und Eisen.

Dieselbe erfolgt unter ganz analogen Verhältnissen wie diejenige von Beryllium und Eisen, nämlich durch mehrstündiges bedecktes Erwärmen ihrer Ammonfällung mit einem Gemisch von Ammonsulfid und reichlich überschüssigem Ammoncarbonat, wobei zunächst beide als Sulfide, $FeS + UO_2S$ (Uranylsulfid), fallen, aber die Uranverbindung nach einiger Zeit vollständig in lösliches Uranyl-Ammoniumcarbonat, $UO_2CO_3 . 2(NH_4)_2CO_3$, übergeht. Man filtriert den bleibenden Niederschlag von Eisensulfür noch heiß ab, wäscht ihn mit warmem ammonsulfidhaltigen Wasser aus und glüht ihn darnach direkt im Platintiegel bis zur Gewichtskonstanz. Zur rascheren Entfernung der entstandenen Schwefelsäure durchtränkt man ein- oder zweimal das Präparat mit Ammoncarbonat und erhitzt von neuem. Das alles Uran enthaltende Filtrat wird in einer Schale fast zur Trockne verdampft, der Rückstand mit Wasser und der nötigen Menge verdünnter Salzsäure wieder aufgenommen, eventuell von etwas Kieselsäure abfiltriert und nun heiß mit einem geringen Überschuß von Ammoniak gefällt. Den entstandenen Niederschlag von Ammoniumuranat filtriert man nun ab und wäscht ihn mit einer sehr verdünnten ammoniakalischen Ammonnitratlösung aus, glüht (Filter besonders einäschern) und wägt als Uranoxyduloxyd U_3O_8:

$$3U_2O_7(NH_4)_2 = 2U_3O_8 + 6NH_3 + 3H_2O + O_2.$$

Durch Glühen dieses Oxydes im Wasserstoffstrome erhält man Uranoxydul, UO_2.

Trennung von Titan und Zirkon.[1]

Man schmilzt 0.25 g Titansäure und 0.25 g Zirkonerde mit wenigstens 5—6 g saurem schwefelsaurem Natrium in einem Platintiegel zusammen, löst sodann mit 200—250 kaltem Wasser, gießt diese Flüssigkeit in einen litergrossen Kochkolben und fügt

[1] Vgl. Journ. f. prakt. Chem. **108**, 65.

10 Cc. verdünnte Schwefelsäure und 225 Cc. verdünnte Essigsäure 1:2 hinzu, worauf 1—2 Stunden in einem Kohlensäurestrome gekocht wird. Hierbei bleibt alle Zirkonerde gelöst, während die Titansäure als weißes Pulver herausfällt. Das Aufschmelzen, Lösen, Ausfällen bei Siedetemperatur, sowie das Filtrieren und Wägen der Titansäure vgl. S. 213. In dem entsprechend konz. Titansäurefiltrat fällt man die Zirkonerde heiß durch einen wässrigen Überschuß von Ammoniak. —

Trennung von Zirkon und Thorium.

Das vorliegende Gemisch von beiden Erden wird mit der 20—25fachen Menge Natriumhydrosulfat im Platintiegel genügend lange geschmolzen, die weiße, erkaltete Schmelze in 250 ccm kaltem Wasser gelöst, bis zum Kochen erwärmt und schließlich mit einer konzentrierten heißen Lösung von Ammonoxalat in größerem Überschuß versetzt. Zuerst fällt ein dicker Niederschlag aus, welcher durch das überschüssige Reagens leicht wieder in Lösung geht. Ein etwa hier ungelöst verbleibender körniger Niederschlag besteht aus Ceriterde-Oxalaten, welche noch in Spuren vorhanden sein können, wovon man alsdann nach dem Erkalten der Flüssigkeit abfiltriert. Das klare Filtrat ist nun in der Kochhitze mit konzentrierter Salzsäure zu versetzen, wobei sich ein krystallinischer, beim Erwärmen auf dem Wasserbade schnell zu Boden sinkender Niederschlag bildet. Das so ausgeschiedene Thoriumoxalat läuft beim Filtrieren etwas trübe durch das Filter. Am besten fällt man die kochende Lösung mit ebenfalls kochender konzentrierter Salzsäure und erwärmt schließlich noch zwei Stunden auf dem Wasserbade. Jetzt läßt sich das Oxalat recht gut abfiltrieren und auswaschen, allein ganz geringe Teilchen gehen bei bloßem Waschen mit salzsaurem heißem Wasser immerhin noch durch die Filterporen.[1] Nach dem vollständigen Auswaschen trocknet man den Niederschlag bei 100°. Dieses Oxalat erweist sich als sehr rein. Es besitzt schneeweiße Farbe und liefert beim Glühen auch eine ungefärbte Thorerde.

Das Filtrat von Thoriumoxalat ist in einer geräumigen Schale unter Zusatz von 10—15 ccm konz. Schwefelsäure so weit wie

[1] Man vermeidet dies durch Auswaschen mit einer fünfprozentigen Ammonoxalatlösung in verdünnter Salzsäure 1 : 4.

möglich einzuengen, bis zur Zersetzung des grössten Teiles der Oxalsäure in CO_2 und CO noch geraume Zeit weiter zu erhitzen, ein Teil der überschüssigen Schwefelsäure im Luftbade fortzurauchen, nach dem Wiedererkalten auf 200 ccm mit Wasser zu verdünnen und kochend mit Ammon zu fällen. Nach dem Sammeln und dreimaligen Auswaschen des Niederschlages durch heißes Wasser löst man neuerdings in warmer Salzsäure und wiederholt die Ammonfällung. Schließlich wird das reine Zirkoniumhydroxyd kräftig geglüht und als ZrO_2 gewogen.

Gewinnung und Reinigung von Analysenmaterial mit Zuhilfenahme specifisch sehr schwerer Lösungen.

Die ersten, welche diesen Weg mit Glück betraten, waren V. Goldschmidt, Church und Thoulet. Sie benutzten Kaliumquecksilberjodid, $2\,KJ + HgJ_2 = K_2HgJ_4$ (Goldschmidt-Thouletsche Flüssigkeit). Mit dieser Lösung kann man alle Mineralien, deren Dichte unter 3.19 liegt, unter sich und von allen schwereren trennen.

Damit war man aber noch nicht imstande, die große Gruppe der Amphibole (Hornblende), Pyroxene (Augite) und die Epidote von einander zu isolieren, was bald darauf D. Klein durch Anwendung einer Cadmiumborowolframat-Lösung glückte. Letzteres Salz besitzt die Zusammensetzung $9\,WoO_3.B_2O_3.2\,CdO.2\,H_2O + 16\,H_2O$ und gestattet die Darstellung von Flüssigkeiten bis zu einem spez. Gew. von 3.5.

Man hat bei der letzteren Lösung zu beachten, daß sie Calcit und Dolomit zersetzt, metallisches Eisen aufnimmt und sich im Gebrauch leicht reduziert unter Violett- und Dunkelfärbung.

Außer den beiden genannten Doppelsalzen wurde etwas später noch von Rohrbach das Barium-Quecksilberjodid vorgeschlagen, womit man Dichten von 3.55—3.588 erreicht.

Zur Ausführung der Methode bediene ich mich eines mittelgroßen Glashahntrichters mit sehr weitem Stiel und desgleichen Hahndurchbohrung (Vermeidung von Verstopfungen). Der verhältnismäßig breite Rand desselben ist abgeschliffen und während des Versuches mit einer großen Uhrschale oder Krystallierschale bedeckt zur Verhütung von Wasseraufnahme aus der feuchten Luft. Das untere Rohr kann durch einen Schliffstöpsel dicht verschlossen sein. Zunächst stellt man sich entweder durch tropfenweisen Zusatz von Wasser oder durch Verdampfung der anzuwendenden Lösung ein für den betreffenden Versuch wünschenswertes spez. Gewicht her, wozu sich am allerbesten die MOHR-WESTPHALsche Senkwage eignet. Mit letzterer Flüssigkeit wird der Scheidetrichter bis zu zwei Drittel seines Inhaltes angefüllt, alsdann das zu trennende Gemenge in grobkörniger Pulverform mit einem Glasstäbchen hineingerührt und eine geraume Zeit ruhig stehen gelassen, worauf man den im Rohre angesammelten Teil durch vorsichtiges Hahnregulieren abtröpfelt, stark verdünnt, dekantiert und mit der Lupe oder mikroskopisch auf Homogenität prüft. Entsprechend dieser Probe hat man dann weitere spez. Gewichte zur Trennung zu versuchen u. s. f.

Zur erfolgreichen Durchführung derartiger Trennungen gehören auch mineralogische Kenntnisse und viel Übung und führe ich deshalb an dieser Stelle die nötige Fachlitteratur zur Orientierung und Belehrung an.

1. V. GOLDSCHMIDT: Ueber Verwendbarkeit einer Kaliumquecksilberjodlösung bei mineralogischen und petrographischen Untersuchungen. N. Jahrb. f. Mineral. etc. 1881.

2. Zeitschr. f. analyt. Chem. **20**, 391.

3. Der THOULETsche und der HARADAsche Trennungsapparat. N. Jahrb. f. Mineral. Beilage-Bd. II.

4. LEOPOLD VAN WERVEKE und COHEN. Daselbst 1883. II. Bd., 86.

5. Daselbst 1882. Bd. II, 189 (Referate) und 1883, II. Bd., 186.

6. Isolierung eines braunen Glimmers aus Hornfels: Beiträge zur Kenntnis der Eruptivgesteine des Christiania-Silurbeckens unter Mitwirkung von P. JANNASCH von H. O. LANG. Christiania 1886. Mallingske Bogtrykkeri; im chem. Auszuge Ber. **20**, 167.

Register.

FSC
www.fsc.org
MIX
Papier | Fördert gute Waldnutzung
FSC® C083411

Zeitfracht Medien GmbH
Ferdinand-Jühlke-Straße 7
99095 Erfurt, Deutschland
produktsicherheit@kolibri360.de